字门伤科推拿秘诀

廖国生◎编著

江西科学技术出版社

江西·南昌

图书在版编目（CIP）数据

字门伤科推拿秘诀 / 廖国生编著 . -- 南昌：江西
科学技术出版社，2024.6
ISBN 978-7-5390-8840-2

Ⅰ . ①字… Ⅱ . ①廖… Ⅲ . ①中医伤科学—推拿
Ⅳ . ① R274

中国国家版本馆 CIP 数据核字（2023）第 250210 号

国际互联网（Internet）地址：
http：//www. jxkjcbs.com
选题序号： KX2023006
责任编辑： 王凯勋
美术设计： 徐　育

字门伤科推拿秘诀
ZIMEN SHANGKE TUINA MIJUE

廖国生　编著

出版发行 / 江西科学技术出版社
社址 / 南昌市蓼洲街 2 号附 1 号
邮编 / 330009
电话 / 0791-86623491
印刷 / 江西骁翰科技有限公司
经销 / 各地新华书店
开本 / 787mm × 1092mm　1/16
印张 / 21.5
字数 / 329 千字
版次 / 2024 年 6 月第 1 版
印次 / 2024 年 6 月第 1 次印刷
书号 / ISBN 978-7-5390-8840-2
定价 / 80.00 元

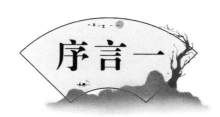

序言一

  喜闻国生挚友著述《字门伤科推拿》，佳作已成，不甚欣喜。赣鄱大地，物华天宝，人杰地灵，樟树药帮，千古流芳，于史于医，久负盛名。字门绝技，得此孕养，后经历代宗师传承，至国生处，更显伤科大家气派。详阅全书，深感其字门绝学之妙，术法之巧，受益匪浅。

  字门推拿源远流长，始于宋代，盛于清代。素有"江湖之秘术""推拿之绝学"之誉，在赣鄱地区传承百年，历经"大浪淘沙"，延绵至今，其效灼萃。新时代，伤科发展日渐蓬勃，硕果繁花。国家对传承中医药工作提出了"守正创新"的要求。继承、发掘、整理地方伤科医学，是"守正创新"的必由之路。"知史以明鉴，查古以至今"，伤科的历史蕴藏大道轨迹，立足历史，方能创新未来。国生与我，是挚友，更为骨伤同道，同负发扬中医骨伤科之重任。传承是中医骨伤科历久弥新之要。"源清流清"，"流水不腐"，唯有传承，方能行稳致远。我读此书，深感国生心中"传承"之重，意在将百年字门伤科推拿发扬光大。书中梳理字门历代宗师之精华，荟萃当地伤医、拳师之技巧，集字门古今之大成。其理法脉络清晰；其技巧贴近实用；其法理数术，极具地域浓厚特色。既有中医经典之魂，又兼具拳武之灵，独树一帜。此书将流行于当地民间的医学瑰宝字门伤科推拿，拂尘增光，系统陈述，其功在地方流派传承，更在祖国伤科发展。

合卷深思，久不能自拔。"侠之大者，为国为民"，我辈骨伤同道，应将穷尽毕生之力，传承国粹、承担责任；光大国药，成人达己。方能不负历史、不负时代、不负人民。

李华南

全国名老中医药专家学术经验指导老师邓运明教授学术经验继承人

上海石筱山伤科学术联盟副主席

江西省研究型医院学会推拿分会副主任委员

江西中医药大学博士 / 硕士生导师、教授

江西省中医院骨伤科主任中医师

2023 年 6 月 28 日

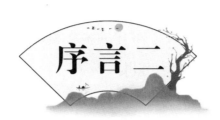

序言二

　　中医推拿是中国起源最早的治病、防病及养生技术之一，已经有几千年的历史。在没有中药汤剂治病之前，给人推拿正骨治病、疏通经络就已经存在。推拿学是运用传统的治疗手法，作用于人体推拿的特定部位，通过经络穴位的作用，修复各种身体上的损伤，加速机体的新陈代谢，促进脏腑和相应的组织器官间的动态平衡，达到防病治病之目的。推拿与针灸、中药并称为中国传统医学三大治疗方式，具有简单、方便、经济，疗效显著等特点，广泛应用于民间和医疗机构中。有的甚至有"江湖之秘术、推拿之绝学"之称。

　　推拿发展到今天，各门各派有几百家之多，各种手法五花八门，其中不乏有独门绝技者。在过去的几千年里，它的传承主要是师徒口传心授，也有留存少量手稿者。随着时间的推移，一些手稿已经残缺不全，有的绝技"传男不传女，传内不传外"，以至面临消亡或失传。

　　字门伤科推拿疗法是流行于赣西、赣中一带的传统中医伤科推拿术。廖国生同志是字门伤科推拿第五代传人，从小耳闻目睹，立志要将字门伤科推拿发扬光大。他在继承先人知识的基础上，多次走访民间同道，和骨伤学会的同仁反复交流。也经常到旧货市场寻觅有关资料，有时为了购买几张零散的珍贵文献不惜高价。他刻苦钻研由唐代蔺道人编写的现存最早的骨伤典籍《仙授理伤续断秘方》，多次深入寻访蔺道人曾经在宜春的踪迹，

5 次登上海拔 941 米的蔺道人曾隐居的道观"紫云观"，主持成立了"蔺道人骨伤科学术研究会"。2014 年 9 月他成立了全国第一家字门伤科医药文化研究平台——宜春市字门伤科研究所，在他的努力下，2015 年，"宜春字门伤科推拿医术"被列入市级非物质文化遗产项目名录，他获评为该非遗项目代表性传承人。2016 年，"字门伤科推拿术"入选国家级中医药传统知识保护库。2019 年"上巩彭叟"获得国家知识产权局的商标注册证书。经过多年的探索和实践，终于整理成《字门伤科推拿秘诀》一书。此书的出版，对字门推拿的传承和创新发展将起到积极的推动作用。

易其余

宜春市中医药学会原理事长

2023 年 7 月 16 日

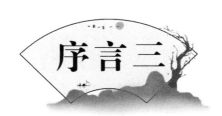

序言三

　　说起宜春字门伤科推拿医术，我从未如此骄傲。

　　字门伤科推拿医术，由武当字门武术衍生而成的一门疗伤保健技术，属民间绝技。此医术为武当派祖师张三峰所创，是江西本土最为古老、最具特色、最有影响力的民间传统推拿术。是历代字门宗师的智慧结晶，经过数百年的漫长洗礼，现仍散落在民间，但面临着消亡与失传的境地。

　　廖国生先生从小挚爱中医骨伤治疗技术，在江西省宜春成立了首家字门伤科治疗与研究机构——宜春市字门伤科研究所。他一直以来精心研究字门伤科推拿技术，广泛搜集字门伤科推拿珍惜文献和秘方秘法，并在临床上细细体悟琢磨，逐步形成了自己的治伤特色。他总结出"八步治损法"，即通过正骨、敷贴、缠缚、夹板、搽剂、熏洗、推拿、练功八个治疗步骤，让很多骨伤患者缩短了治疗时间，减少了痛苦。

　　《字门伤科推拿秘诀》一书，由廖国生先生精心编撰，在书中廖先生以字门珍惜原始手抄本为底本，图文并茂阐述字门伤科推拿医术的基本内容，并将收集到的 40 余种秘法奉献给读者。

　　该书的出版为后人留下了宝贵财富，而且让字门伤科推拿这一具有简、便、廉、验的自然非药物绿色疗法，得于保留，并继承弘扬，推广运用，亦让这一项重要的非物质文化遗产，焕发新的生机，造福于广大百姓，是中医界一件幸事、喜事。

故乐为序。

易献春

全国老中医药专家学术经验继承工作指导老师

江西省名中医

江西中医药大学博士生导师、教授

宜春市中西医结合学会理事长

2023 年 7 月 26 日

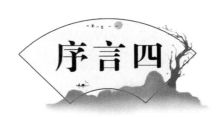

序言四

　　近日，廖国生医师将他撰写整理的《字门伤科推拿秘诀》书稿送来，嘱托我为书作序。我本欲推辞，待转而一想，我与廖医师也是多方面有缘：一是我们俩是忘年之交，两人相差 12 周岁，都是同一个属相；二是他是倾心钻研中医伤科推拿医术的著名医师，而我则是从小耳濡目染中医伤科医术的博大精深，一直关注着中医伤科事业能否传承发展的人；三是我与廖医师虽然生活在同一个城市，但是各自的居住地离得较远，他又忙于工作，我们从未相互串门，近几年偶然因公有过三次在一起时，我们聊得很多的话题，都是中医伤科如何才能更好传承发展的问题。

　　我从 1968 年任民办教师开始，20 岁工作到 60 周岁退休，41 年的工作经历都是教育。为什么对中医伤科这个学科会有特殊的兴趣和一定的了解呢？这要从我童年的经历说起。我 4 岁时家父病故，母亲无法带大 4 个儿子，分别把我和我的弟弟送人抚养。而带领抚养我长大的，则是与我没有近亲关系的同族同辈分兄长高发生与大嫂李氏，他俩分别是 1921 年、1920 年的人，大我二十七八岁，论年龄差是标准的父母辈。俗话说长兄如父、长嫂如母，我兄长与大嫂的确是像父母一样对待我这个小弟的。家兄的舅舅是中医外科郎中，受舅舅的影响和传授，家兄先学会了中医外科本领，对治疗痈疽疔疮肿毒有药到病除的功效。家兄还从小习武，而中医伤科正是与中华武术一脉相承的孪生兄弟，不过通常是

1

习武的人多，而又能同时学得伤科本领的人则是凤毛麟角少而又少，家兄则是这方面的有志者。待到三十多岁家业有成后，他花尽心思和不惜一切代价，遍访万载、宜春、萍乡、浏阳一带民间伤科郎中，把有真本领的七八十岁的老年郎中（民间又俗称"伤科打师"），分别接到我们家里一住就是十天半月以上，像是供养祖辈父辈上亲一样，既斫肉买鱼，又杀鸡宰兔，早餐多是酒娘蒸蛋，尽量改善老人的生活。还省出自己家里紧缺的布票买来新布，请来裁缝为老郎中添置新衣裳，让老人从内心感到这个徒弟忠诚可靠，能够传授给他真经绝技。每到夜深人静，就是他与师父讨论交流医技药技，包括如何炼中医伤科内服丹药红升丹和中医外科外用药白降丹，他与师父互相用手一边推拿一边口述要诀。待到师父住久了，主动要求送回家的时候，师父总是说：我所有的功夫都给了你，你一定会比我做得更好更出名！家兄如此拜师学医，请到家里长住的老人，我就见过三回三人。

为了练就真功夫，学到真本领，家兄自己也可谓是"头悬梁，锥刺股"，卧薪尝胆地锤炼自己。中医伤科推拿医生的真本领，在于熟悉人体经络穴位，两手拇指食指能够刚柔兼备、准确无误地弹起每一根筋脉，而不是用两个指头去掐与抓，这样是会造成患者痛苦和伤害患者身体的。为了练好左右手这两个指头的功力，他把小指粗的钢筋锯成寸段装在衣裤袋子里，一有空闲时间或者走路时，就用拇指食指不停地捏着滚动，久而久之竟然让钢筋变得像不锈钢一样银光闪闪。家兄幼时就父母早故了，靠祖母带大的，所以只读了祠堂里的一年半私塾，文化底子应该是个半文盲。为了熟练掌握人体经络穴位，掌握推拿口诀和中药的药性汤头口诀，他常常在桐油灯下通宵达旦地用毛笔抄写古籍医药书和读书背诵。有志者事竟成，待到四十来岁时，他终于成为赣西古镇株潭乃至方圆百里的著名伤科外科中医，并历经县卫生部门的多次考试考核，获得医师资格证照，每天上门就诊者络绎不绝。而当年农村群众多数时候都缺少现钱，看了病之后有的实在拿不出钱，家兄总是以宽仁的心态面对现实，安慰患者："冇事冇事，只要你伤病好了，能吃得（饭）做得（事）就好。"所以，许多被治好了伤或病的乡亲们，总是在年底杀过年猪、干鱼塘时，送上两斤肉、一条鱼或一只鸡来答谢。

家兄让人感动与敬佩的事情多得不胜枚举，但最主要的还是他以救死扶伤为使命，对中医药技术的毕生追求钻研，对中医伤外科的精通娴熟，为乡亲们所景仰。我略举几个例子，以证明中医伤科的功效不可忽视。

二十世纪六十年代的一个正月某天早饭时光，离我家三里多远的一个本家乡亲急匆匆地跑来我家，进门就结结巴巴地说："公公、公公，快，快去，快去！快死人了！"来人五十多岁，按辈分称我们为公公。我大嫂递上开水，我家兄递上烟说："不急、不急，有事慢慢说。"来人说："背时崽不听话，与我吵架，被我敲一烟筒，倒在地下抽手抽脚，快没命了！"家兄问这旱烟筒的铜烟斗敲在身上什么位置，看了一下手表，推测出伤人的时辰与伤着的穴位，然后对来者说："不要慌，问题不大！你快回去煮好粥，我随后就到，等我动了手，他马上就会说饿了，要吃的！"随即来者又跑步回家煮粥去了，家兄赶到后，在伤者的身上推拿了几下，患者立即"哎哟"一声醒来，就叫"饿了啊！"你看中医的伤科穴位时辰对应学说就是有这么神奇，伤科医生的推拿治疗就是能起死回生（中医伤科称为"转手"）。

另一个例子是七十年代中期，万载县直机关我家乡高家的一个媳妇，是机关的中层干部，四十多岁年龄。她因爬木梯子取阁楼上的东西，梯子翻倒跌伤至昏迷状态，手脚抽搐，喉咙不断的涌出痰液，伤者儿子是县中医院骨伤科的新手，立即把母亲送到医院，但是医生们谁也没办法止住伤者不断涌出的痰液和呼吸的"呵呵"声，家属只能不停地用卫生纸擦痰涎液，半天时间用了不少的纸。他们想到了老家的"公公"，赶紧开车把家兄接去。家兄听了家属诉说和看了患者后，立即吩咐："你们回避半分钟。"他在患者脚底敲了几下，患者立即呼吸顺畅，没有了"呵呵"声，也停止了痰液的涌出，同时人也慢慢清醒了。至今患者八十多岁了，她与儿女都常常叨念着当年公公的救命之恩。

中医伤科治疗骨折更是有独特的优势。1967年7月，我家兄宜春城里的表侄子（姑妈的长孙）易某，在新余花鼓山煤矿上班，他的青年同事有人夺了武装部的驳壳枪，然后准备拆开枪来擦油，21岁的易某坐在旁边看热闹，不料突然"呼"的一响，枪走火了，子弹打中了易某的双脚，造成右腿膝盖上两寸处大胫骨开放型粉碎性骨折及左脚下胫骨裸露，花鼓山煤矿医院急送伤者去新钢医院，治疗两天后，又把伤者转送省某附院治疗，医院认为要先由外科治愈枪伤，再开刀治疗骨伤，患者腿上被绷带石膏捆着，固定在病床上做牵引，说是要有三个月的疗程。由于当时医院没有降温设备，患者因天热出汗致右腿感染肿胀，他父亲担心儿子被截肢成残疾，把患者接回家中，请表叔（我家兄）去治疗。家兄用磨利的鳝鱼刀切开解除了几十斤重的石膏绷带。因为太热的暑天，改用中药黄柏皮做小夹板，用洗净的海带做绷带，这黄柏、海带都是清凉透气的，加上口服中药清热解毒消炎止痛，腿上的枪伤口愈合了，伤者可以拄着拐杖下地活动了，再治疗一个多月后骨折也愈合了，双脚行走自如，没有任何不平衡的痕迹，再回某附院拍片检查，医生不得不叹服：这土郎中还真的有好办法！至今五十六年来，患者快八十岁了，受伤的腿从未出现过发损疼痛不适的情况。

旧时的传统习惯，中医伤科技术一般都是秘不外传而作兴家传的。当然，这种保守封闭也是制约中医伤科传承发展的主要原因之一。我的侄子（与廖医师同龄）与侄孙夫妻俩，都继承了我家兄的职业。从家兄的舅舅算起，已经是四代的中医世家了。特别是侄子的儿子及儿媳，他们是八零后的青年一代，接受了现代的中医药院校教育，都依然回到家乡从事专职的中医伤科疼痛科职业，更好地为父老乡亲们服务。

很有缘分的是，我与廖国生医师几次见面聊天，了解到廖医师对中医骨伤科的研究，做到了既有广度又有深度，既有理论还有实践，既有传承更有发展，能够达到这个理想境界，这与他的特殊经历是分不开的。他出身于舅舅传承下来的五代中医字门伤科世家，这一点又与我的家兄受舅舅传承而学医是同样的，也是从小耳濡目染中医伤科在救死扶伤中的特殊功效，而产生学医与从业兴趣。更幸运的是，高中毕业后入伍从军，在部队医院经历了将近12年的磨炼，用传统伤科推拿技术为受伤的战士服务，并多次选送到部队上级医院和医学院校进修学习，提高中医伤科诊治水平。从部队转业回家乡后，转业不改行，依然从事伤科工作。

近年来，廖医师将工作和研究的重点集中在民间伤科古籍的挖掘、整理、传承与推广应用上。先后成立了宜春市字门伤科研究所（现变更为"宜春市传统医药研究所"）和宜春蔺道人骨伤科学术研究会，促成蔺道人纪念馆建成及当年蔺道人隐居地石庵列入市级文物保护单位。主持完成省、市级科研项目 12 项，发表论文 20 余篇，撰写了《蔺道人与彭叟的故事》《字门伤科推拿秘诀》《仙授理伤续断秘方研究》等著作。在他的努力下，"宜春字门伤科推拿医术""蔺道人与彭叟的故事""蔺道人接骨疗伤医术"被列入宜春市市级非物质遗产保护名录，"宜春字门伤科推拿医术"入选国家级中医药传统知识保护库和数据库，廖医师可谓字门伤科"申遗"第一人。

尤其让我钦佩并值得广大读者共同关注的是，廖国生医师能跳出中医伤科推拿医术秘不外传的保守封闭传统，多年来，都以发表论文和出版专著的形式，公开发布自己对中医伤科推拿和中药治疗效果的研究成果，让更多的同行能够得到参考启发甚至学习利用。他这种完全出于医家崇高的职业操守，一切为了解除伤患者的痛苦，一切为了中医伤科学传承发展的理念，充分体现了一个出身于革命军人的优秀共产党员的大公无私品质和先锋模范作用，值得广大同仁敬仰和学习。

高秉庚

宜春市教育局原副局长

谨识于癸卯年季夏月

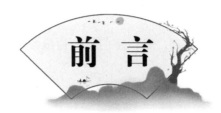

前　言

　　字门伤科是由字门武术衍生而成，有着数百年历史。字门派武术属武当内家系南方拳流派，其每套拳术的手法与身法，都用一个汉字来命名，故名叫字门十八法拳，是江西地方武术特色拳种之一，主要流传于赣中西部地区。由于该拳术易造成内外明暗伤，经历代宗师不断总结，逐渐形成该拳种自己的独特疗伤保健方法——字门伤科。字门伤科分内治法和外治法，其中推拿法属字门伤科外治法之一。主要特征是它有一整套与当今中医教科书完全不同的推拿治疗方法、推拿部位、推拿名称、推拿手法、推拿流程和操作方法。尤其推拿治疗操作方法上与一般推拿法有明显不同之处：一是它在经络穴道上推拿，却又包含着神经、肌肉、经筋、皮部；二是它在经筋、脏腑上推拿，却又不局限于某个特定部位和敏感点；三是它可以行从头到足贯穿于全身的顺河路推拿，却又可以行从足到头贯穿于全身的逆河路推拿，或上半身推拿，或下半身推拿，或局部推拿，或开锁推拿；四是它是一种通经活血镇痛的跌打伤科推拿，却又能一气领多气，用于开声上气、院前急救转手推拿，并赋有"跌打跌打、重在推拿，拿筋一根、起死回生，行家一出手、便知有没有"的赞语；五是它不仅能治疗多种内、外科常见病，又是一种慢性病防治、养生康复的保健疗法；六是它是跌打损伤患者在接受任何药物、手术之前的一项重要辅助治疗方法，可以提高疗效，却又能在患者接受中西药物或手术之后，通过全身河路推拿来加快患者康复；七是它是目前各中西医院推拿科室常用的推拿方法，可到目前为止该推拿方法还没有被官方收入推拿典籍和教科书中；八是此推拿法目前虽还未得到推拿学术界的普遍认可，但在个别中医药大学里，已有专家、教授带了多名硕士研究生对此推拿法开展临床研究，还有的专家、教授在电视台开播字门推拿养生讲座，真可谓称奇！

《字门伤科推拿秘诀》一书整理，是以字门派伤科推拿古籍手抄本为底本，结合祖上家传、民间师徒口授心传收集整理而成。字门推拿术有"江湖之秘术，推拿之绝学"之美称，也是江西中医推拿医学发展史上一朵奇葩。被历代称治跌打损伤之"妙招绝技"，对外始终秘而不宣，隐而不发，仅靠父与子、师与徒内门秘密传承，门派之间又相互提防自守。尤其该推拿秘诀鲜有文字记载传播，偶见手抄本，其文字内容多颠倒杂抄，假字、错别字、谐音字颇多，民间流传有"不过真言、枉得此书""妙招绝技只度有情人"之说。在流传区多有知道字门派推拿医术之人，但能动手熟练操作并能解除患者病痛者较少，除了上年纪的民间拳师和伤医能略知一二外，目前真正懂得字门派伤科推拿秘诀全套理论、推拿穴位名称与规范化推拿方法者并不多见。现在字门伤科推拿医术虽然已被列入非遗保护名录，但仍然面临不被人发现的消亡与失传之虞。有的技法已经成为老一辈人残缺的记忆，随着老一辈人的离去，此秘诀中许多技法也会自然失传。笔者为了弘扬和保护武医文化遗产，将家传、师承的数十多种推拿秘法以及行医四十多年积累的经验公诸于世。旨在让伤科推拿爱好者可按症选法，让一般跌打损伤痛症患者按《字门伤科推拿秘诀》自疗，不必望医兴叹！即可利己助人。同时，《字门伤科推拿秘诀》作为一本流散于民间的推拿古籍文献，在概念上还停留在经验性、感想性、灵感性的传统表达方式，寄托研究者对其进一步升华，形成现代意义上有比较系统理论的适宜技术，以利于传承弘扬，何乐而不为！

笔者在编写和整理过程中难免存在错漏和不当之处，敬请广大读者给予指正。

本书出版承蒙江西省中医院骨伤科主任中医师、博士生导师李华南教授，原宜春市卫生局副县级调研员、宜春市中医药学会理事长、知名老中医易其余，原宜春市中医院院长、博士生导师、教授、江西省名中医易献春主任中医师，原宜春市教育局知名教育专家高秉庚副局长赐序，宜春市书法家协会副主席彭国亮老师为书名题字，江西科学技术出版社张旭副社长和宋涛主任在出版过程中给予热情支持与帮助，以及夫人钟六英对我工作的关心与支持在此表示诚挚谢意。

廖国生

中华中医药学会脊柱健康专业委员会常委

中华中医药学会外治专业委员会委员

宜春市蔺道人骨伤科学术研究会主委

宜春市传统医药研究所所长

非物质文化遗产"宜春字门伤科推拿医术"第五代代表性传承人

2023 年 9 月 6 日

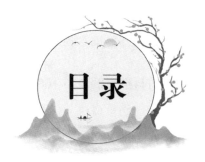

目录

上编

字门伤科推拿经典古籍

字門傷科推拿秘訣

血道總綱

人週身之穴共計畫百零八穴三十六天罡七十二地煞為三十六大穴七十二小穴合為十八關內有八穴無救（一）仙鵝取血穴（二）龍泉穴（三）金錢穴（四）鳳海穴（五）左飛燕穴（六）右飛燕穴（七）左笑腰穴（八）右笑腰穴

字门伤科推拿秘诀

血道总纲[1]

人周身之穴共计一百零八穴，三十六天罡，七十二地煞；为三十六大穴，七十二小穴，合为十八关。内有八穴无救，（一）仙鹅取血穴，（二）龙泉穴，（三）金钱穴，（四）凤海穴，（五）左飞燕穴，（六）右飞燕穴，（七）左笑腰穴，（八）右笑腰穴。

----

[1] 血道总纲：据文义，当为"穴道总纲"。

五十三度總計開聲法

傷在膀胱六宮上馬開聲傷在丹田肚角坐
開聲傷在臨眩七步後緊開聲傷在氣門淨
平上下還魂氣聯大成開聲傷在中交信門血
藏血池將台二仙傳道中宮開聲傷在咽喉舌
恋胃皖開聲傷在胃皖背心開聲傷在命門
心肝膽肺氣腰開聲傷在金錢五虎務要
全身推拿移撥看他此症男左女右

五十三度总计开声法

伤在膀胱、六宫，上马开声；伤在丹田、肚角，坐马开声；伤在盆弦、七步，后紧开声；伤在气门、净平、上下还魂、气胁，大成开声；伤在中交、信门、血藏、血池、将台、二仙传道，中宫开声；伤在咽喉、舌恋，胃脘开声；伤在胃脘，背心开声；伤在命门、心、肝、胆、肺，气腰开声；伤在金钱五虎，务要全身推拿移掇。看他症，男左女右。

指放一箭，若眼活心惊，方可动手用药，眼木心死不可动手。如症的实，方可对症下药；此症若不转者，要用廿四气紧手回春还阳。

金银丹治伤方（全身）

元寸二钱	琥珀四钱
安桂三钱	沉香四钱
广香四钱	志玉三钱
田七四钱	甲珠三钱
蔻仁三钱	尔香四钱
海龙一条	砂仁二钱
珍珠三钱	白腊三钱
生断四钱	朱砂四钱
小皂二钱	尖贝四钱
郁金四钱	黄腊三钱

北辛一钱　金砂二钱

银砂五分

共研细末，用金银水对服。

小儿气积方

北风一钱半　槟榔一钱半

独活一钱　桂枝一钱

正山一钱半　楂肉一钱半

宅下一钱半　川朴一钱半

赤苓二钱　广皮一钱

明砂一钱　甘草一钱

生姜、麦芽引。

三仙申丹方

水银三钱　牙硝三钱

明矾三钱　银朱八分

治热症草药

空桐树根　大青乙根　水杨柳根

推拿开声妙诀

伤在中宫推胃脘开声伤在胃脘推心前
命门开声伤在左右乳下大气门推左右大成开声
伤在左右小气门推左右后成开声伤在左右盆弦肚角
膀胱六宫推上马开声伤在丹田气海全肚推左右八
层上下马开声伤在信门血藏血池二仙传道以上二山者官佳

治热症草药

空桐树根　大青叶根
水杨柳根

推拿开声妙诀

　　伤在中宫，推胃脘开声；伤在胃脘，推心前命门开声；伤在左右乳下大气门，推左右大成开声；伤在左右小气门，推左右后成开声；伤在左右盆弦、肚角、膀胱、六宫，推上马开声；伤在丹田、气海、全肚，推左右八层上下马开声；伤在信门、血藏、血池、二仙传道。

中宫门声伤在咽喉舌恋推中宫胃脘开声伤在
左右耳下气管穴推井拦筋锁心筋开声伤在
钱五虎推井拦筋锁心筋五腑还阳伤在井
拦金秋下海推筋锁心筋开声伤在井泉井
眩过度推左右八层带后紧开声伤在天河推
闹声伤在背心推凤尾七孔腰气开声伤在八路两
腰推七星腰气即时还生伤在尾通七星板推凤
尾七星吊筋吊肾开声

推中宫开声；伤在咽喉舌恋，推中宫、胃脘开声；伤在左右耳下气管穴，推井栏、筋锁、心筋开声；伤在金钱五虎，推井栏、筋锁、心筋、五腑还阳；伤在井泉、井栏、金秋下海，推筋锁、心筋开声；伤在小眼、排骨、盆弦、过度，推左右八层带后紧开声；伤在天河，推七关、挽骨开声；伤在背心，推凤尾、七孔、腰气开声；伤在八路两腰，推七星、腰气即时还生；伤在尾通、七星板，推凤尾、七星、吊筋、吊肾开声。

二十四气秘诀

一天门带太阳，二筋锁，三心筋，四井栏，五大成，六后成，七将台，八还魂，九曲尺，十脉筋，十一三关，十二晒廊带内心筋，十三五腑，十四背心，十五肚角带左右八层，十六上马，十七下马，十八腿峰，十九了檐，二十内弯，二十一外弯带床府心筋，二十二下了檐，二十三鞋带，二十四勾子穴。擂凤尾、七星、吊节、吊肾，打中步位要靠复原。

吊肾打中歩位要靠復原

前身九關路

一關瞼朕 二關肚角 三關排骨 四關過度 五
關胰連六關连珠 七關腰子 八關肝筋 九關
橫插

後身九關路

一關返骨 二關天河 三關凤門 四關班攔 五關
頸即 六關掛膀 七關凤尾 八關後緊 九關

前身九关路

一关盆弦，二关肚角，

三关排骨，四关过度，

五关胰连，六关连铁，

七关腰子，八关肝筋，

九关横插。

后身九关路

一关返骨，二关天河，

三关凤门，四关班栏，

五关颈郎，六关挂膀，

七关凤尾，八关后成，

九关气腧。

（秘诀）

十二气路

左右大成，左右后成，左右盆弦，右左脑脏，右右肚角，右左上马，左右下马。

八锁口诀

左右筋锁，右左胁下锁，右左肚角，左右下马

十二气门

一是天门，二是咽喉总气门，三是中宫胃气门。

十二气路

左右大成，左右后成，左右盆弦，左右肚角，左右上马，左右下马。

八锁口诀

左右筋锁，左右胁下锁，左右肚角，左右下马。

十二气门

一是天门，二是咽喉总气门，三是中宫胃气门。

门四是命气门五是心气门六是方方气门
七是右右小气门八是对心门九是左右腰气门
十是哑门十一是丹田命气门十二五府坐气
门

　　　十八关秘诀

一关勾子二关鞋带三关下了簷四关内外
弯子五关上了簷六关腿峰七关坐马八关
下马九关上马十关肚角十一关丹田十二国

　　　　四是命气门，五
是心气门，六是左右
大气门，七是左右小
气门，八是对心门，九
是左右腰气门，十是哑
门，十一是丹田命气门，
十二五腑坐气门。

十八关秘诀

　　　　一关勾子，二关鞋
带，三关下了簷，四关
内外弯子，五关上了簷，
六关腿峰，七关坐马，
八关下马，九关上马，
十关肚角，十一关丹田。

十二关膀胱，十三关腰子，十四关盆弦，十五连铁，十六关后紧，十七关后成，十八关五虎。

初学推掇要诀

初学推手要从师指点，看症的实，如是绝气者，先从中指放一针箭，若眼活心惊方可动手用药。如唇转黑色者，先看两眼瞳仁，若未散，用针插中指，有动者，方可动手用药，不可惊惶吵闹。所上一概无气，未绝脏腑者，有气海者，

（手写体影印）

先掇五腑开气路，无气海者先开气路，后用膝头顶住尾结，轻轻移掇五腑还生，后用八关送推，加五十三度全身移掇。如是女人受绝气者，看脏腑未绝，先将通关散，吹入鼻内，自然还生，后用药方。

推拿移掇断根手法

伤在腰眼，推擂七星、凤尾、两腰断根；伤在两手，推曲尺、脉筋、三关、晒廊、内外五行、心筋断根；

伤在班栏、五关，推全身起翻转复来，五关八路，复推两三次断根；伤在五关八路、盆弦、小眼、排骨、过度，推左右肚角、九关、上马、下马，移掇五腑断根；伤在膀胱、六宫，推上下马，移掇五腑断根；伤在脑后枕边穴，推内外筋锁、心筋、井栏，推两三次，搐凤尾、七星断根；伤在脑上廿五穴，一概推井栏、筋锁、心筋，搐七星、凤尾断根；伤在左右两胁二穴，推还魂、后紧、大成、内心筋；复推两三次断根；

减復成内心筋復推二三次断根，伤在小眼、排骨、过度、盆弦，推肚角八层、后紧、移掇五腑断根；伤在丹田、肚角、膀胱、六宫、肾气，共推上下马、左右肚角，移掇五腑断根；伤在脐中、金钱、五腑、气海，共推上下马、挂榜、腰气，移掇五腑断根；伤在班栏、七关，共推上下还条、后紧、五关八路翻转复来三次断根；伤在咽喉、中食，推筋锁、心筋、井栏、中宫、五腑断根；伤在肾。

伤在小眼、排骨、过度、盆弦，推肚角八层、后紧、移掇五腑断根；伤在丹田、肚角、膀胱、六宫、肾气，共推上下马、左右肚角，移掇五腑断根；伤在脐中、金钱、五腑、气海，共推上下马、挂榜、腰气，移掇五腑断根；伤在班栏、七关，共推上下还条、后紧、五关八路翻转复来三次断根；伤在咽喉、中食，推筋锁、心筋、井栏、中宫、五腑断根；伤在肾。

十二宫总断秘诀

子时，打了对心穴，壹伯三十三工。丑时打了脑性穴，壹伯二十三工。寅时打了印堂穴，壹伯五十三工。卯时打了人中穴，出血不止则死，黄皮瘦弱。辰时打了耳下气管穴，壹伯八十三工。巳时打了井栏穴，或伯七拾三工。午时打了掌心穴，对午心三伯〇三工。未时打了胰连穴，三年则死。申时打了凤尾穴，

十二宫总断秘诀

子午时打了对心穴，一百三十三工；丑时打了脑性穴，一百二十三工；寅时打了印堂穴，一百五十三工；卯时打了人中穴，出血不止则死黄皮瘦弱；辰时打了耳下气管穴，一百八十三工；巳时打了井栏穴，二百七十三工；午时打了掌心穴，对午心三百零三工；未时打了胰连穴，三年则死；申时打了凤尾穴，一百四十三工。

一伯四十三工酉時打了孔中穴，一百七十三
工戌時打了銅壺滴漏弍百乚拾三工亥時
打了湧泉穴面黃肌瘦眼上越血根三年則
死。

　　人身各部講駁。

大小男婦通身三伯六十五骨節牙齒卅六無
長短排骨八長四短。龍骨廿五節氣哘皆通
廿四節排紗骨毫毛孔竅人有十八萬四仟。

酉时打了孔中穴，一百七十三工；戌时打了铜壶滴漏，三百七十三工；亥时打了涌泉穴，面黄肌瘦、眼上起血根，三年则死。

人身各部讲驳

大小男妇、周身三百六十五骨节，牙齿三十六无长短，排骨八长四短，龙骨二十五节皆通，二十四节排纱骨。毫毛孔窍，人有十八万四千。

17

无人算得清，一日一夜三万六千进出气；气为云，血为雨，气为阳，血为阴。天为上天，人为小天，天有日月、星斗、风云、雨露，人有两目、五脏六腑、孔窍毫毛、周身气血。天上日月星斗不明、云雨作变，一人五脏六腑不清、气血不匀，变作病症。地有三山六水一分田，人有三山六水一丹田，两目为肾水，汗为潮水，气为阳水，血为阴水，大便为清水，小便为浊水，将台为太（泰）山。

手为全山，两脚为恒山，周身之穴共计一百零八穴，各为三十六天罡，七十二地煞；各为三十六大穴，七十二小穴，合为一十八关，内有八穴无救，仙鹅取血穴、龙泉穴、金钱穴、凤海穴、左右笑腰穴、左右飞燕穴，此八穴无救。

一人只有三十六正骨分两边，二筋骨左气右血，左气未破礼骨二根，隔乳旁二分，用连手插进，此气未血路，以闭三日可见。

小打闭气要诀

左边第四根离乳旁五寸将阳手插进一百日可
见　右边乳膀之血头一穴中指尖扣进离
奶三分　　第二根将三指插进
离奶膀五寸将大指插进　第三根
五寸将中指插进五十日可见　第四根离腰答
间手横托卅日可见　　第五根将中
单指一点四十日可见　第六根离小肚五寸用
　　　　　　　　第七根离盆弦一分用

小打闭气要诀

左边第四根离乳旁五寸，将阳手插进，一百日可见；右边乳旁之血头一穴中，指尖扣进，离乳三分；第二根将三指插进；第三根离乳旁五寸，将大指插进；第四根离腰答五寸，将中指插进，五十日可见；第五根将中间手横托，三十日可见；第六根离小肚五寸，用单指一点，四十日可见；第七根离盆弦一分，用四指一按，即时可见。

心頭下隔三寸八分將手撈裡進即時吐血
進耳下氣管穴兩耳即聲　超血閉路離
滴漏當日番庄打進　兩边全將中指尖插
揷進即時兩眼番白　離小便三分名銅壺
角虎口按進即時可見　第三根十五日可見　兩边盆弦用雙手
即時可見　第三根一七可見　一閉心前命门
可見　第二根一七可見　一閉心前命门
四指一按即時可見　第一根上午扣下午

第一根上午扣，下午可见；第二根一七可见，一闭心前命门，即时可见；第三根十五日可见，一拿小肚用虎口按进，即时可见；两边盆弦用双手插进，即时两眼翻白；离小便三分，名铜壶滴漏，当日翻庄打进；两边全将中指尖插进耳下气管穴，两耳即聋；总血闭路离心头下隔二寸八分，将手捞里进，即时吐血。

21

打背心窝当日倒床不起来　两边肩上
灯盏骨反手打进两手不能起来
欲求小打方一言难尽说须问价多少千金不
可换若非焚香誓断手不轻传。

十二门

大成后成瞄弦腰子上马下马左右为十

二门

前八卦

打背心窝，当日倒床不起来；两边肩上灯盏骨，反手打进，两手不能起来。欲求小打方，一言难言说，须问价多少，千金不可换，若非焚香誓，断乎不轻传。

十二门

大成、后成、盆弦、腰子、上马、下马，左右为十二门。

前八卦

盆弦、肚角、腰子、连铁、膀胱、肾气。

后八卦

在背心下，若伤者，推擂几下还阳。

风损膏药妙方

附子_{四钱}　姜活_{四钱}

赤芍_{四钱}　草乌_{四钱}

独活_{四钱}　丹皮_{四钱}

南星_{四钱}　苍术_{四钱}

北风_{三钱}　半夏_{四钱}

小皂_{三钱}　细辛_{四钱}

青皮_{四钱}　桂枝_{四钱}

石菖蒲_{六钱}　三棱_{四钱}

莪术_{四钱}　红花_{四钱}

必大_{三钱}　凤桥花_{五钱}

骨碎补_{六钱}

黄丹麻油_{一斤麻油用半斤}

黄丹

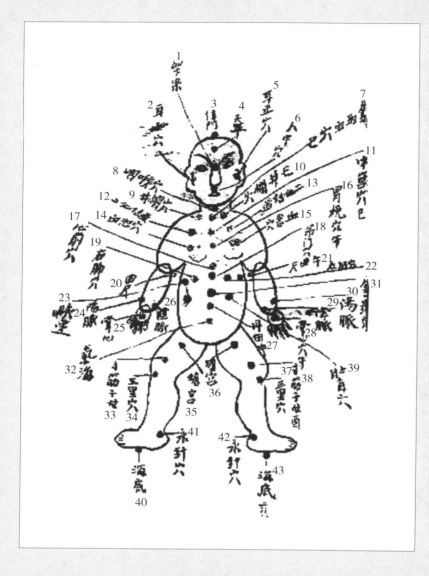

1——架梁；2——耳门穴；

3——囟门；

4——天平；

5——耳正穴；

6——人中穴；

7——仙鹅取血穴（巳）；

8——咽喉穴；

9、10——井栏穴；

11——中宫穴（巳）；

12、13——二仙传道；

14——血池穴；

15——血仓穴；

16——胃脘穴午；

17——心前穴；

18——气门穴；19——右脾穴；

20、21——曲尺穴；

22——左肝穴；

23——胰连；

24、30——阳脉；

25、28——掌心穴（午）；

26、29——阴腧穴；

27——丹田（申）；

31——盆弦穴；

32——气海穴；

33、38——寸筋子母（酉）；

34、37——三里穴；

35、36——蟾宫；

39——肚角穴；

40、43——海底穴（亥）；

41、42——永针穴。

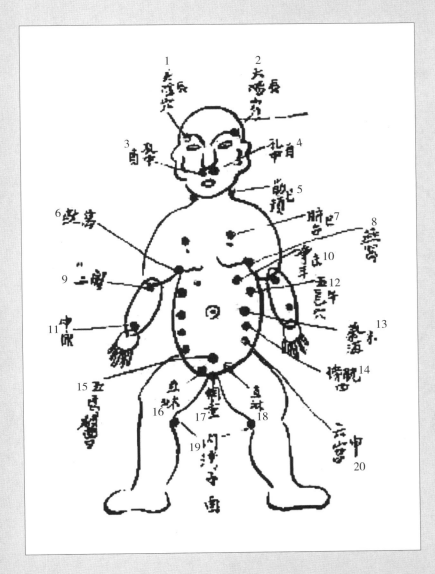

1——太阴穴（辰）；

2——太阳穴（辰）；

3、4——孔中（酉）；

5——筋锁（巳）；

6、8——燕窝；

7——将台（巳）；

9——二关；

10——净平；

11——中脉；

12——五连穴（午）；

13——气海（未）；

14——膀胱（酉）；

15——五马破曹；

16、18——血淋；

17——铜壶；

19——内弯子（酉）；

20——六宫（申）。

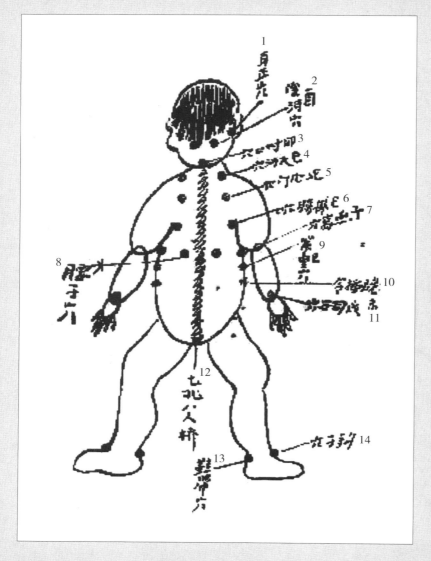

1——耳正穴；

2——阴河穴（酉）；

3——对口穴（卯）；

4——天河穴（巳）；

5——凤门穴；

6——挂膀穴；

7——燕窝穴（子）；

8——腰子穴；

9——紫重穴；

10——老君插令（未）；

11——司口穴（戌）；

12——七孔八人桥；

13——鞋带穴[1]；

14——勾子穴[2]。

---

[1] 鞋带穴：据图所示，当作"勾子穴"。

[2] 勾子穴：据图所示，当作"鞋带穴"。

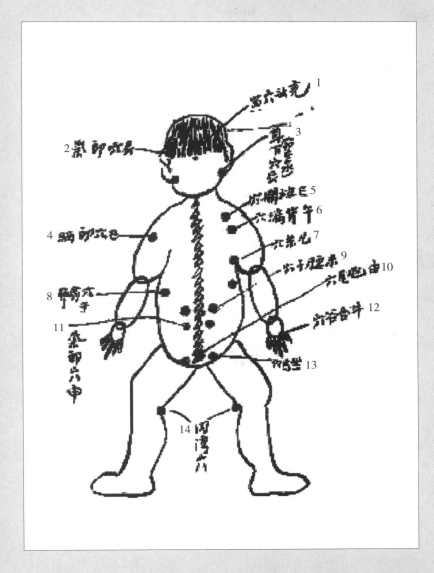

1——壳头穴（寅）；

2——气郎穴（辰）；

3——耳下穴（辰）；

4——晒廊穴（巳）；

5——班栏穴；

6——背漏穴（巳）；

7——凡条穴；

8——脾俞穴（午）；

9——腰子穴（未）；

10——凤尾穴（申）；

11——气郎穴（申）；

12——合谷穴（午）；

13——坐马穴；

14——内弯穴。

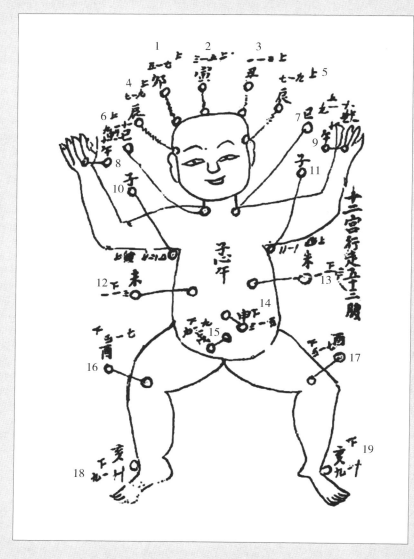

十二宫走五十三度
（阳面）

1——卯（上午五—七时）；

2——寅（上午三—五时）；

3——丑（上午一—三时）；

4、5——辰（上午七—九时）；

6、7——巳（上午九—十一时）；

8、9——午（上午十一时—下午一时）；

10、11——子（下午十一时—隔天上午一时）；

12、13——未（下午一—三时）；

14——申（下午三—五时）；

15——戌（下午七—九时）；

16、17——酉（下午五—七时）；

18、19——亥（下午九—十一时）。

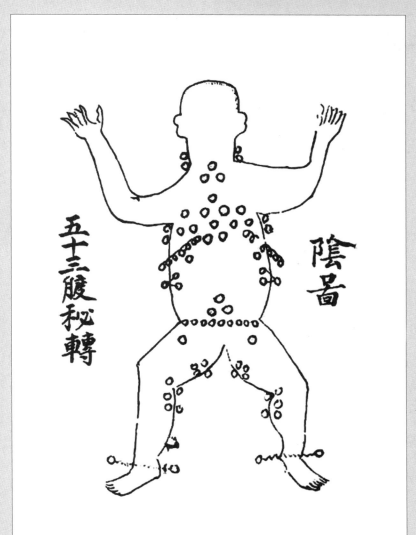

五十三度秘转（阴面）

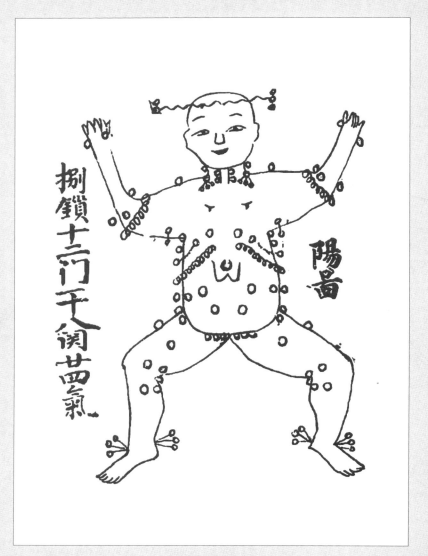

八锁十二门十八关廿
四气（阳面）

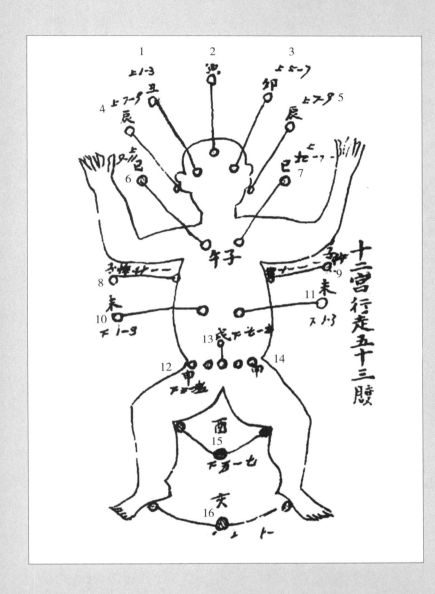

十二宫走五十三度

1——丑（上午一—三时）；

2——寅（上午三—五时）；

3——卯（上午五—七时）；

4、5——辰（上午七—九时）；

6、7——巳（上午九—十一时）；

8、9——子（下午十一时—隔天上午一时）；

10、11——未（下午一—三时）；

12、14——申（下午三—五时）；

13——戌（下午七—九时）；

15——酉（下午五—七时）；

16——亥（下午九—十一时）。

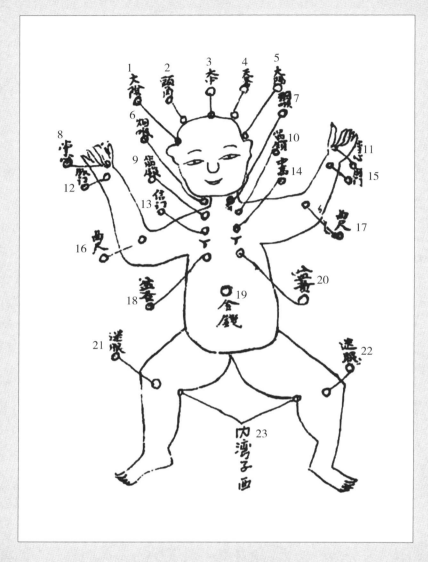

1——太阴，

2——头角；

3——大中；

4——天峰；

5——太阳；

6、7——咽喉；

8、11——掌心；

9、10——筋锁；

12、15——脉门；

13——信门；

14——中高；

16、17——曲尺；

18、20——盆弦；

19——金钱；

21、22——迷眼；

23——内弯子（酉）。

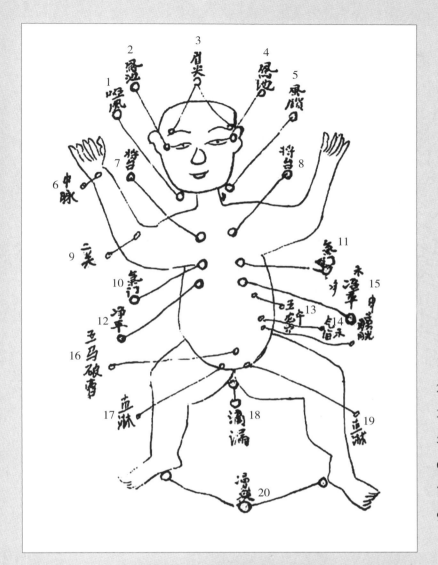

1——哑风；

2、4——风池；

3——眉间；

5——风锁；

6——中脉；

7、8——将台；

9——二关

10、11——气门；

12、15——净平（未）；

13——玉龙穴；

14——气海；

15——膀胱（申）；

16——五马破曹；

17、19——血淋；

18——滴漏；

20——涌泉。

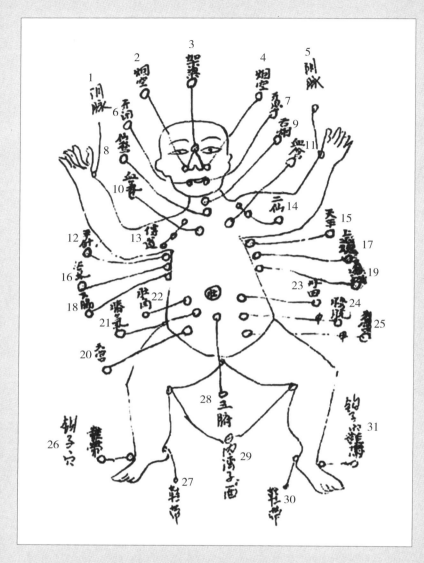

1、5——阴脉；

2、4——烟空；

3——架梁；

6、7——牙关穴；

8——仙鹅；

9——舌烟；

10——血气；

11——血仓；

12——平针；

13——传道；

14——二仙；

15——天平；

16——□□；

17——上还魂；

18——气胁；

19——盆弦；

20、25——天宫

21——脐气；

22——肚角；

23——丹田；

24——膀胱；

26、31——勾子穴[1]；

27、30——鞋带[2]；

28——五腑；

29——内弯子（酉）。

———————

[1] 勾子穴：据图所示，当作"鞋带"。

[2] 鞋带：据图所示，当作"勾子穴"。

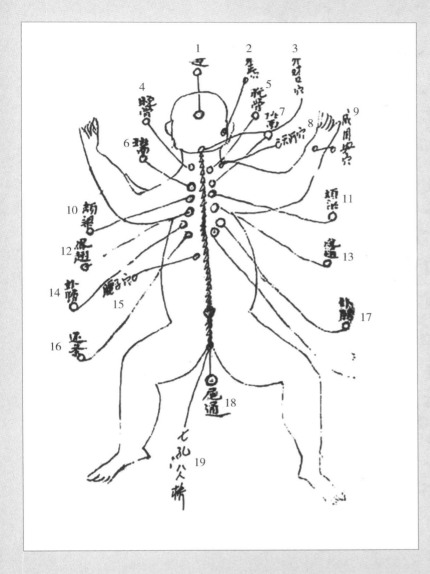

1——□□；

2——□□；

3——对口穴；

4、5——挽骨；

6、7——班栏；

8——天河穴；

9——□安穴；

10、11——颐梁；

12、13——凤翅；

14、17——挂膀；

15——腰子；

16——还条；

18——尾通；

19——七孔八人桥。

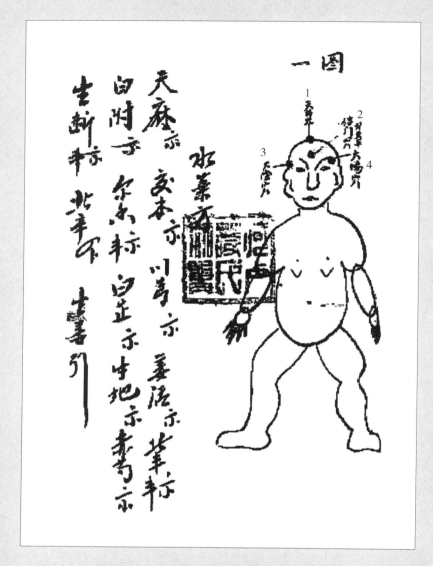

一图

1——天井穴；

2——信门穴（即天平）；

3——太阴穴；

4——太阳穴。

水药方

天麻二钱　藁本二钱

川芎二钱　羌活二钱

北丰二钱半　白附二钱

乳香二钱半　白芷二钱

赤芍二钱　生地二钱

赤芍二钱　生断二钱半

北辛四分

生姜引

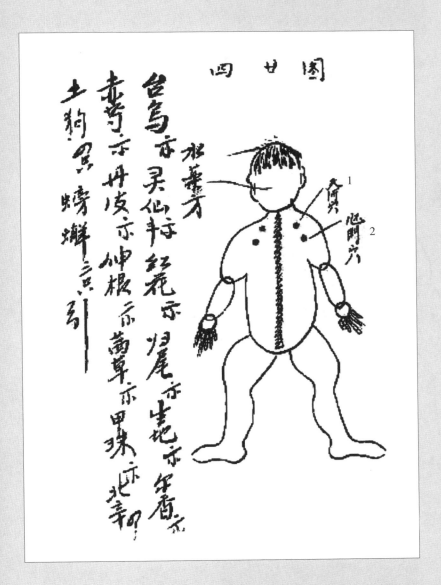

廿四图（阴面）

1——天河穴，

2——凤门穴。

水药方

台乌二钱　灵仙二钱半

红花二钱　归尾二钱

生地二钱　乳香二钱

赤芍二钱　丹皮二钱

申根二钱　茜草二钱

甲珠二钱　北辛四分

土狗四只

螃蟹三只引。

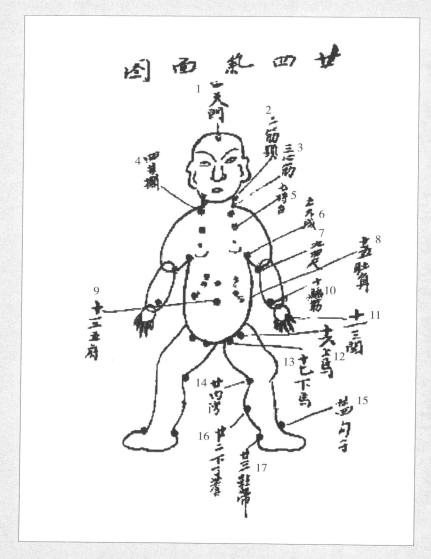

廿四气面图

1——一天门；

2——二筋锁；

3——三心筋；

4——四井栏；

5——七将台；

6——六后成；

7——九曲尺；

8——十五肚角；

9——十三五腑；

10——十脉筋；

11——十一三关；

12——十六上马；

13——十七下马；

14——二十内弯；

15——二十四勾子 [1]；

16——二十二下了檐；

17——二十三鞋带 [2]。

---

[1] 二十四勾子：据图所示，当作"二十四鞋带"。

[2] 二十三鞋带：据图所示，当作"二十三勾子"。

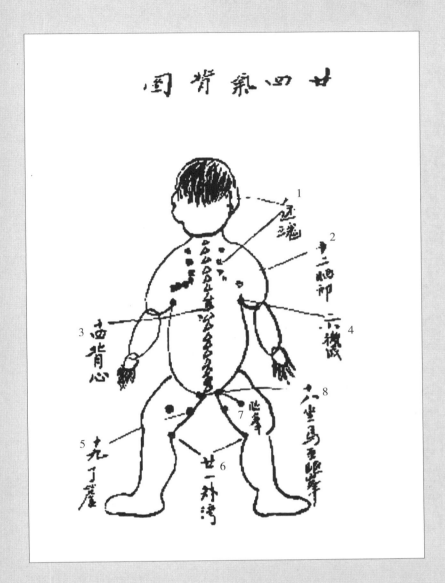

廿四气背图

1——八还魂；

2——十二晒廊；

3——十四背心；

4——六后成；

5——十九上了檐；

6——二十一外弯；

7——腿峰；

8——十八坐马至腿峰。

打伤出症

两目朝上，伤在天心穴；

口不开者，伤在咽喉穴；

口吐清水，伤在胃脘穴；

满肚疼痛，伤在凤海穴；

七孔流血，伤在舌根穴；

头抬不起，伤在气郎穴；

容貌哭症，伤在心窝穴；

颜是笑者，伤在腰眼穴；

牙关紧闭，伤在肾根穴；

齿不合者，伤在气门穴；

满面黑色，伤在肚角穴；

声音响亮，伤在平山穴；

呕吐不止，伤在粪门穴；

咳嗽不止，伤在背心穴。

尖。两手无力，伤在凤尾穴，面如黄纸，伤在信门穴，两脚作软，伤在鬼眼穴，移步难行，伤在关工穴，眼目昏花，伤在胰连穴，口吐黑水不止，伤在大肠穴，一身麻痹，伤在横脐穴，将死未死，伤在信门穴，口鼻哺气，伤在背漏穴，心惊肉跳，伤在天心穴，两手作痹，伤在掌心穴，脚要离地，伤在海底穴，即时主死，伤在五大漕门，气不相接，伤在肚

两手无力，伤在凤尾穴；

面如黄纸，伤在信门穴；

两脚作软，伤在鬼眼穴；

移步难行，伤在关工穴；

眼目昏花，伤在胰连穴；

口吐黑水不止，伤在大肠穴；

一身麻痹，伤在横脐穴；

半声咳嗽，伤在丹田穴；

将死未死，伤在信门穴；

口鼻哺气，伤在背漏穴；

心惊肉跳，伤在天心穴；

两手作痹，伤在掌心穴；

脚要离地，伤在海底穴；

即时主死，伤在五大漕门；

气不相接，伤在肚腹穴。

腹穴。寒热半年伤在净平穴。两脚作闷伤在百
重穴舌尖出外伤在对口穴两耳不明伤在耳
丛穴不知人事伤在中交穴吃饭作寒伤在亮
空穴牙关作软伤在唇口穴气不和平伤在
气海穴口渴不止伤在脾胃穴心中烦躁伤在
天平穴大便出油伤在盆弦穴行坐不安伤在
人中穴汗下如雨伤在内肠小便出血伤在赤淋
头颈目昏昏伤在太阴太阳穴倌尊流解自愈

寒热半年，伤在净平穴；

两脚作闷，伤在百重穴；

舌尖出外，伤在对口穴；

两耳不明，伤在耳丛穴；

不知人事，伤在中交穴；

吃饭作寒，伤在亮空穴；

牙关作软，伤在唇口穴；

气不和平，伤在气海穴；

口渴不止，伤在脾胃穴；

心平烦躁，伤在天平穴；

大便出油，伤在盆弦穴；

行坐不安，伤在人中穴；

汗下如雨，伤在内肠；

小便出血，伤在赤淋穴；

头目昏昏，伤在太阴太阳穴。

鼻流鲜血，伤在架梁穴；吐血带泡，伤在乳旁穴；两眼不光，头伸不出，伤在哑门穴。

推转回生

扣在上关闭死在地，推燕窝穴即转身；扣在二关闭死在地，拿在肚角上下即转身；扣在三关气急闭死在地，对两脚曲池穴即转身；扣在肚角口吐血、大便出屎不能止住，在二子穴一推即转身，如有不转，二十四气总推即转身。

廿四氣講駁

一天平所管太陰少陽门二金锁所管在阴河穴下
营五腑六臟三心筋所管心胃穴四井欄左边营
肝筋右边管肺筋五大成頭營辨肝筋二管辨
肺筋六後成所管上通井欄反八卦七將台所管
上通氣海下通心前穴八还魂所管上通五腑六
臟九曲尺管上通心筋晒廊十脉筋所通肺府
十二三關所管便府背漏穴十二晒良站營心

二十四气讲驳

一天平，所管太阴、少阳门；二金锁，所管在阴河穴，下管五脏六腑；三心筋，所管心胃穴；四井栏，左边管肝筋，右边管肺筋；五大成，头管辨肝筋，二管辨肺筋；六后成，所管上通井栏，反八卦；七将台，所管上通气海，下通心前穴；八还魂，所管上通五腑六脏；九曲尺，所管上心筋晒廊；十脉筋，所管通肺腑；十一三关，所管脏腑背漏穴；

脚十三五府所管通曲池穴十四背心所管通
龙骨丹田膀胱穴名为老君捭令所管左右梅
花穴十五肚角所管上通小便下通大腿十六上马
上通五府六脏下通腿风十七下马所管脚上
通小便下通肝肠所管通气血下管
便根十九了簷所管气胃廿二下了簷
上了簷下通下了簷廿一弯弯子所管上通气血
下通脚根二十二下了簷所管七孔穴下通脚背

　　十二晒廊，所管心、肝、肺；十三五府，所管通曲池穴；十四背心，所管通龙骨、丹田、膀胱，穴名马老君插令，所管左右梅花穴；十五肚角，所管上通小便、下通大腿；十六上马，通五腑六脏，下通肝肠；十七下马，所管脚上，上通小便、下通腿风；十八腿风，所管通气血，下管便根；十九了簷，所管气胃；二十弯子，所管上通上了簷、下通下了簷；二十一弯弯子，所管上通气血、下通脚根；二十二下了簷，所管七孔穴下通脚背；

廿三鞋带站管肺府涌泉廿四勾子站管五子脚根到脚甲。

推拿开声

伤在气海下马开声伤在六宫膀胱上马开声伤在丹田肚角坐马开声伤在盆弦过度后紧开声伤在还魂气胁气门净平大成开声伤在中宫信门血仓血气中宫开声伤在咽喉胃脘开声伤在胃脘背心开声伤在心胆肝肺肾气开声伤在金钱五腑开声

二十三鞋带，所管肺府涌泉，二十四勾子，所管五子脚根到脚甲。

推拿开声

伤在气海，下马开声；伤在六宫、膀胱，上马开声；伤在丹田、肚角，坐马开声；伤在盆弦、过度，后紧开声；伤在还魂、气胁、气门、净平、大成开声；伤在中宫、信门、血仓、血气，中宫开声；伤在咽喉，胃脘开声；伤在胃脘，背心开声；伤在心、胆、肝、肺，肾气开声；伤在金钱，五腑开声。

气闭声伤生致五府闭声

推拿要诀

头上跌打受伤推拿井阑筋锁心筋天门播

凤尾甲高信门迎仓血气将台

二仙传道变伤推拿大成五关将台还魂带紧

紧掇五腑还阳

气门净平受伤推拿还魂带后紧大成五腑

还阳

推拿要诀

　　头上跌打受伤，推拿井栏、筋锁、心筋、天门，播凤尾、中高、信门、血仓、血气、将台；

　　二仙传道受伤，推拿大成、五关、将台、还魂带后紧，掇五腑还阳；

　　气门、净平受伤，推拿还魂带后成、大成、五腑还阳。

心胆肝肺受伤推拿背心五府内心筋还阳

小眼排骨过度盆弦受伤推拿肚角八层上

后紧掇五府还阳

丹田肚角受伤推拿左肩右角上马下马掇五

府还阳

膀胱六宫受伤推拿上马下马掇五府还阳

两手受伤推拿曲尺脉门三关又复推曲尺晒廊

脉门三关

心、胆、肝、肺受伤，推拿背心、五腑、内心筋还阳；

小眼、排骨、过度、盆弦受伤，推拿肚角八层、上后紧，掇五府还阳；

丹田、肚角受伤，推拿上马、下马，掇五府还阳；

膀胱、六宫受伤，推拿上马、下马，掇五府还阳；

两手受伤，推拿曲尺、脉门、三关，又复推曲尺、晒廊、脉门、三关。

栏五府受伤推拿全身起番转伏来五府
即转身

两腰受伤推拿掯腰眼还魂腰眼上后紧掯凤尾
转身

尾通匕星受伤推掯凤尾七星吊节吊肾四下
转身

井栏五腑受伤，推拿全身起翻转复来五腑即转身；

两腰受伤，推拿掯腰眼、还魂、腰眼、上后紧，掯凤尾转身；

尾通、七星受伤，推掯凤尾、七星、吊节、吊肾四下转身。

妙手只渡有情人

妙手只度有情人！

中编

字门伤科推拿技术精华

第一章　字门伤科推拿总论

一、说明全身

此书全身推拿移掇接抖并药方在后，依此看他何症，男左女右，不论男女老少，从中指放一箭，眼活心惊方可动手、用药；眼木心死不可乱动手推拿、用药。

此症大小、夫妇、周身骨节、人龙毫毛孔穴各有差别。故天乃一大天，人乃一小天。天有日月之华光，地有乾坤分阴阳。人龙毫毛有七十八万六千六百八十四根，无人算得清。牙齿三十六个，少人长得齐，齐者不是帝王便是官人。天有十二时令，人有十二经脉，日有十二时辰。天有五气风寒暑湿燥，地有五行木火土金水，人有五脏肝心脾肺肾。天有日月循环，地有寒凉温热，人有气血周走。凡人周身气血轮流行走十二宫，五十三度。

天有风云雷雨闪电日月星斗，人有心肝脾肺肾声息气血经络穴道。天有北斗七星，人有五官七窍。左为太阳、右为太阴。天有日月星辰照万方，人有两目光明见万象。天有三宝日月星，人有三宝气血精。气为云血为雨，肝肺为日月，心胆为星斗，五脏六腑不清则星斗不明。五脏者，心、肝、脾、肺、肾，肝属木，心属火，脾属土，肺属金，肾属水。肝气通目，能视万物；心气通舌，能说能言；脾气通口，能知五味；肺气通鼻，能知香臭；肾气通耳，能听心音，此谓五脏也。六腑者，胆、胃、膀胱、小肠、大肠、命门，胆乃肝之腑，胃乃脾之腑，膀胱乃肾之腑，小肠乃心之腑，大肠乃肺之腑，命门乃三焦之腑，此谓六腑也。左为肾，右为命门。何谓三焦，自膻中以上为上焦，脐以上为中焦，脐以下为下焦。左为血门，右为气门。五指通五脏，大指属脾经，食指属肝经，中指属心经，次指属肺经，小指属肾经；眼外角属脾经，眼内角属肾经，乌珠属肝经，白珠属肺经，瞳仁属心经。子胆、丑肝、寅肺、卯大肠、辰胃、巳脾、午心、未小肠、申膀胱、酉肾、戌心包、亥三焦。

二、人体讲驳

人禀天地，命属阴阳。人与天地相合。天有四季二十四节，人有气血八卦；天有三百六十五日，人有三百六十五气；天有七十八万六千星斗，人有七十八万六千毫毛孔窍；喉咙为伞有九节，肝有五叶，肺七叶左三右四，小肠有二丈四管二十四气，大肠有一丈八管十二时辰。心有一斤二两，肝有四斤四两，肺三斤二两，清净内应，胆三钱一寸三分，无血无肉无骨。肺为气口，脾为气母，人有三山六水一分田，头为泰山，两手为华山，两脚为衡山，眼泪为清水，鼻涕为寒水，口水为泉水，汗液为皮水，肾精为血水，大便为黄水，丹田为一分田。脏在火中坐，腑在水中藏，葫芦沉海底，连铁水上飘，心为葫芦，胰叶为水上漂。头骨有八块，眉骨二块，胸肋骨八长四短，人有三根离娘骨，天平、牙齿、膝盖骨，手指二十八节，女人多两根乘夫骨，背龙骨二十四节与二十四气相通。

人之所生存，其理在于气血调和、阴阳平衡。气与血乃人生养命之源，循行全身，则生机蓬勃，欣欣向荣，而经行之道，有一定之规；经行之时，亦有一定之序。气血行走，亦有一定之路。气在前走，血在后行，循行不止，环周无休。何时血走何宫，何时血在，何时气在，何时气血转交何经，穴道何名，交于何穴，长短分寸，则丝毫不差。天有天干地有地支，人有周天经络，十二正经加奇经八脉。人日夜有二万六千六百次进出气，游行十二宫，日夜行走五十三度，如同天上之日月。气血循环一周，必经一度。其经行则以十二时辰为准，十二时辰定十二正经，分寸相连，各穴各有定数。《经》曰：经脉者，可决生死，处百病，调虚实，不可不通矣。天有一十八刻风云日月星斗，人有一时八刻气路血路，分上四刻、下四刻，长短之分，时刻最为紧要。十二时辰穴道所伤，瞬间气血之头遏流而不能前行，退之又壅塞，后端气血涌流而不能继至，首尾不能接续运转，则气滞血瘀。若气血失调则死之潜伏，垂垂欲绝。

三、气路血路

世人周身穴道，有三十六大穴，七十二小穴，共计一百零八穴，合为十八关。人有七重生门、七重死门，大穴归大肠，小穴归四肢，生死归丹田。名为三十六天罡、七十二地煞，轮流行走十二宫，要谨记在心。人有二十五泰节，分三百六十五骨节，内有三十六根正筋，十二时辰血路。血路荡游全身，八卦四肢尽行，通三十六宫七十二院，通于五行，五行者木火土金水也，分七窍之间。歌曰：天有日月人有丹田，天有四季人有四肢，一日一夜十二时辰，血路游宫五十三度，过十八关十二门三十六宫七十二院，乃气推血走一气三穴，一时过四度，十二时辰四十八度，五星过五度，共五十三度矣。

人有五谷丰登，畜有草色终身；人有血路游宫，畜有鼻孔出汗。左乃肝经、右乃肺经，肝经主血，肺经主气，人与天地相和矣。故云：人生四面分八方，八方分八线，八线分八河，八河分八锁，八锁又分四内锁、四外锁、四中锁，八锁锁在五行之中，有天地阴阳一十八关。乃人生疾病有何症，五脏六腑乃气血相连，水火相同，顺返河路，人气血兴旺、精形兴健，二十五泰节尽行皆通。

人身一百零八穴道，各穴道、各形症各有药方，生死穴道妙法，若人知此，可免遭不测。此乃人心正之，故此乃留心秘传活度，遇霸王猛虎之力，自有韩信之谋。一时辰走九穴，三大穴六小穴，日有十二穴当家，一管三，三管九；脾为血之府、气之源，肺为气之主、血之帅，气行则血行，气止则血止，气闭则血闭。气血通则筋骨通，筋骨通则肌肉通，肌肉通则百骸通。若气伤或血伤，或气血两伤，气离经则滞，气滞在何处，则血瘀在何处。气伤痛血伤肿，气滞血瘀痹全身，伤瘀变病体枯萎。

人生老病死之所系，自然之运化，故可存而不论。至壮健之人，时因外部受伤，而致气血失调，亦足致病死也。时间年半或三年，重则半月或三月，纵有妙法救治，亦必成残疾或无生理。唯有河路推拿之法，推宫过血之术，可达开其穴、通其气、消其瘀、调其脏、和其腑、顺其筋、续其骨、润其肤、荣其肌，可望愈也。得此推拿，其理极精，其练之难，有技之功，推按其秘道，可应手而痊。

人有三菀，精菀、气菀、血菀；病有三闭，气闭、血闭、筋闭，此乃阴阳不和，一日不调则病。人有六支血箭，头颈两侧两支，手腕两侧两支，脚踝两侧两支；内有八穴无治，龙泉穴、左右燕窝穴、凤海穴、金钱穴、仙鹅取血穴、左右笑腰穴、飞燕穴、丹田穴，此乃是死穴也。金钱穴重伤者无治，轻者可救。

所有天下拳师，高明师傅，只可用手法方药救活，切不可暗刀杀人，伤人性命，大损阴德，慎记在心，永不害人。

四、伤科须知

凡人有五脏六腑气血经络穴道，有跌伤、打伤，有旧伤、新伤，有重伤、轻伤，有扣拿之伤，跌仆有气闭、血闭、筋闭之症，此乃阴阳不和，一日不调则病。医者推拿用药尤贵分寸，大者先看穴道穴路伤，小者则看其损矣。盖人之全身有三十六大穴，七十二小穴，共有一百零八穴，大穴为伤，小穴为损；又云：六大穴不宜重伤，重者则无救，内还有十二根经、前后左右、上中下三部。夫之气血为人身之主，日夜行走不停留，全身有三百六十度骨节，而气血依时辰日走五十三度，不得丝毫紊乱，男女一样分毫不差。

骨节生成处易伤损，故有紫血不能活动，日久成片，滞五脏六腑以及毫毛孔窍，医者须看跌打损伤之损处，或为五痨或为七伤，真实明白于心，然后依书所载推法丹方医治。五痨者通五脏心肝脾肺肾，七伤者乃通九窍之中，何以辨别而得知之。

人若走路遇风雨，无处躲避，急忙奔走赶路以及受伤，尚不知已血气攻心，日久成病，吐血成痨，又不推拿吃药驱散血气，留病在身，逐致吐血而亡，此乃奔伤也。又有操心之人，日夜思虑过度，闷闷不乐，忧愁烦劳，以及日久成病，咳嗽不止，此乃是忍气大伤，至有带血攻心，口吐白痰，日久吐血而亡，此乃暗伤也。又有好胜赌之人，或搬重物，或担重物、担久担，劳累致心中忐忑不安，以及血气涌心，腰痛眼花，未曾吃药，日久成病，咳嗽气短，淌不急治，亦致忽然吐血而死，此是内伤。又有硌伤者，或在环上撞了，或在錔钒上硌伤，或在床上睡扇子硌伤，乃全然不知，人黄面瘦，手软脚软，狂狂咳咳，口吐白痰，日久痰中带血丝，务必急治，若还迟延太久，恐怕身起潮热即难治矣，此乃是硌伤也。又有贪食之人，饮食无规，时饱时饥，饱后即睡，以致腹中食物难以消化，逐致气亏，血气不均，日后成病，以成黄肿疸，肚腹膨胀，有死无生，此为秽伤也。又有口角殴斗者，或遇拳头或扁担打伤，当时忍气，血在心头，被亲友劝解回家，未曾及时服药医治，渐渐成病，日久突然吐血而亡，此是抗伤也。又有好嫖之人，朝思暮想女色，不顾有伤身体，不知厌足，过渡伤及精液，逐渐转缩阳等症，难以行动，此为色伤。以上七伤，一曰奔伤，二曰暗伤，三曰内伤，四曰硌伤，五曰秽伤，六曰抗伤，七曰色伤，开载明白。

医诸症者，要知八卦，谨遵师授秘诀，又要详看此书，捉穴推拿跌仆回生。或有高处跌下者，昏倒在地，口不能言，人事不知，此闭气闭血之症。若伤五脏，或七窍出血，此乃危症。医者要推拿其筋脉，灸其涌泉，男左女右各三壮，动其气血，可以得活，然后用通关散或生半夏末，吹入其鼻孔内，男左女右，吹入二次即会打喷嚏，方是当真活了，随即用沉香佛手散丸一粒，以浓姜汤送服，即得腹内响声，乃是见效，再服此丸一粒，仍以生姜汤送服；待气从口出，呼吸眼开，方可散手，据此拯救，无不活之理。此时伤者肚内有响声如雷，又宜速办稀粥一碗，给伤者少许，润其咽喉，决不可骤然饮食，要等二便清楚方可吃饭。伤者此前不省人事矣，而后可问何处疼痛，可知伤在何处，以便依书治疗。凡救缢伤者，心口尚温，大便未出，舌未伸出者；须急令人抱住，将结解开，切勿割断绳索；用手揉其颈痕，捻圆气管，并推摩其胸腹；或用手扪其鼻，口对口接气，再令一人用脚踏其两肩，手挽其发，常令扯急，不可使头低下。若手脚已僵直，必须盘曲如僧打坐之状；急用葱管吹其两耳，再研生半夏末吹鼻孔。溺死者，屈死人两脚，着人肩上，负持而走，吐出水便活，或倒悬解衣，挑出脐中垢，极吹两耳，即活。

人有十二败症，上打哑巴问路，下打五里还阳，左打拦腰截气，右打胃脘肝肺，五马破曹起丹肚，补转中元显神通，中交信门金枪手，十二败症记心中。昏死者是血闭也，闭死者是七窍闭也，通七窍者在七窍之中，若欲治夫血闭必先通夫七窍。

若伤者有骨折、骨碎、骨脱、骨落，都要用手法移掇、推拿端正，抖落，对子午，以归其原巢，外用黄柏皮或杉树皮缚定，内要服药，七日松缚以活血气，活动筋脉，又缚二三日自然好，促活气血，活动筋脉，又缚二三日自然好矣。又有伤破头脑，更要谨防吹风，若受了风，身受了寒凉，纵有妙药也难治。

大凡人受了伤，不拘伤在何处都要避风，医者治此破伤，宜先服发散药一至三贴，然后用伤药。此为极妙真好之法，学者得此妙诀，谨记师傅真传，救人无数，岂不美哉，岂不妙哉。

五、秘传八锁

人以筋骨为重，乃气血之根本；天有风路和雨路，人有气路和血路；天无日月则暗，人无气血则夭。有受伤后闭气者，医者左手扶抵胸前勿动，右手扶伤者背心，在对应左手位置揉搓数十遍，右手用空心掌拍打背心数下即可复生。倘若重伤昏迷不醒，口鼻黑，血长流，四肢瘫软，闭目，医者急用推拿救人回生，捻八锁、推八脉、大成、后成、上马、下马，先开四门大金锁，四肢推拿活血用槌子手，走胸膛往下推三手在心前止，用手抵到即刻回生，倘有重伤者，或肿痛伴发热，或用推拿不应时，速饮温白糖水或童便以防瘀血攻心，或急用妙手丹方祛瘀救人回生。

秘传八锁，十二门、十八关、二十四气、五十三度。上马、下马、大成、后紧，名为八锁。下马、上马、坐马、大成、后紧、背心、五腑，名为十二门。勾子、弯子、上马、下马、坐马、大成、后紧、肾气、膀胱、五腑、背心，名为十八关。一天门，二筋锁，三心筋，四井栏，五大成，六后成，七将台，八还魂，九曲尺，十脉筋，十一三关，十二晒廊，十三五腑，十四背心，十五肚角，十六上马，十七下马，十八腿风，十九上了檐，二十弯子，二十一弯弯子，二十二下了檐，二十三鞋带，二十四勾子，名为二十四气。二十四气加上膀胱、坐马、中宫、胃脘、腰气，名为五十三度。

一身四体要活血，推拿吃药气血平，推拿三十六把手，起死回生三把真，一年四季四大穴，受伤之人要医治，妙药是三七，迟来命归阴，无义之人莫乱传。

六、推拿回生

推拿回生最为良，随用单方呈刚强；妙手活人勤习勤练，救人浩大名远扬。

《经》云：何为推，何为拿，有何症？答曰：推者，推动气血路，谓之按摩也；拿者，拿起死回生筋，谓之开锁，也称捻筋。

《经》云：凡人有登高处坠下地，有侧向倒下地，有向后仰下地，有向前仆卧倒地，有垂直下地，有坐跌下地之症，有打伤闭气，有猛然跌倒闭气，有痧症、缢死、溺死、气厥之闭症。若气从肛门泄尽而立亡。又云：形伤则肿，气伤则痛，气血俱损故为肿为痛。先肿后痛者形伤气也，先痛后肿者气伤形也。

《经》曰：厥者，逆也。气逆则乱，故忽为眩仆脱绝，是命为厥。经又曰：气门伤则气塞不通、口噤反张，身强如死，过不得三时辰，若气从肛门或下阴出者，立毙。

又云：何症为难治呢？突然跌倒，头顶坠地，口中吐出豆腐类物者，此是脑髓从口中流出来，是有旦夕之祸，为不治也。

猛跌、斗殴者有平塞逆顺气之别。拳头向上打为顺气，平打为塞气，倒打为逆气。血随气走，气顺则血顺，气逆则血逆。气塞则气闭，逆则上冲则乱。气闭昏厥者，阳气离散，心窍闭塞，气道受阻，气塞不通，有气者生，无气者死。若猝遭打击伤及要害，人随之倒地气绝身凉、人事不省，若不救则死。此刻气血筋路已闭塞，血闭气先闭，谓之落锁，阴阳不和也。气虚则血虚，气滞则血滞，气不行则血瘀，气滞血瘀则病，锁落人危亡，锁开人复苏。若治之不辨，危在须臾，推拿开关取效最捷。先塞肛门或阴门，不使下身漏气松气，急用开锁手法推拿，托摩穴道，推血过宫，疏通气机，由下向上，先拿开白虎锁，后开紫金锁，边推边拿边开，开通闭塞经络，引血归原，伏膝空心拳拍击背心，气门通则血路开，推开锁中锁，打开关中关，锁开关自开，气从口中来，气闭血闭之症则自解，再用吹药，即回阳还生。跌打跌打，重在捻拿，拿闭筋一根，可起死回生；手法急救少人知，唯有坐跌一症，十难救一者。

若口中未出脑髓，但跌倒后口不能言语、牙关紧闭，此乃气闭血气紧塞心窍。遇此情况须先吹通关散（处方：南星、皂角、细辛、薄荷、生半夏，研为细末，取少许用竹筒子吹入鼻腔内，男左女右，有嚏者有治），然后急用手法推开胸腔，气血开始活动，再用博气散（处方：木香、桔梗、槟榔、枳壳、沉香、人参，粗碗磨出，用开水冲服，姜汁、热鲜童便为引进之，灌入伤者口中，令其下咽）。

或医者用针三口，用线扎紧，露出半分，刺十宣或背上青筋，有黑血外流，再刺连鹏穴、锁苍穴。或用麻油浸灯芯，敷肚脐眼。或取斗鸡一只，重半斤十两，急用刀剖开鸡背，将雄黄酒喷于鸡肚子内，敷患者肚脐眼，麻油浸灯芯，敷在鸡外面。是男，鸡头朝上；是女，鸡头朝下。敷三小时取下，神验。其鸡有毒不能吃，深埋土下，以免伤人。

若人跌打受伤，气血瘀滞，四肢作冷，牙关、眼目紧闭者，不省人事，急忙打扫房屋一间，用早禾秆和柴草三四把放入打扫干净之地，地下点火烧之，使地有十分热气冲冲，用童便泼洒之上去火毒，不宜多用。用草药八味（早禾秆、四季葱、蕲艾叶、生菖蒲、老生姜、柑橘叶、樟树皮、千步土）适量，共研细末，放入锅内，用小酒或烧酒炒制出来，摊放在打扫之地下一一排开，再用草席一床铺于热地药草之上，将受伤之人仰卧移入草席上，上盖被褥一床，盖必紧，勿漏气，睡三寸香久，热气上冲方可还阳，待回转阳气；或早禾秆烧灰和热童便拌匀撒在木板床上，将患者抬到草药灰上放平，然后将部分热童便草灰放在患者心窝处，外用被单包裹，注意勿要烫伤，约过二个小时后再去之，能及时使患者从昏迷中苏醒过来。再用通关散，使得患者身上气血渐渐流通，然后服药，并继续推拿上身要穴，以开声上气还阳，重症者二三日开声。

如碰见受伤后胡言乱语者，此是胸内血气乱散、心气受惊也，可用安神定魄汤药（处方：茯苓、远志、琥珀、辰砂、生地黄、川芎、桔梗、当归、枳壳、木香、白术、蜜炙黄芪、炙甘草，水煎服，煨姜为引）灌之，用推拿手法助其血脉流通，药力生效后即愈。

如果打伤在左侧或者左侧先坠地者，晕倒不省人事，是伤于血分也，血受阻则气不和，四肢逆冷也。若其心胸微热，先用通关散吹之，又将银针在左手中指尖指甲处刺一针，在大脚趾指尖趾甲进一针，四肢在针刺之下有微动，再用推拿回生手法，醒后服回生保命丹（处方：白附子、巴戟天、乳香、没药、甘草、当归、防风、川芎、川乌、南星、白芷，水煎服。惊动髓者连服几剂）可愈。

如果打伤右侧或右侧先坠地者，晕倒不省人事，是气受阻、气不和，眼目直视，有出气无进气，口不能言，先用通关散吹之，一手扶住六宫穴，另一手进行开锁急救推拿或二十四气逆河路脏腑推拿，并吞服接气散，即可还阳苏醒。

若伤者被跌打后，断手断足者，先救其人，后接其骨。有五脏六腑受伤者，过三日未绝生气，可治。不醒者，用烟屎点两眼角，有眼泪流出者，说明生气未绝，可治；无泪出，治不及。或在脚上太溪穴摸脉验之，有脉可救，无脉哀哉。此千金易买，但一诀难求也。

七、急救事宜

推拿救人因地因时制宜，如从高处坠下，或因物倒塌压伤，或溺水、车祸、触电、拳打伤等昏死者，应就地急救。在室内者须保持清净整洁、空气流通、冬季保暖、夏季防暑；若在室外须避风、避雨、避光、避噪声刺激，忌人多嘈杂，患者尽量少搬动，争取抢救时间，防止二次受伤，若附近无医疗条件，转运会延误救活机会。

施救者一边轻声呼唤伤者，一边将伤者上半身慢慢扶起，男者由女牵，女者由男牵，以接阳气，不可立即将全身扶起站立，要使伤者双下肢慢慢屈膝交叉就地盘腿坐下，再慢慢将伤者上肢双手掌掌心相对置于胸前，呈和尚参禅打坐姿势；医者从后绕向前双手环抱伤者，按上述姿势仍坐在地上。为了防止伤者元气下泄导致不救，男性伤者肛门处应塞一软布，医者用一足大趾或足的内侧缘死死抵紧伤者肛门阴门，不让肛门阴门漏气，其抵紧程度要使伤者有屁都放不出来，若是女伤者其前阴也要求用软布抵紧，不许小便，其目的是恐气从下阴泄出以致不救，然后将伤者慢慢轻轻地移入医者怀中，在紧抵肛门勿松情况下，察看伤者脉搏呼吸，点刺中指，如有动者，给伤者灌服新鲜热童便一碗，或温开水、糖水、白酒、独参汤、当归人参汤等，防止瘀血攻心转为无救。

或将伤者抱入室内，继续保持打坐姿势，紧顶肛门阴门勿松，并用窗帘布遮挡室外光线，防止光线刺眼，尽量使室内光线变暗，若将患者移入暗室更好，继续保持打坐姿势，紧顶肛门阴门，并嘱咐伤者稳住肛门，不要排出大便，使瘀血下行，不至于上冲攻心；护持元神，以免气脱真死；服逐瘀药，等腹内有肠鸣声，上下往来翻动数遍后，大便有急不可待时，方可让其解大便，若所解尽见黑紫瘀血，为解出瘀血，后才可让伤员睡下，瘀血不泄则元气不接，如瘀血未尽，应继续服当归汤或白糖饮。同时，医者可对伤者进行八把半锁推拿秘法（见113页"秘法二"）、开锁开声还阳手法或二十四气逆河路法推拿，使其回生。

如遇魇死者，患者原室内外有灯火照明者须继续照明，不能熄灯；若原无灯火照明，则切忌点灯火照明，急救手法应在当时光线下或晚上黑暗中施行。医者一边掐捏患者双侧足后跟腱勾子穴，如指力不够，可用牙齿狠咬勾子穴，同时用手指掐或口咬患者中指、拇指末节也可复生。

八、跌打出症

（一）打伤出症

脚不能行打在下海穴，单脚怕冷打在鲤鱼穴，

双手不起打在连鹏穴，腿脚不伸打在五仔穴，

两脚不移打在涌泉穴，身瘫半边打在飞燕穴，

困死不转打在地腑穴，头举不起打在滴漏穴，

大便来血打在锁仓穴，大便长流打在盆弦穴，

小便长流打在内廉穴，咳嗽无力打在挂膀穴，

抽气不上打在肾气穴，半身不遂打在肚带穴，

腹痛难受打在五腑穴，腹内起珠打在净平穴，

腰不能弯打在伴月穴，腰不能伸打在腰眼穴，

伤后发笑打在肾气穴，伤后癫狂打在双童穴，

遍身作寒打在凤眼穴，遍身作痛打在传道穴，

身转黄色打在胆经穴，口中来饭打在肚角穴，

口中来屎打在棋盘穴，两眼上翻打在天庭穴，

两眼下翻打在大闭穴，两目流泪打在过泉穴，

两目不开打在架梁穴，两耳不闻打在黄牛穴，

两耳作响打在气海穴，鼻水长流打在烟空穴，

七孔来血打在抱莲穴，心中烦躁打在燕窝穴，

吃饭不下打在贯食穴，上下来血打在天平穴，

气不相接打在将台穴，头晕目眩打在囟门穴。

（二）内伤出症

两目朝上伤在脑顶穴，舌尖在外伤在对口穴，
两手不起伤在井泉穴，吃饮作寒伤在拔山穴，
脑昏不起伤在枕头穴，气不相接伤在气门穴，
吐血带泡伤在乳旁穴，口吐清水伤在胃脘穴，
两手无力伤在凤翅穴，咳嗽不转伤在背心穴，
面如黄色伤在上三穴，咳嗽不止伤在气眼穴，
移步难行伤在扁池穴，天昏地暗伤在粪门穴，
两脚难移伤在鬼眼穴，脚心发烧伤在童肚穴，
疼痛不止伤在架梁穴，单脚作闭伤在侧足穴，
闭死在地伤在囟门穴，晕死不转伤在人中穴，
主死不转伤在中元穴，天昏地黑伤在太阳穴，
两目不明伤在眼角穴，牙关作闭伤在嘴唇穴，
吃饭不下伤在咽喉穴，两气不接伤在将台穴，
打死在地伤在肾门穴，立时主死伤在丹田穴，
全身发烧伤在鲁妖穴，咯血不止伤在肺门穴，
双目不明伤在眼角穴，血流不止伤在心窝穴，
全身大汗伤在天门穴，闭死在地伤在命门穴，
不知人事伤在中高穴，立时吐粪伤在三焦穴。
脑抬不起伤在大岭穴，眼目昏花伤在山根穴，
气不相接伤在成扁穴，不思饮食伤在中脘穴，
满肚疼痛伤在凤海穴，两手不举伤在凤池穴，
两耳不明伤在耳丛穴，容貌哭症伤在心窝穴，

打伤笑死伤在肾门穴，舌尖出血伤在牙关穴，

牙关紧闭伤在肾根穴，齿不合者伤在气门穴，

两足作闭伤在鬼眼穴，两足作烧伤在童肚穴，

满面黑色伤在肚角穴，声音响亮伤在平山穴，

呕吐不止伤在粪门穴，吐血不止伤在闭门穴，

咳嗽不止伤在背心穴，全身作烧伤在中高穴，

两手无力伤在凤池穴，面如黄纸伤在乳根穴，

两脚作软伤在鬼眼穴，移步难行伤在关公穴，

眼目昏花伤在三更穴，口吐黑水伤在大肠穴，

半声咳嗽伤在丹田穴，将死未死伤在乳根穴，

心惊肉跳伤在天心穴，两手作痹伤在掌心穴，

脚要离地伤在海底穴，气不相接伤在肚角穴，

咳嗽不止伤在膻中穴，面带黄色伤在上山穴，

移步难行伤在扇地穴，单脚作闭伤在侧足穴，

单脚作烧伤在明鬼穴，闷死在地伤在肉门穴，

困死不转伤在人中穴，气不相接伤在气海穴。

（三）发损出症

打伤哭笑伤在井泉穴，五时主死伤在丹田穴，

寒热半年伤在净平穴，两脚作闷伤在百重穴，

舌尖出外伤在对口穴，不知人事伤在中交穴，

吃饭作寒伤在亮空穴，口渴不止伤在脾胃穴，

心平烦躁伤在天平穴，大便出油伤在盆弦穴，

行坐不安伤在人中穴，汗下如雨伤在内脏穴，

小便出血伤在赤淋穴，头目昏昏伤在太阴穴，

鼻流鲜血伤在架梁穴，吐血无泡伤在肝囊穴，

头伸不出伤在哑门穴，两眼朝上伤在大岭穴，

头抬不起伤在天庭穴，两牙无力伤在风池穴，

闷死在地伤在囟门穴，主死不转伤在中元穴，

两脚作闭伤在三里穴，两脚不移伤在鬼眼穴，

舌尖在外伤在仿山穴，气不相接伤在气门穴，

腹泻不止伤在粪门穴，咳嗽不转伤在肺俞穴，

眼目昏花伤在山根穴，呕吐不止伤在肚角穴，

眼目不明伤在阴阳穴，吐血不止伤在尾通穴，

口中流涎伤在龙泉穴，两牙不开伤在耳根穴，

面为黄色伤在乳根穴，两牙无力伤在风池穴，

两手作烧伤在童肚穴，两脚作闭伤在了檐穴，

两目晕花伤在山根穴，手抬不起伤在井泉穴，

两手无力伤在曲池穴，手干一只伤在返背穴，

手酸一只伤在金车穴，口渴不止伤在脾经穴，

大便出油伤在盆弦穴，吃饭作寒伤在高空穴，

腹泄不止伤在粪门穴，呕吐不止伤在肚角穴，

两眼不明伤在眼角穴，两眼不见伤在阴河穴，

口难张开伤在咽喉穴，打死发笑伤在命门穴，

天昏地暗伤在太阳穴，吐血不止伤在心窝穴，

满脸黑色伤在肚腹穴，声音响亮伤在平山穴，

寸步难移伤在涌泉穴，小便不止伤在铜壶穴，

小便不通伤在丹田穴，牙关不开伤在神口穴，

口中出涎伤在龙泉穴，全身作闭伤在班栏穴，

昏倒在地伤在丹田穴，气不相平伤在气海穴。

（四）损伤别名

全身作闭，伤在麒麟穴，叫仙人夺印；呼吸困难，伤在天突穴，叫金鳅下海；

心中一惊，伤在肩夹穴，叫力劈华山；咳痰吐痰，伤在乳根穴，叫二仙传道；

当场晕倒，伤在印堂穴，叫判官取命；头晕脑胀，伤在天空穴，叫五雷封顶；

屎尿自流，伤在滴漏穴，叫海底捞针；睾丸剧痛，伤在仙桃穴，叫仙人摘桃；

两手难提，伤在燕窝穴，叫白蛇入洞；不能说话，伤在咽喉穴，叫乌鸦灌食；

重伤自笑，伤在笑腰穴，叫拦腰绝气；喉中作痛，伤在舌根穴，叫仙鹅取穴；

屎尿自流，伤在滴漏穴，叫海底捞针；不能说话，伤在咽喉穴，叫乌鸦灌食；

手上无力，伤在前臂穴，叫司家落巢；冷热不分，伤在背心穴，叫寒婆晒衣；

昏迷倒地，伤在心窝穴，叫五里还阳；虎口肿起，伤在合谷穴；叫哑巴问路；

半面麻木，伤在耳门穴，叫投石问路；头晕耳鸣，伤在太阳穴，叫张飞端灯；

两目朝上，伤在脑顶穴，叫霸王举鼎；舌尖出血，伤在对口穴，叫南蛇化龙；

两手不起，伤在耳丛穴，叫黄蜂巢耳；吃饮作寒，伤在拔山穴；叫子路卖柴；

脑抬不起，伤在枕头穴，叫黄龙摆尾；气不相接，伤在气门穴，叫苏秦佩剑；

两手无力，伤在凤翅穴，叫凤凰挽翼；咳嗽不止，伤在气眼穴；叫二仙传道；

面如黄色，伤在上三穴，叫三擒吕布；咳嗽不止，伤在背心穴，叫关平抢印；

移步难行，伤在扁池穴，叫竹竿晒衣；呕吐不止，伤在粪门穴，叫神仙偷甲；

两足作闭，伤在童肚穴，叫风前走雪；闭死在地，伤在命门穴，叫五虎下西川；

眼目昏花，伤在山根穴，叫双凤朝阳；两目不明，伤在眼角穴，叫二龙戏珠；

牙关作闭，伤在嘴唇穴，叫饿鬼闯羊；打伤笑者，伤在肾门穴，叫将军挂印；

吃饭不下，伤在喉咙穴，叫鲤鱼上滩；气不相接，伤在气海穴，叫八仙过海；

血流不止，伤在心窝穴，叫当场偷甲；不知人事，伤在中高穴，叫金鸡捡米；

天昏地暗，伤在粪门穴，叫饿鬼偷屎；立时主死，伤在丹田穴，叫铁珠倒地。

九、推拿图谱

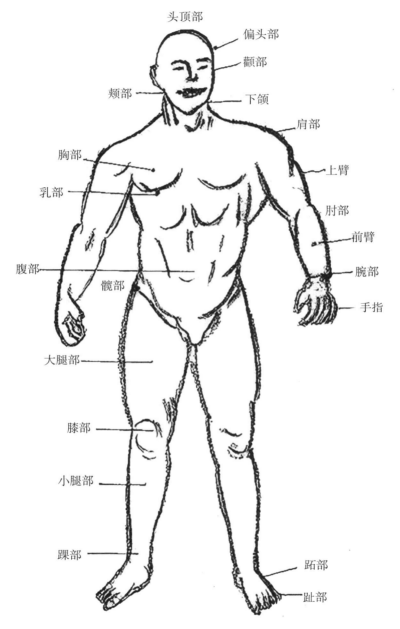

图1　人体正面推拿部位图

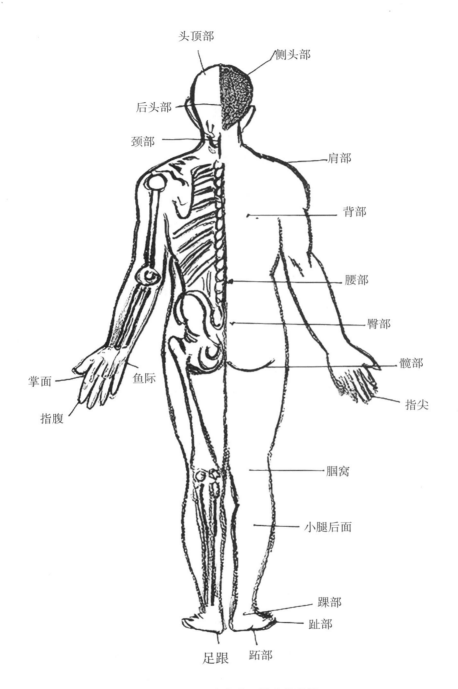

头顶部

侧头部

后头部

颈部

肩部

背部

腰部

臀部

髋部

指尖

掌面

鱼际

指腹

腘窝

小腿后面

踝部

趾部

足跟

跖部

图 2　人体背面推拿部位图

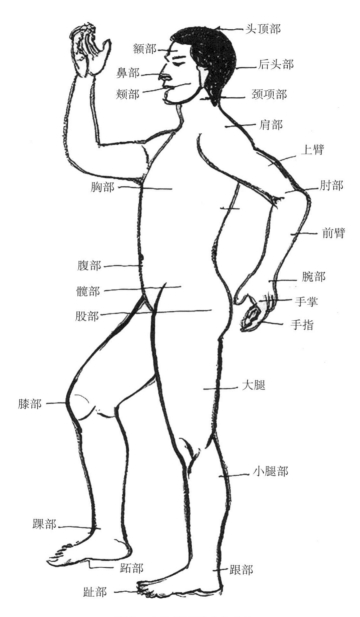

图3 人体侧面推拿部位图

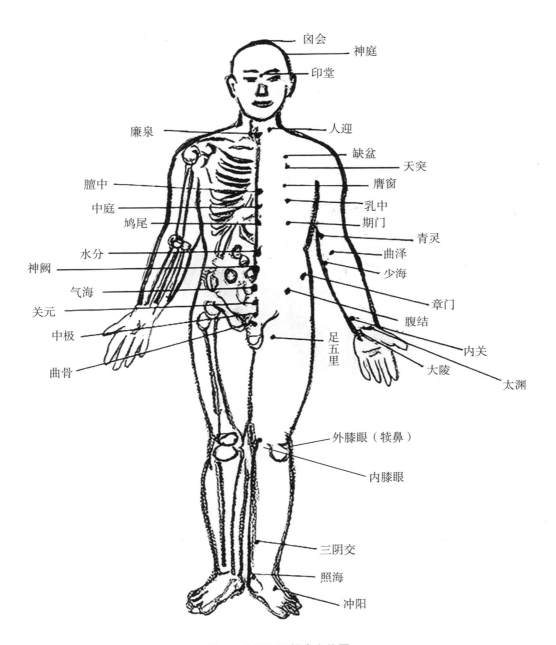

图 4 人体正面推拿穴位图

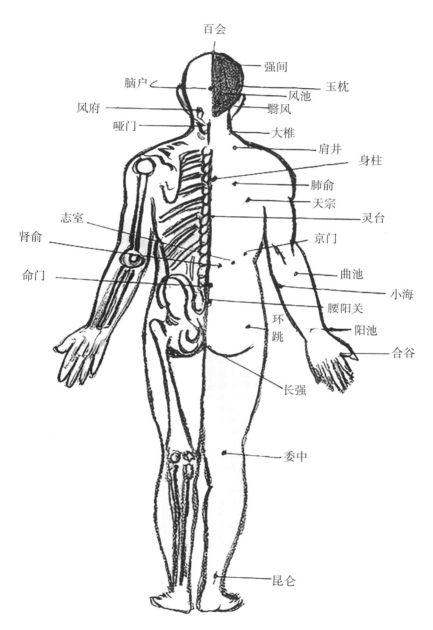

图 5　人体背面推拿穴位图

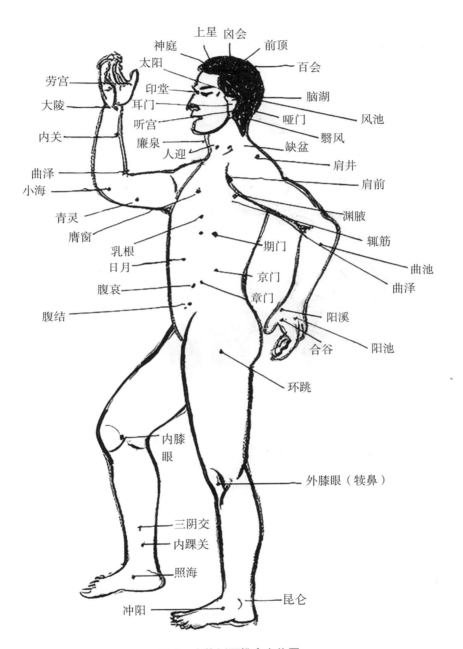

图 6 人体侧面推拿穴位图

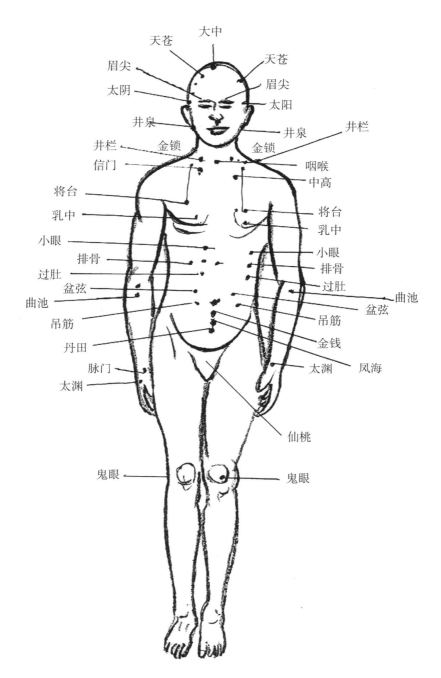

图7 人体正面字门推拿穴位图1

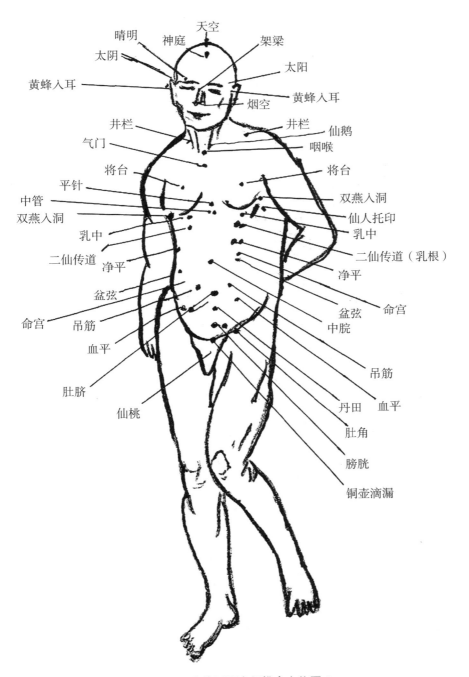

图 8　人体正面字门推拿穴位图 2

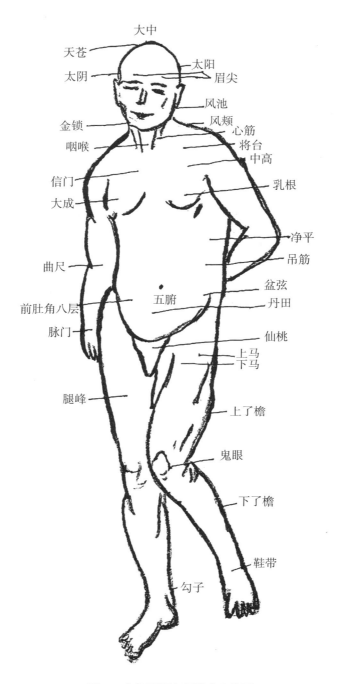

图9 人体正面字门推拿穴位图3

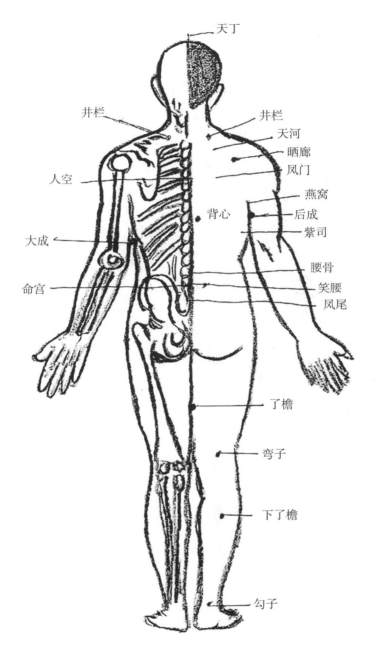

天丁

井栏

井栏

天河

晒廊

凤门

人空

燕窝

背心

后成

紫司

大成

腰骨

笑腰

命宫

凤尾

了檐

弯子

下了檐

勾子

图 10　人体背面字门推拿穴位图 1

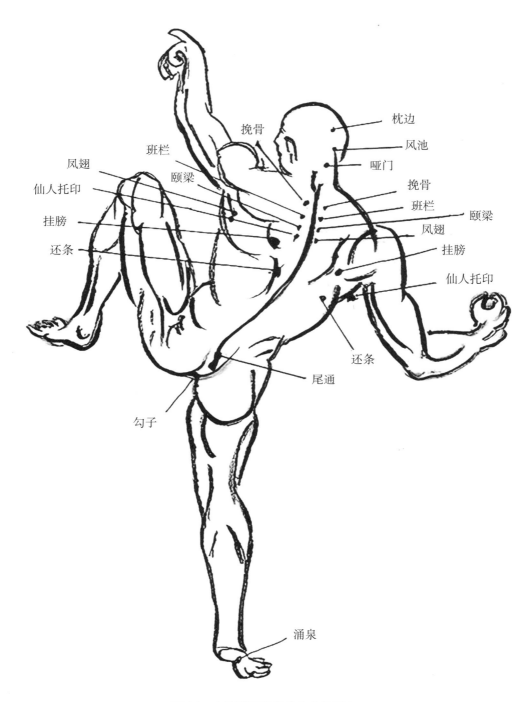

挽骨
班栏
凤翅
仙人托印
挂膀
还条

枕边
风池
哑门
挽骨
班栏
颐梁
凤翅
挂膀
仙人托印

颐梁

尾通
还条

勾子

涌泉

图 11　人体背面字门推拿穴位图 2

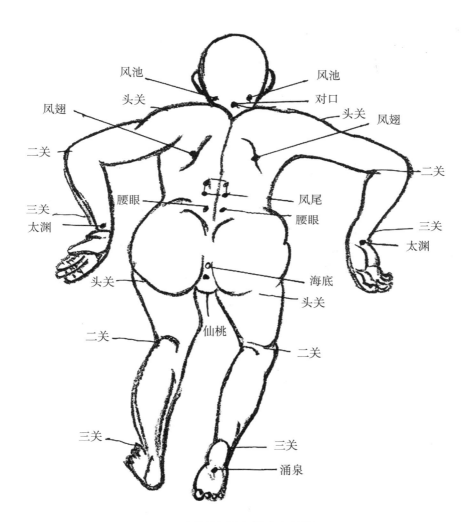

图 12 人体背面字门推拿穴位图 3

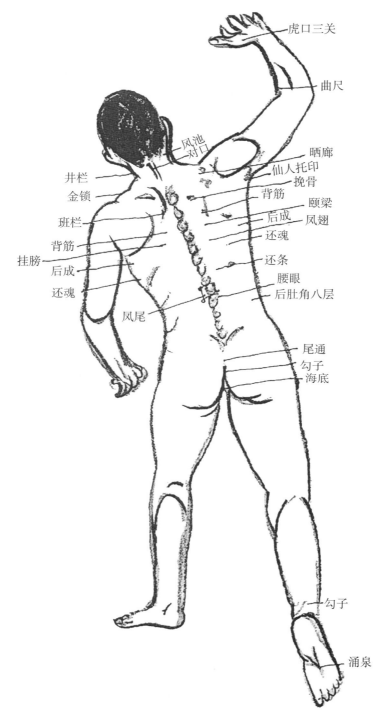

图 13 人体背面字门推拿穴位图 4

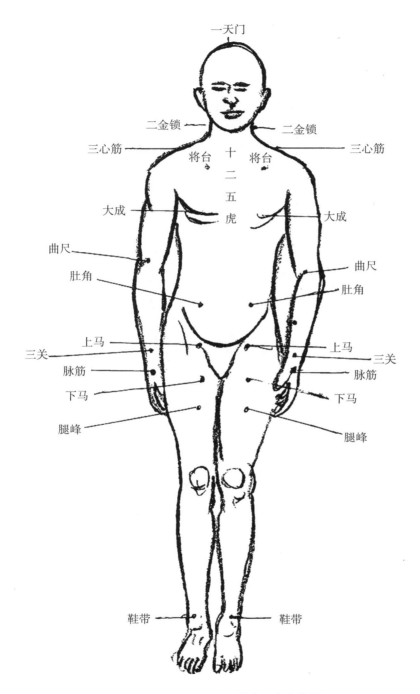

一天门

二金锁　　　　二金锁

三心筋　　　将台　十二五虎　将台　　　三心筋

大成　　　　　　　　大成

曲尺　　　　　　　曲尺

肚角　　　　　　　肚角

上马　　　　　　上马
三关　　　　　　　三关
脉筋　　　　　　脉筋
下马　　　　　　下马

腿峰　　　　　　腿峰

鞋带　　　　鞋带

图 14　人体正面字门推拿回生穴位图 1

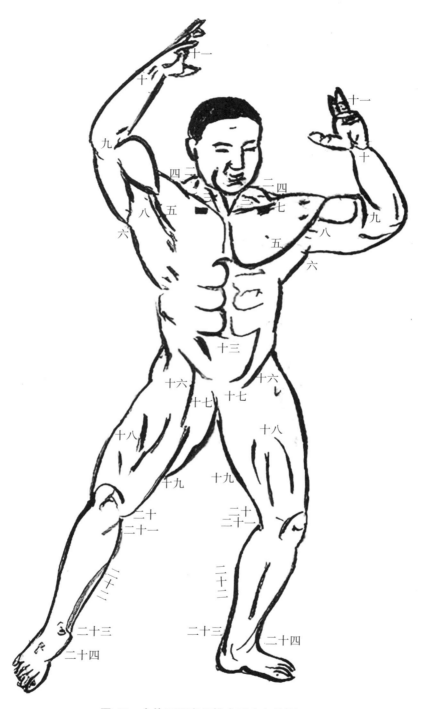

图 15　人体正面字门推拿回生穴位图 2

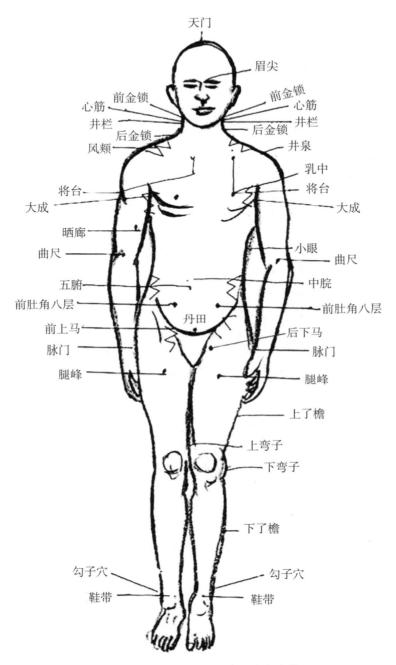

天门

眉尖

前金锁　前金锁
心筋　心筋
井栏　井栏
后金锁　后金锁
风颊　井泉

乳中
将台　将台
大成　大成

晒廊

曲尺　小眼
　　　曲尺

五腑　中脘

前肚角八层　前肚角八层

丹田

前上马　后下马
脉门　脉门

腿峰　腿峰

上了檐

上弯子
下弯子

下了檐

勾子穴　勾子穴
鞋带　鞋带

图 16　人体正面字门推拿回生穴位图 3

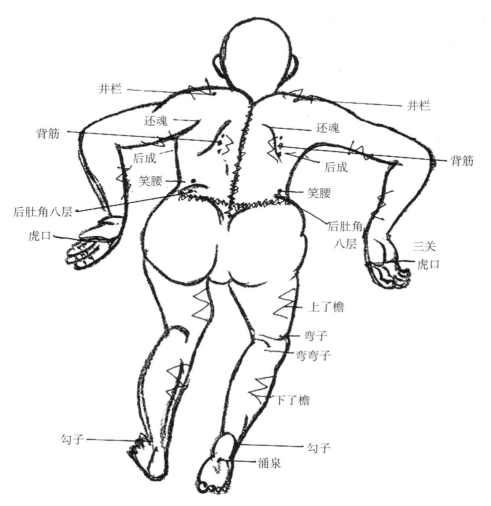

图 17　人体背面字门推拿回生穴位图 4

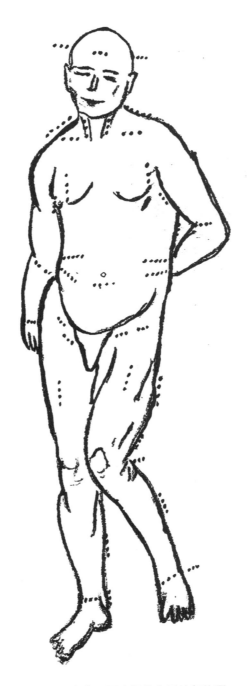

图 18　人体正面字门推拿手法部位图

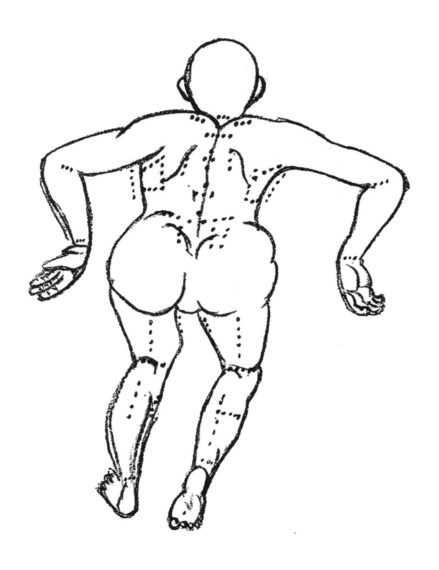

图 19　人体背面字门推拿手法部位图

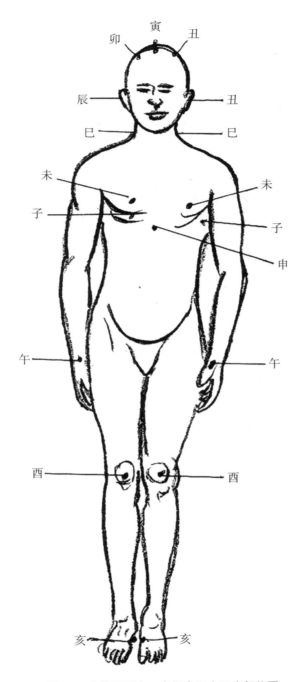

图 20　人体正面十二宫行走五十三度部位图

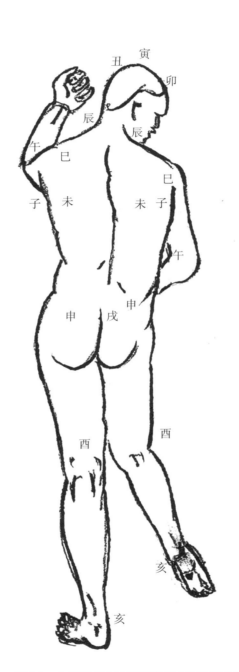

图 21　人体背面十二宫行走五十三度部位图

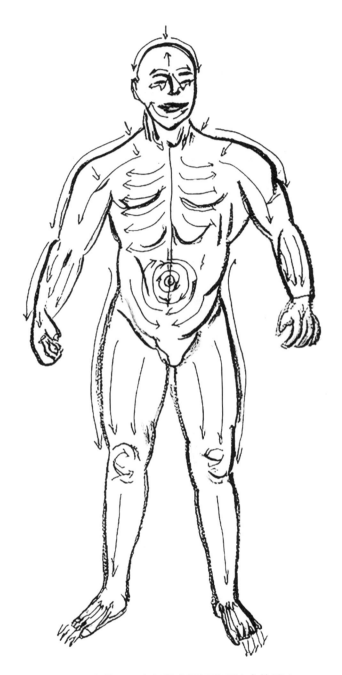

图 22 人体正面字门推拿顺河路手法走势图 1

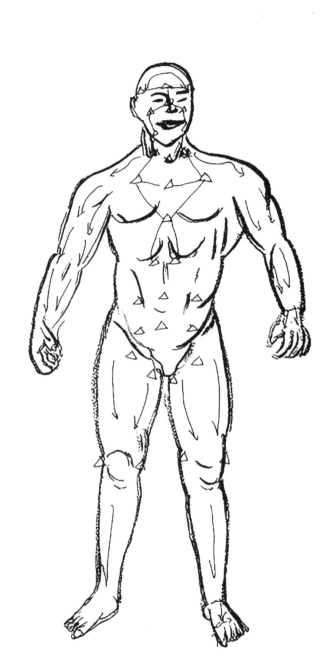

图 23　人体正面字门推拿顺河路手法走势图 2

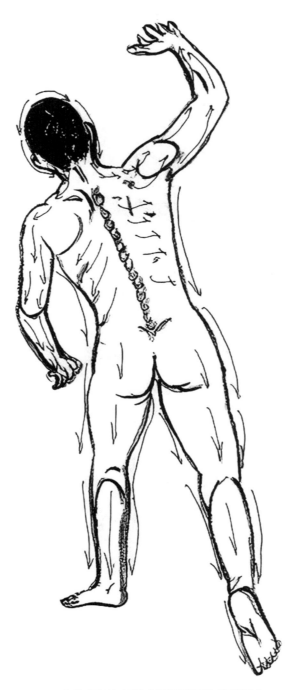

图 24　人体背面字门推拿顺河路手法走势图 1

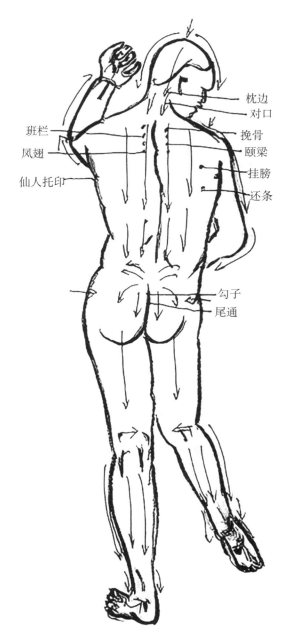

图 25　人体背面字门推拿顺河路手法走势图 2

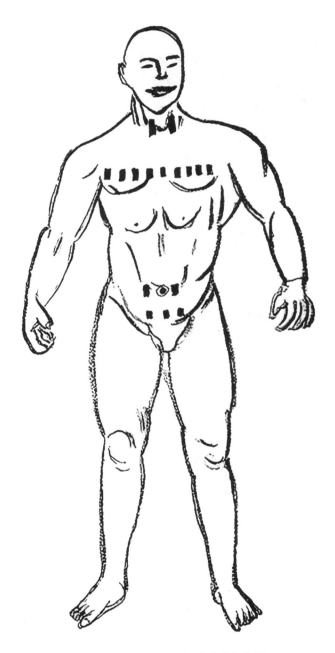

图 26　人体正面字门推拿捻瘀部位图

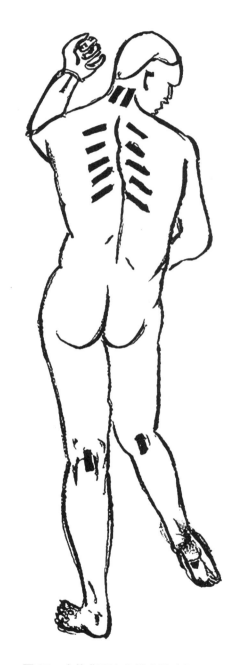

图 27　人体背面字门推拿捻痧部位图

第二章 字门伤科推拿各论

一、字门伤科推拿术语

（一）主要术语

八锁：左右上马，左右下马，左右后成，左右大成。

八大气门：一腰气门，二中气门，三左右后气门，四胃气门，五心气门、六左右大气门，七咽喉总气门，八五腑坐气门。

十二门：左右上马，左右下马，左右盆弦，左右后紧，左右大成，加背心、五腑。

十二气路：左右大成，左右后成，左右盆弦，左右肚角，左右上马，左右下马。

十二气门：一天门，二咽喉总气门，三中宫胃气门，四命气门，五心气门，六左右大气门，七左右小气门，八对心气门，九左右腰气门，十哑门，十一丹田命气门，十二五腑坐气门。

新十八关：勾子（左右），弯子（左右），下马（左右），上马（左右），坐马（左右），后成（左右），大成（左右），另加膀胱、肾气、背心、五腑，谓十八关。

老十八关：一关勾子，二关鞋带，三关下了檐，四关弯子，五关上了檐，六关腿峰，七关坐马，八关下马，九关上马，十关肚角，十一关丹田，十二关膀胱，十三关腰子，十四关盆弦，十五关连铁，十六关后紧，十七关大成，十八关五腑。

头关挽骨连天河，二关班栏，三关顶梁，四关凤翅，五关挂膀，六关还条，七关后成，八关燕窝，九关腰眼，十关还魂，十一关凤尾，十二关七星，十三关膀胱，十四关肾气，十五关勾子，十六关弯子，十七关同子，十八关鞋带。

古老十八关：一关挽骨，二关天河，三关班栏，四关凤翅，五关还魂，六关勾子，七关燕窝，八关尾通，九关井栏，十关将台，十一关盆弦，十二关过肚，十三关五腑，十四关丹田，十五关鞋带，十六关腿峰，十七关曲尺，十八关脉筋。

二十四气：一天门，二筋锁，三心筋，四井栏，五大成，六后成，七将台，八还魂，九曲尺，十脉筋，十一三关，十二晒廊，十三五腑，十四背心，十五肚角，十六上马，十七下马，十八腿峰，十九了檐，二十弯子，二十一弯弯子，二十二下了檐，二十三鞋带，二十四勾子。

上八盘：天门，筋锁，心筋，井栏，大成，后成，将台，还魂带后成。

中八盘：曲尺，脉筋，三关，晒廊带内心筋，五腑，背心，肚角，上马。

下八盘：下马，腿峰，了檐，弯子，弯弯子，下了檐，鞋带，勾子。

新五十三度：二十四气（左右共四十八个部位）另加上膀胱、坐马、中宫、胃脘、腰气，名为五十三度。

老五十三度：一度天心穴，二度耳门穴，三度筋锁，四度井栏，五度肺经，六度还河路，七度正梁，八度凡条，九度架梁，十度后成，十一度曲尺，十二度三关，十三度腰子，十四度胰臁，十五度正属阴，十六度七星板，十七度左边大河路，十八度三筋气血精管，十九度通对口授山穴，二十度正属阴，二十一度左涌泉（心伤者推揸几下即时回生），二十二度三阴经河路，二十三度三阴经通眉心穴，二十四度在后紧，二十五度右涌泉（伤者推揸几下即时回生），二十六度通心经穴，二十七度三阳经河路，二十八度左右吊筋，二十九度正属阳，三十度通对口板山，三十一度三筋气血精管，三十二度左边大河路，三十三度左右七星板，三十四度左边三大河，三十五度连铁，三十六度腰子穴，三十七度后紧，三十八度挂膀肝筋，三十九度凡条穴，四十度正梁穴，四十一度还河路，四十二度肝筋，四十三度曲尺，四十四度三关，四十五度井栏，四十六度金锁，四十七度耳门穴，四十八度三心筋，四十九度是中宫，五十度胃脘，五十一度背心穴，五十二度腰气，五十三度是五腑。

前八卦：盆弦，肚角，腰子，连铁，膀胱，坐马，排骨，胰廉。

后八卦：后紧，挂膀，颐梁，挽骨，板南，凤翘，还条，燕窝。

前身关路：盆弦，肚角，小肚，排骨，腰子，连铁，胰廉，肝筋，横插。

后身关路：天河，正梁，凤门，班栏，挂膀，凡条，紫同，还魂，气俞。

前身九关路：一关盆弦，二关肚角，三关排骨，四关过肚，五关胰连，六关连铁，七关腰子，八关肝筋，九关横插。

后身九关路：一关挽骨，二关天河，三关凤门，四关班栏，五关颈郎，六关挂膀，七关凤尾，八关后成，九关气腧。

八大气门：一腰气门，二中气门，三左右后气门，四胃气门，五心气门，六左右大气门，七咽喉总气门，八五腑坐气门。

四大阴阳手：开天门闭地府，留人门塞鬼路，推天门打涌泉，拍背心掇五腑，名为四大手。

五关八路：燕窝擂一关，腰眼擂上下还条擂二关，七星板抖拿摇擂三关，尾通四关，拿两子穴鞋带穴五关。挽骨头路，天河二路，班栏三路，颐梁四路，凤翘五路，挂膀六路，还条七路，后紧八路。

六支血箭：头颈、手腕、足踝左右两侧。

左右称：左为金锁，右为银锁；左为班栏，右为锅空；左为血门，右为气门；左为丹田，右为肚角；左为膀胱，右为肾气；左为白蛇入洞，右为金鸡取血；左为五马破槽，右为月里偷桃；左为腰眼，右为三星；左为将台，右为封印；左为牙腮，右为牙背；左为曲尺，右为墨斗；左为耳丛，右为井泉；左为叶里探花，右为枫树落叶；左为五子分银，右为梅桩插柳；左为命宫，右为盆弦；左为太阳，右为太阴；左为井栏，右为井泉；左为肩井过血，右为猴子过岭。

（二）常见术语别名

天门：别名天庭、印堂、眉心、额筋、额角筋、印筋、眉筋、鼻准筋、太阳筋、内眦筋、外眦筋、眼开筋、眼闭筋、笑筋、哭筋、鼻唇筋、牙腮筋、雍颈筋、吊耳筋。

金锁：别名颈锁、井锁、井南、筋锁、扁担锁、上青龙锁、肩筋锁、颈筋、颈项筋、后筋锁、颈后筋、颈总筋、护颈筋、扳状筋、合关筋、提肩筋、颈百劳、颈窦、桥弓穴。

心筋：别名心经、前筋锁、下青龙锁、胸锁乳突筋、颈前筋、颈前小筋、燕气筋、颈筋、护颈筋、鱼口筋、口角筋、俞府穴。

井栏：别名肩井、颈栏、井南、肩筋、肩膀筋、挂膀筋、合关筋、连带筋、三角筋、护颈筋、护龙筋、凤翘筋、手勾筋、肩解筋、肩井筋。

晒廊：别名扁担筋、晒廊筋、冈上筋、背上筋、背龙筋、反手筋、斜方筋、肩背筋、肩膀筋、肩胛筋、肩井筋。

大成：别名大臣、大承、大群、大紧、大定、大亭、银锁、上还魂锁、腋窝锁、总锁、痹筋锁、乳前筋、连带筋、腋前筋、包骨筋、总筋、腋灵穴。

后成：别名背筋、后臣、后承、后群、后定、后紧、后亭、银锁、下还魂锁、背阔筋、腋筋、腋窝、腋后筋、背筋、长肋背筋、包骨筋、乳后筋、连带筋。

将台：别名台梁筋、护颈筋、护肺筋、护胸筋、包骨筋。

还魂：别名痹筋、极泉穴、腋沟、中沟子、飞燕入洞、包骨筋、还魂锁；

曲尺：别名曲池、抖弯、肘弯、弯弓筋、曲筋、弯曲筋。

脉筋：别名脉门、虎口、龙彪筋、手腕筋、鱼口筋、腕口筋、五仔筋、虎口筋。

三关：别名三关带合谷、三关带虎口、虎口筋、手勾筋、伸筋、前臂筋、大臂筋。

五腑：别名五湖、五虎、神阙、脐窝、六宫、肚脐、脐部。

背心：别名背筋、广背筋、大板筋、反背筋、护背筋、背龙筋、大龙筋、护龙筋、大圆筋、膏肓筋、最长筋、大菱形筋、小菱形筋、伸屈筋、龙骨、凤翘筋。

肚角：别名肚角筋、盆弦、肾子筋、吊筋、吊带、肚带、前肚角、后肚角、铜锁、肚角锁、上紫金锁、下紫金锁、腹筋、腰条、软腰、腰筋、腰眼、软腰筋、吊筋、笑腰。

上马：别名胯筋、档外筋、铁锁、上白虎锁、海底筋、大腿筋。

下马：别名海底筋、大筋、铁锁、下阴锁、下白虎锁、肾手筋、胯筋、档内筋、坐马筋、琵琶筋、鼠溪部、坐马。

腿峰： 别名腿缝、腿丰、腿风、栋梁筋、大腿上筋。

上了檐： 别名上檐巴、大腿筋、腿下筋、大鱼肚筋。

弯子： 别名内弯子、两子、内弯弓筋、膝弓筋。

弯弯子： 别名腘窝、外弯子、外弯弓筋、膝盖弯、膝弯筋。

下了檐： 别名下檐巴、小腿筋、承山穴、腓肠筋、鱼肚筋。

鞋带： 别名脚腕、鞋带筋、解溪穴、脚背穴。

勾子： 别名金勾子、钩子、脚根筋、跟腱筋、勾子筋、足跟筋、跟腱锁、昆仑锁、太溪锁。

内心筋： 别名还魂穴、痹筋。

外心筋： 别名小海穴。

古八锁： 一大成，二后成，三上马，四下马，以上四锁（别名同前）左右对称，共八把。

老八锁： 一金锁，二银锁，三铜锁，四铁锁，以上四锁（别名同前）左右对称，共八把。

新八锁： 青龙锁、还魂锁、紫金锁、白虎锁，以上四锁（别名同前）左右对称，共八把。

锁中之锁为关： 青龙关（锁），前沟心筋、中沟金锁、后沟颈锁，谓肩上三关；还魂关（锁），前沟大成、中沟还魂、后沟后成，谓肩下三关；紫金关（锁），前沟肚带、中沟吊筋、后沟肚角，谓胯上三关；白虎关（锁），谓胯下三关、中沟下马、前沟上马，后沟坐马。

内八锁： 心筋、大成、肚角、坐马，以上四锁左右对称，共八把。

中八锁： 金锁、还魂、吊筋、下马，以上四锁左右对称，共八把。

外八锁： 颈锁、后成、肚带、上马，以上四锁左右对称，共八把。

上八锁： 筋锁、井栏、大成、后成，以上四锁左右对称，共八把。

中八锁： 大成、后成、肚角、肚带，以上四锁左右对称，共八把。

下八锁： 肚角、肚带、上马、下马，以上四锁左右对称，共八把。

二、字门伤科推拿部位

（一）八把锁部位

1. 金锁

金锁，也称青龙锁、颈锁，位于两侧颈肩交接处，分前、中、后三把锁。中大筋为金锁，前下小筋为心筋锁，后上扁担筋为颈锁。金锁浅部有颈阔肌、前中斜方肌，由第四、五、六颈神经支配；深部有颈长肌、头长肌、胸锁乳突肌、肩胛提肌、大小菱形肌，由第二、三颈神经支配，以及迷走神经、膈神经。金锁，民间俗称"青龙头上三把锁"，是手足三阳经必经之处，主要涉及穴位有肩井、大椎、膏肓、魄户、附分、肩外俞等。

主治：头晕目眩、头胀头痛、耳鸣耳聋、高血压、口干口苦、烦躁易怒、失眠多梦、头重脚轻、神疲乏力、脸红耳赤、眼睛干涩、眼花耳鸣、咽喉肿痛、痧症、酒醉、昏厥、颈肩腰腿痛、半身不遂、口面歪斜、走路不稳、肢麻项强等病症，有提升阳气、温补心肺、调达气血、解胸闷、安心神、补气血、醒脑开窍之功。

2. 银锁

银锁，也称还魂锁、大成锁、总筋锁，位于腋前线胸大肌外侧。腋后线近背阔肌为后成锁，也称背筋锁；近腋窝下三寸为痹筋锁，也称还魂锁。银锁部位主要肌群为喙肱肌、肱二头肌、肱三头肌、背阔肌、胸大肌、前锯肌、胸大肌、三角肌、冈下肌、大小圆肌、肩胛下肌。银锁，民间俗称"还魂路上三把锁"，是手足三阴、三阳必经之处，主要涉及穴位有云门、臂臑、肩髃、极泉、肩贞、臑俞等。

主治：中风后上肢活动障碍、肢体酸麻、心功能异常、乳腺炎、乳房结节、乳房胀痛、胆囊炎、肩周炎、胸痛、胸闷、咳嗽、气喘、冠心病、心律失常、心慌、心绞痛、手麻手胀、掌心发热、口腔溃疡、少气懒言、咽喉肿痛、外感风寒、肩关节损伤及肩周炎等病症。

3. 铜锁

铜锁，也称紫金锁、肚带锁，位于腹部平脐旁开四寸两侧软腰大筋处。以软腰大筋中沟为吊筋锁，前一寸下四寸谓前沟肚角锁，中沟上一寸外四寸谓后沟肚带锁。铜锁部位主要肌群有锥状肌、腹直肌、腹内外斜肌、腰大肌。铜锁，民间俗称"紫金河前三把锁"，是手足三阴、三阳经必经之处，主要涉及穴位有关元、大巨、水道、期门、带脉、京门、神阙、大横、章门等。

主治：男性疾病、妇科疾病、肠胃虚寒、小腹冷痛下坠、腹痛、腹泻、急性腰扭伤、腰肌劳损、腰椎间盘突出症、坐骨神经痛、下腹部肌肉损伤等。

4. 铁锁

铁锁，也称白虎锁、下马锁，位于大腿腹股沟中段直下三寸，分前、中、后三沟，中间大筋为中沟下马锁，外侧为前沟上马锁，内侧为后沟坐马锁；铁锁部位主要肌群有半腱半膜肌，股二头肌、长短大收肌、股薄肌、股直肌、股内中外肌、缝匠肌等。铁锁，民间俗称"白虎门前三把锁"，是足三阴、三阳经必经之处，主要涉及穴位有箕门、足五里、阴廉、承扶等。

主治：男科疾病，如前列腺炎、男性性功能障碍、阳痿、早泄等；妇科疾病，如女性性欲低下、阴道炎、盆腔炎等；以及肝火旺、脂肪肝、腰腿痛、腿凉等。

以上各锁在机体（肩、腋、腰、腿）左右两侧均各有一把，共八个部位八把锁，每把锁中又有三把锁，即锁中有锁（肩上三把、肩下三把、胯上三把、胯下三把），共十二把。

（二）半把锁部位

颈锁：开声锁之一，别名井锁、扁担锁，位于颈部两侧颈肩交接处斜方肌附近部位。

心筋锁：开声锁之一，位于颈项两侧胸锁乳突肌中段附近部位，人迎穴旁。

人中穴：也称急救锁，位于鼻唇沟上三分之一与下三分之二交接处。

大成锁：开声锁之一，位于腋前线锁骨以下胸大肌外侧附近部位。

还魂锁：开声锁之一，位于上臂内侧近腋窝处下三寸附近部位。

后成锁：开声锁之一，位于腋后线至肩胛骨外缘背阔肌附近部位。

穿心锁：别名通心锁、中冲锁、中冲穴、十宣穴、老龙穴，开声锁之一，位于中指末节端中央，即中冲穴。

肚角锁：别名回阳锁，位于脐旁四寸两侧浮肋以下至少腹部以上，即腹直肌、腹外斜肌、腹内斜肌附近部位，上为肚带、下为肚角、中为吊筋。

上马锁：开声锁之一，位于腹股沟中段下一寸偏外侧，缝匠肌中上端附近部位。

下马锁：开声锁之一，位于腹股沟中段下一寸偏内侧，大腿内收肌、股薄肌附近部位。

坐马锁：开声锁之一，位于下马后侧方，半腱肌、半膜肌附近部位。

元关锁：别名关元锁、关元穴、井田锁、下气海、丹肾穴、小肠穴、原气锁、原根锁、天根锁、通关锁，也称回生锁，位于脐下三寸处，关元穴附近部位。

扳龙锁：别名带脉穴，也称回生锁，位于季肋下一点八寸，脐上二分两旁各分半。

跟腱锁：开声锁之一，别名勾子锁、脚腱锁、昆仑锁、铁锁、金勾子、仆参穴，位于小腿后侧足跟与小腿肌之间的肌腱。

通天锁：别名涌泉穴、地空穴、脚心穴，也称回生锁，位于足底涌泉穴。

大敦锁：开声锁之一，别名足大趾头、锡锁，位于足大趾末节外侧，即大敦穴。

三沟锁：开声锁之一，别名道家三沟，指上沟鼻唇沟人中穴、中沟腋窝部极泉穴、下沟会阴部会阴穴。

会阴锁：开声锁之一，别名内沟锁、眼沟、下沟子、下阴穴、明经两角仔、老鼠偷粪、骑马穴、会阴穴、阴跷穴、海底轮，也称生死锁，位于肛门与会阴之间（即会阴穴）附近部位。

（三）二十四气部位

天门：位于天庭穴邻近部位，上至头前额正中线入发际五分处，下至两眉心。包括督脉的印堂、神庭穴，足太阳膀胱经的曲差穴，足少阳胆经的阳白、本神穴，足阳明胃经的头维、下关穴，手少阳三焦经的丝竹空穴，经外奇穴山根穴、额中穴、太阳穴等。

金锁：位于两侧胸锁乳突肌扶突、人迎穴邻近部位，上至面部两侧颊车穴，下至颈项天鼎穴。包括手阳明大肠经的扶突穴，足阳明胃经的人迎穴等。

心筋：分内外心筋，内心筋位于颈前部两侧人迎穴以下至前胸俞府穴以上的相关部位。包括足阳明胃经的水突、气舍穴等。外心筋位于手三里偏内侧邻近部位。

井栏：位于两侧斜方肌肩井穴的邻近部位，上至颈后两侧肩颈部，下至两侧肩锁部。包括足少阳胆经的肩井穴，手少阳三焦经的天髎穴，足阳明胃经的缺盆穴等。

大成：位于两侧胸大肌的邻近部位，上至锁骨，下至前胸乳旁至腋前线。包括足少阳胆经的渊腋、辄筋穴，手太阴肺经的中府穴，足太阴脾经的大包、周荣穴等。

后成：位于两侧肩背阔肌外缘至腋后线的邻近部位，上至肩胛骨上角外缘，下至肩胛骨下角外缘。包括手太阳小肠经的肩贞穴和经外奇穴后腋、肩痛点等。

将台：位于胸前两侧乳头以上至锁骨以下的邻近部位；包括足阳明胃经的膺窗、屋翳穴，足少阴肾经的灵墟、神藏穴，足太阴脾经的食窦、周荣穴等。

还魂：一指两侧腋下极泉穴下三寸邻近部位；另指胸背后两侧肩胛骨至胸椎旁边棘突之间的凹陷处，相当于膏肓穴邻近部位，包括足太阳膀胱经的风门、肺俞、厥阴俞、心俞、魄户、膏肓、神堂穴等。

曲尺：位于两侧肘关节屈侧的邻近部位。包括手阳明大肠经的曲池、手三里穴，手少阳三焦经的天井穴，手太阳小肠经的小海穴，手太阴肺经的尺泽穴，手厥阴心包经的曲泽穴，手少阴心经的少海穴等。

脉筋：位于指腕关节屈侧的邻近部位。包括手少阴心经的神门、阴郄、通里、灵道穴，手厥阴心包经的大陵穴，手太阴肺经的太渊、经渠、列缺穴，手阳明大肠经的阳溪穴，手少阳三焦经的阳池穴，手太阳小肠经的养老、阳谷穴等。

三关：位于肩、肘、腕三个关节伸屈侧位的邻近部位及合谷穴（即虎口）的邻近部位。其中肩关节部分包括手阳明大肠经的巨骨、肩髃穴，手少阳三焦经的肩髎穴，手太阳小肠经的臑俞等穴；肘关节部分包括曲池诸穴；腕关节部分包括脉筋诸穴。

晒廊：位于左右两侧肩胛冈与棘突之间的邻近部位，包括足少阳胆经的肩井穴，手少阳三焦经的天髎穴，手太阳小肠经的肩外俞穴，督脉的陶道穴等。

五腑：位于腹部神阙穴的邻近部位，在下腹中极穴与神阙穴之间。包括任脉的神阙、气海、石门、关元、中极穴，足少阴肾经的肓俞、中注、四满、气穴、大赫穴，足阳明胃经的天枢、外陵、大巨、归来穴等。

背心：位于背部大椎穴与至阳穴之间的部位；包括督脉的大椎、陶道、身柱、神道、灵台、至阳等穴。

肚角：位于脐旁四寸腹内、外斜肌的邻近部位，在两侧浮肋以下，少腹部以上。上为肚带，下为肚角，中为吊筋。包括足少阳胆经的带脉穴，足太阴脾经的大横、腹结穴等。

上马：位于大腿根部内外侧大筋的邻近部位，即两侧腹股沟中段下一至三寸偏外侧处，大腿内收肌周围。包括足阳明胃经的髀关穴等。

下马：位于大腿根部下内侧的邻近部位，即腹股沟中段下一至三寸偏内侧处，大腿内收肌周围。包括足厥阴肝经的急脉、阴廉、足五里穴，足太阴脾经的箕门穴等。

腿峰：位于两侧大腿中段前侧的邻近部位，即大腿中段上方的高起部位。包括足阳明胃经的伏兔穴等。

了檐：也称上了檐，位于两侧大腿中段后侧的邻近部位，即大腿后侧中段的下方垂坠部位。包括足太阳膀胱经的殷门穴、经外奇穴百虫窝穴等。

内弯子：位于两侧大腿下端膝弯内侧的邻近部位。包括足少阴肾经的阴谷穴、足厥阴肝经的曲泉穴、足太阴脾经的血海穴等。

外弯子：也称弯弯子，位于两侧大腿下端膝窝部稍偏外侧的邻近部位。包括足太阳膀胱经的委阳、承筋、承山穴，足少阳胆经的膝阳关穴等。

下了檐：位于两侧小腿中段后侧邻近部位。包括足太阴脾经的地机穴，足太阳膀胱经的合阳、承筋、承山穴等。

鞋带：位于两侧足踝横纹线处的邻近部位，古人穿鞋结带于此，故名。包括足少阳胆经丘墟、足阳明胃经的解溪穴、足厥阴肝经的中封穴、足太阴脾经的商丘穴等。

勾子：位于两侧足踝后跟腱的邻近部位；包括足太阳膀胱经的昆仑穴、足少阴肾经的太溪穴等。

三、字门伤科推拿手法桩把

（一）推拿手法

1. 基本手法

推法： 用指、掌、拳或肘部在体表作直线推动，分平推、侧推、铇推、指推、掌推。操作者用拇指或手掌在穴位或特定部位，顺或逆经脉推进，速度要适中，推太慢推不动气血，推太快擦破皮肤，向近心方向推有散瘀化结、活血祛瘀作用，向远心端推有行血通气、轻身补益作用。适用于外伤肿痛，内外积聚寒壅、穴道闭塞阻滞损伤。

拿法： 以拇指掌面与其余四指掌面对合呈钳形，捏住某一部位或穴位，施以夹力，并做轻重交替而连续地一紧一松地捏提和捏揉动作。操作时用力要由轻到重，动作缓和而连贯。有疏通经络、活血化瘀、解痉止痛、解除疲劳、松解软组织粘连的作用。适用于颈肩、四肢关节部位的痉挛，软组织粘连及肌肉疼痛等症。

按法： 以拇指指腹的阴劲按动患处，按一次停一次，要用力按，先轻后重，自近及远。分单掌按、双掌按。轻度按摩力量轻微刺激较浅，重度按摩用力达筋直到深层。有疏通经络、解痉通闭、散寒止痛、调和气血的作用。

摩法： 用手指或手掌附在体表的一定部位，以腕关节连同前臂做环形而有节奏地抚摩，分指摩法和掌摩法。动作应和缓协调。有活血消肿、疏筋散瘀、温经通络、缓急止痛、健脾和胃、消食导滞、益气和中、疏肝理气等作用。

摇法： 一手握住或按住患者某一关节近端肢体，另一手握住关节远端肢体，以被摇关节为轴，环旋摇动肢体；有颈部摇法、腰部摇法、肩部摇法、腕部播法、髋部摇法和踝部摇法。有滑利关节、松解粘连、解除痉挛的作用。适用于四肢关节及颈项、腰部的关节强硬、屈伸不利等症。

滚法： 用手背近小指部位，通过腕关节的屈伸和前臂的旋转运动，持续不断地作用于体表；动作要松肩、沉肘，接触部位要紧贴皮肤，用力均匀、平稳连贯、轻重适宜。有舒筋活络、行气活血、解筋镇痛的作用；适用于四肢关节及颈项、腰骶部。

擦法： 用手掌掌面或手掌大、小鱼际着力，按于患者肢体的治疗部位或穴位上，手掌紧贴皮肤，稍用力下压并做上下或左右的直线往返摩擦，使之产生一定的热量，以皮肤有温热感为度。分为掌擦、侧擦法和大鱼际擦法。有祛风散寒、镇静安神、舒筋活络作用。适用于胸腹部、胁肋部、背部及腰骶部。

搓法：用双手掌心对称地夹住肢体做一前一后的快速搓动，动作要轻盈、连贯、协调，搓动速度宜快，但上下移动时速度宜慢，切忌手法呆滞。有舒筋通络、消炎散肿、调和气血、解痉止痛、祛风散寒的作用；适用于头部、胁肋部、腰部、上肢、下肢。

揉法：用指腹、掌根、掌面、小鱼际、前臂尺侧肌群肌腹或肘尖为着力点，于一定部位或某一穴位上，带动皮下组织，沿顺时针或逆时针方向进行轻柔和缓的环旋运动，使皮下组织层之间产生内摩擦，临床常用指揉、掌揉。有温经祛寒、活血通络、松解粘连、解痉止痛的作用。适用于全身各部位。

捏法：用拇指与其他手指在体表作对称性用力挤压，分二指、三指或全手指捏。有疏通经络、行气活血的作用；适用于头部、颈项部、四肢及脊背的损伤。

拍法：用虚掌或空心拳拍击体表，分单掌拍、双掌拍。体弱者拍击宜轻，体实者拍击为重。操作时一手托扶五腑，另一手用空心拳或手背以中等强度拍击背心。拍背心时手法应先在背心上擦动数把，再用空心拳扑背心数下。拍时手要放平，气往两头走。有开启穴道、强心醒脑、兴奋神经，缓解肌肉紧张、麻木、解除肌肉疲劳、疏通经络、行气活血的作用；适用于肩、背、腰、臀以及四肢关节酸痛、局部感觉迟钝或肌肉痉挛等症。

抹法：用手指或手掌在体表做上下左右直线推动或弧形往返抹动，分指抹、掌抹。有开窍醒神、镇静明目的作用；适用于头面及颈项部受伤性疾病。

擂法：用拇指罗纹面或拳在体表做往返旋转动作。医者紧握拳，拳心向外，四指第一指关节接触治疗部位。有通关开窍、舒筋活络的作用。

勾法：用食指或中指勾动筋结或穴位。有祛风散寒、降逆止呕、明目止痛的作用。

运法：用拇指指腹或掌螺纹面在施治部位做直线推运或弧形或环形旋转的动作。操作时宜轻不宜重，宜缓不宜急，要在体表旋绕摩擦推动，不带动深层肌肉组织，频率一般每分钟八十至一百二十次，用力悬而不浮，沉而不滞。有活血通脉、通经络的作用。适用于胸腹部、头面部疾患及腹部受伤，外感风寒，脘腹胀满，消化不良等。

切法：用手掌尺侧在体表做像刀切菜一样的节律性切击动作。动作要领快慢得当，节律强度适中。有疏风散血、提神醒脑的作用。适用于肩、背、腰、臀以及四肢关节酸痛、局部感觉迟钝或肌肉痉挛等症。

摸法：是一种触诊法，对于新旧老伤、肿痛瘀紫、皮粗肉厚、筋腱硬软或骨关节损伤，通过摸皮肤、肌肉、肌腱、筋膜、韧带等便可知受伤程度与范围。

提法：医者把患肢提起先摇几下，然后顿几下放下。用力要猛而快、准而稳。有兴奋神经、解除痉挛的作用。适合四肢外伤气虚血少患者。

压法：用手掌按压掌关节使其复位，分指压、单掌压、全掌压。有解痉止痛、祛风散寒、行气活血的作用。单掌压法适用于治头面部；全掌压法适用于胃部、脾脏部、脐部，可治脾胃不和、肚痛等症；双掌压法适用于头部、前胸部、背胸部、腹部、腰部及腿、足受伤处。

掐法：用拇指末端沿经络或穴位向下点压，分为二指掐、三指掐、四指掐、五指掐。操作时要用指甲缘靠近指腹处掐，掐时注意指甲不可掐破皮肤。有急救、疏通经络、解痉镇痛的作用。

抖法：单手或双手握住患者肢体远端，稍用力做频率较快的小幅度连续上下抖动动作。抖动时幅度先要小，频率慢慢加快，同时嘱患者充分放松肌肉。有扩大关节间隙、缓解外伤后引起的关节功能障碍、增加患肢舒适感等作用。适用于四肢关节，尤其是肩关节。

扳法：医者用巧力对患者脊柱和四肢关节进行扳动，分颈部扳法和腰部扳法。在操作时，要将施术部位被动旋转至最大限度后，两手同时用力做相反方向扳动，可配合呼吸完成操作。整个过程中，动作必须果断而快速，用力要稳，两手动作协调，扳动幅度一般不超过各关节正常活动范围。有纠正错位、解除粘连、通利关节、舒筋活络的作用。适用于颈、腰等关节。

2. 复式手法

理筋法：包括揉摩法、捏拿法、推按法和弹拨法四法；有活血化瘀、消肿止疼、舒筋活络、宣通气血的作用。适用于颈肩、四肢关节部位的痉挛、粘连及肌肉疼痛等症。

揉摩法：用指腹或手掌放置患处，作直线来回或旋转的轻揉抚摩动作。有消瘀退肿、舒筋止疼的作用。适用于筋伤初期局部肿疼和外伤后筋急疼痛。

捏拿法：医者用单手拇指、食指二指相对，或拇指和其他四指相对，或两手相对，作用于患部进行一推一捏连续不断地往返运动。有疏通气血、松解粘连及挛缩的作用。适用于肢体四肢及躯干。

推按法：按是对患者垂直施力，推是在按的基础上向一个水平方向推移，推按法是两者结合应用，分拇指推按法及手掌推按两种。有理气活血解郁的作用。适用于新旧损伤的疼痛、闪腰、岔气、筋肉挛急等。

弹拨法：利用拇指、食指二指端于着力部位或协同其他手指对与患部筋肉走向相横的筋腱或条索状组织作推拉动作，力量由轻而重、由慢而快，弹而拨之，类似于拨动琴弦。可根据病情弹拨筋肉、肌束、肌腱、韧带。有纠正错位、解除粘连、通利关节、舒筋活络的作用。适用于机体筋肉、肌束、肌腱、韧带丰富处。

活筋法：一种恢复机体生理功能活动的被动性关节活动法，包含伸屈法、旋转法、牵抖法、收展法。能使僵硬的关节灵活，挛缩的筋肉舒展，筋弛无力的肢体得到恢复，筋肉肿疼的部位气血和顺。适用于全身肌肉劳损和痹症引起的肢节筋骨疼痛、骨折或脱位、跌扭伤筋。

旋转法：医者在牵拉患者肢体时同时做环摇旋转运动，使关节沿纵轴做旋转或环转或回旋活动以达到治疗目。适用于肢体四肢。

牵抖法：医者在牵拉患者远端肢体的同时做抖落动作的手法。可根据病情需要，相对轻柔，或大力地，或迅猛地抖动患肢，以起到对关节或躯干的治疗作用。适用于肢体四肢或躯干部。

平扫法：医者手掌四指并拢伸直，利用手掌或手背在患处顺经络或逆经络走向进行平擦动作。有舒筋镇痛、祛风散寒、宣通气血、组织修护的作用。适用于全身软组织。

扫散法：医者面向患者站立，用拇指桡侧和其他四指指端或手掌在患部快速地来回推擦。扫散法的频率为每分钟两百次左右。向前推擦是用力要偏重，返回时轻轻带回，移动的路线为前上到后下，顺经单向操作。有祛风散寒、平肝潜阳、醒脑提神、通络止痛的作用；常用于治疗外伤性肿痛、高血压、失眠、神疲倦怠等病症。

（二）手法要领

轻手法奏效慢，只能起辅助作用，运用轻手法的目的是让患者感到舒适，愿意接受治疗。重手法用力大，节奏较快，患者不容易接受，所以用重手法时要做到出其不意，不等患者喊痛时，手法已经结束。

遇到患者肌肉痉挛紧张时，要使用刚柔相济手法，先用柔和绵软手法放松肌肉，待肌肉松弛无痉挛状态时，用刚劲有力的重手法以取速效。要做到以柔克刚、以刚克柔。

俗话说：推拿推拿，要一推一拿，随推随拿，一推三回或三推一回，或去时用力来时松，或来时用力去时松。

选择推拿手法，其一，要在诊断明确情况下，选择合适的操作手法、步骤进行操作。其二，从点到线到面，次序要分明，不要东抓西掐，否则影响疗效；如选择全身二十四气顺河路推拿法，就应先从天门开始，次到额头、从头到颈、到肩到臂、由点到线到面，先头后身，先胸后背，先背后腹，先躯干后四肢，先上肢后四肢，先一侧后另一侧，男的先左后右。二十四气逆河路推拿法方向则相反。其三，选择某一部位某一点开始后，宜先推后拿、先按后摩、先掐后捏，循着推拿套路线路延伸到全身。其四，边推拿用手擦动施术部位组织，边了解患者对推拿的反应。操作手法由轻而重，由浅而深，由慢而快，先急后缓，手法得当，灵活机动，时刻全面观察患者的动态表情，在发挥手法治疗效果的同时，防止意外事故的发生。

（三）手法原则

要因人辨证施治，对体质差的患者以轻手法为主，避免造成伤害；对体质好的患者则以重手法为主，否则因为肌肉发达，难以达到预期疗效。对肿胀瘀紫明显的患者用疏导手法，对风寒湿痹患者用通经活络手法。

重点部位要用重点手法，注意遵循经络走向，掌握穴道位置和部位解剖特点，不能完全将肌腱走向理论用于伤科推拿手法治疗上。反背损伤手法重点在手三阳经和受伤部位，而不是背阔肌或其他肌群。如有肋骨损伤者，以远距离点穴推拿为主；无肋骨损伤者，手法重点则在受伤部位。手法须做到由表及里、力度适当，忌漂表无里、浅而不透。发力收力动作要快，要把握时机，做到出其不意，恰到好处。

（四）推拿手势

起手：医者在桩把的基础上聚精会神，做到上桩与下桩始终粘靠患者。在调整手法时医者的上下桩也不能游离患者，以防发生意外。

悬手：即埋指手，医者不能直接利用指端的力量做点、掐、拿，应先用食指桡侧将患处托起后用拇指桡侧按揉，以免成暗伤。

顺手：医者一手提拉肢体远端，另一手掌从肢体近端或远端向另一远端或近端做直线往返擦动。

反手：医者一手提拉肢体远端，另一手利用手掌背侧部位从肢体近端或远端向另一远端或近端做直线往返擦动。

复手：医者利用手背掌骨部位在患处，做旋转或直线往返擦动。

蝴蝶手：医者拇指伸直在前，其余四指屈曲在后，形成蝴蝶状。

虎尾手：医者拇指伸直，其余四指并拢屈曲，以拇指和食指的桡侧面外缘相对拿捏。

柳叶手：医者拇指伸直，其余四指屈曲，以拇指掌面和其余四指相对用力拿捏。

螃蟹手：医者五指屈曲呈蟹钳形，与其余四指相对用力，用食指末端扣拿穴位和筋结、经络。

八字手：或称人字手，医者双掌平放于胸脯或肚脐两侧，两拇指呈"八"字形或"人"字形，拇指与其余四指对捏拿。

四功手：手掌五指尽力并拢伸直，尺侧或食指、中指、无名指作用于患者体表。

收手：即结束部分，推拿套路或全部套路由重到轻的收功手法和桩把姿势。

（五）推拿桩把

站桩：医者面对患者两脚分开，与肩同宽，脚尖向前，全身自然放松、立腰、挺胸、收腹。

坐桩：医者自然平和面对患者，双肩放松、立腰、挺胸、收腹，左膝或右膝沾靠患者右膝或左膝部内侧。

前桩：医者取站立位或坐位，面对患者，两脚分开，与肩同宽，脚尖向前，全身自然放松，立腰、挺胸、收腹，左膝或右膝沾靠患者右膝或左膝部内侧。

后桩：医者取站立位，面对患者背部，全身自然放松，立腰、挺胸、收腹，左膝或右膝沾靠患者右侧或左侧臀部外侧。

侧桩：医者在患者左侧或右侧取站立位，面对患者，全身自然放松，立腰、挺胸、收腹，左膝或右膝沾靠患者右侧或左侧大腿外侧。

马步桩：也称飞骑桩。医者两脚分开站立，脚尖朝前，全脚着地，呈屈膝半蹲位，其中一膝粘靠患者右膝或左膝部内侧。

丁字桩：医者两脚垂直站立，前脚跟靠在后脚窝处，两脚尖对斜角，其中一膝沾靠患者右膝或左膝部内侧。

虎步桩：医者在丁字桩的基础上，前脚跟与后脚跟间距加大。呈虎跃势。

收桩：完成全身推拿需时间约二十至三十分钟，医者必须保持沉肩垂肘正立姿势，做到站桩稳、起手稳、操作稳、收桩稳，以男左女右搨涌泉（即闭地府）、拍背心，使患者心神归位，医者两掌相合，搓揉掌心数遍后，双脚并拢收桩，结束手法。

（六）二十四气所管带

一天门所管：太阳、少阳、阳明；

二金锁所管：太阴、少阴、厥阴；

三心筋所管：五脏六腑；

四井栏所管：肝肺正反八卦；

五大成所管：气血气门；

六后成所管：井栏、背心、反八卦；

七将台所管：内中外三层；

八还魂所管：左通肝肺，右通气门，下通关节脊背；

九曲尺所管：上管肩膀到井栏、晒廊，下通脉筋到手指；

十脉筋所管：上通肺经，下通三关带曲尺、掌心与虎口；

十一三关虎口所管：上通将台心肺两筋并后成，下通小指与掌心；

十二晒廊所管：上通三焦，下通肩峰、井栏、曲尺、爪腕；

十三五腑所管：上通胃脘到命门，下管盆弦膀胱并肾气；

十四背心所管：上通血路天柱到头顶，下通龙骨凤尾连七星；

十五肚角所管：肚角有八层，上通肺经连气门，下通大腿三关；

十六上马所管：左通五脏六腑，右通膀胱并肚角、肾气和六宫；

十七下马所管：左通五脏六腑，右通肾气并六宫；

十八腿峰所管：上通腋窝、琵琶筋到凤尾，下通弯子到足趾；

十九上了檐所管：上通下马到三关，下通弯子到涌泉；

二十内弯子所管：上通全身气血，下通腿峰到坐马、下了檐到脚趾；

二十一外弯子所管：上通琵琶到背筋，下通勾子到脚背脚底；

二十二下了檐所管：上通坐马并凤尾，下通足趾与踝底；

二十三鞋带所管：上通膝眼并弯子，下通涌泉并足趾；

二十四勾子所管：通全身气血。

四、字门伤科推拿适应证、禁忌证、注意事项

（一）适应证

临床应用较广泛，适用于内、外、妇、儿各科常见病防治，尤其对昏厥、惊悸、痛症、闭症、痧症、抽搐等病证有明显的急救效果；对某些疾病如：发热头痛、头晕、失眠、

胸痛、胸闷、心烦、神经衰弱、腹痛、腹胀、腹泻、呕吐、呃逆、肠功能紊乱、肠粘连、痛经、闭经、围绝经期综合征、面瘫、偏瘫、小儿伤风、惊风、夜啼、小儿疳积、桡骨小头半脱位、滑囊炎、骨关节错缝、错位及软组织扭挫伤、岔气、骨折脱位后遗症、颈肩腰腿痛、风湿性关节炎、筋骨酸痛、肢体麻木等疾病有意想不到的疗效；还有预防保健、养生抗衰、治未病的作用。

（二）禁忌证

1. 禁忌证种类

字门伤科推拿的禁忌证主要有：感染性、开放性疾病，如脓肿、蜂窝织炎、脓毒血症、化脓性骨关节炎；各种皮肤病、水火烫伤、开放性骨关节及软组织损伤未愈合、内脏出血或穿孔；各种急慢传染病活动期，有出血倾向性疾病；各种恶性肿瘤；过饥、过饱、酒醉、精神病或不合作的患者。妇女经期、孕妇腰骶臀部禁推拿；年老体弱者、骨质疏松症患者慎用重手法。

2. 十不治

一伤面色青黑瞳仁固定者不治；二伤头部七窍流血者不治；

三伤胸部腹部内脏出血者不治；四伤腰部发笑狂言乱语者不治；

五伤有孕妇人胸脯少腹者不治；六伤四肢多段骨折伴骨病筋断者不治；

七伤颈椎胸椎腰椎断者不治；八伤孕妇下阴出血者不治；

九两目紧闭呼唤不应者不治；十信巫不信医者不治。

（三）注意事项

（1）危重患者急救推拿宜从下往上推（逆河路），一般患者推拿宜从上往下推（顺河路）。

（2）推拿急救先掐三沟锁、穿心锁、通天锁、大敦锁，或从勾子锁开始，继而胯下、胯上、肩上、肩下依次向心脏方向推，边推边开或推开结合，手法要快进慢放，要准、快、重。

（3）推拿急救每个部位每次推拿时间为一至二分钟，停六秒钟，可连续反复六至十次，医者推拿时不要随意松手；待患者肢体、嘴唇有动或眼睛开或发出"哎哟"声，医者可松手，表明手法成功。

（4）推拿手法要由轻到重，循序渐进；如遇不醒者，可重复或加重弹拿手法；一侧锁推不开可推另一侧锁；机体有弹动预后良好，若多次手法无效，表明病情危重或已经死亡，应另取急救方法不可耽误。

（5）推拿还魂时禁用掐法，以免伤腋神经；捏心筋时注意预防压迫颈动脉窦引起的血压下降、心动减缓；拍背心时要一手托五腑另一手握空心拳拍；拿肚角时注意顺呼吸拿；开会阴总锁时食指指腹要在会阴穴上持续点压一至二分钟；每完成一个推拿部位手法后，要复手在原部位搓扫或滚动数把。

（6）阳实证推拿急救宜先开青龙锁、还魂锁，阴虚证宜先开白虎锁、紫金锁；患者苏醒后，每天可行开声上气、推宫还阳手法两次，同时配合二十四气顺河路转运推拿两次，手法轻重由病情决定。

五、字门伤科推拿治法

主要有八把半锁推拿秘法、开声上气推拿秘法、五腑推拿秘法、开河路推拿秘法、推宫还阳推拿秘法、跌打损伤推拿秘法、跌打气闭推拿秘法、跌打血闭推拿秘法、跌打筋闭推拿秘法、六支血箭推拿秘法、脏腑内伤推拿秘法、十二行宫推拿秘法、二十四气推拿秘法等。

（一）八把半锁推拿秘法

秘法一　初学者推掇秘诀

初学推拿者，手法要从师指点，看症虚实，如遇绝气者，先从中指放一针（以指代针），若眼活心惊，方可动手用药。如唇转黑色者，先看两眼瞳仁，若未散，用银针刺中指，有动者，方可动手用药，不可惊惶吵闹。所上一概无气，或未绝脏气。有气海者，先掇五腑开气路；无气海者，先开气路，后用膝头顶住尾结，轻轻移掇五腑还生，后用八关送推，加五十三度全身移掇。如是女人受伤绝气者，看脏腑未绝，先将通关散吹入鼻内自然还生，后用药方。

秘法二

伤在头关，闭死在地，应拿燕窝穴、还魂锁接转身；伤在二关，闭死在地，应拿肚角、上马、下马接转身；伤在三关，气急闭死在地，拿曲池穴、两脚勾子锁，即可回生，接转身；伤在四关肚角，口内吐血，大便不止，在两子穴接转，如有不转，二十四气逆河路推转身，在肚角翻身；伤在肚角、肛门，不能饮食，茶水不进，闭死在地，拿脚上两边总根，可以还阳；如还不还阳者，用人参汤灌之，可以还阳；伤在五关仙鹅取血穴，眼花心惊，心如刀割，口舌乱语，不知人事，牙关紧闭，拿勾子穴，如牙关紧闭，不能开口，用剪刀撬开牙齿，用童便灌之，可以还阳，如仍不还阳，用金银针剔破舌下，黑血长流，即刻可以还阳。伤在六关两腰上，眼目紧闭，假死在地，用朱砂、猴骨烧灰和童便灌之，可以还阳。伤在七关骑马穴，即一脚踢在肛门之上、尾骨之下，即下人中穴，大便不止，拿两勾子穴接转，上中下三焦前后八卦推按，如有不转，二十四气逆河路推，即能转矣。伤在八关信门，鼻孔流血不止，用手掌推鼻孔上下对口穴下边，用冷水拍打，转手到内心筋、百会穴，重拿双勾子内侧，即鼻血止，或用稻草或细绳缚扎左右手中指中节，神验。

勾子锁不仅对跌打损伤急救行之有效，对中暑等所引起的所有突然昏厥、猝倒、假死的急救亦有着极其重要的作用，是民间普遍运用的简单有效的急救方法。

秘法三　开下八锁秘法

下八锁包括肚角锁和下马锁，也称紫金锁和白虎锁。

肚角锁，分三沟，平脐两侧软腰大筋为中沟，中沟横行前后一寸分别为前沟和后沟；

下马锁，也分三沟，两侧腹股沟直下三寸为中沟，中沟前后一寸分别为前沟和后沟；

中指甲下一分为中冲锁，也称半把锁，即穿心锁。

以上部位用弹拿和点刺手法，对各种原因引起的昏厥、跌打伤气闭有开窍醒神之效。

秘法四　开中八锁秘法

患者取仰卧位，医者立于患者前方，双手拇指、食指、中指相对在患者井栏锁（肩井穴）、还魂锁（腋灵穴，点按有麻木或触电感）、板龙锁（带脉穴）、腿峰（髀关穴）上用力捏拿。

半把锁为穿心锁（中冲穴）、通天锁（涌泉穴），医者用拇指掐捏。

关元锁，即关元穴，医者立于患者侧方，一手按住患者剑突处，另一手掌根按住关元穴，用力向上移掇三至五次。

拿总锁会阴穴时，患者取截石位，医者立于患侧方，一手按住患者下腹部，另一手握拳掌朝上，拇指伸直，紧捏其余四指，以拇指尖用力向上顶压会阴穴，呈间断用力方式；或者拇指、食指按住会阴穴，用力往穴位深处推按一至三分钟；或医者用拇指指腹尖压住会阴部，示指中指伸入肛门内与拇指构成钳形，拿捏会阴穴及会阴间隔（对女性患者施此术时要有第三者在场），此穴通任督两脉之气，打通任督二脉，有振真元复苏之功。

临证实证手法宜重，虚证手法宜轻。以患者苏醒为度。本法适用于损伤性昏厥不省人事者，内脏损伤或脑挫伤者慎用。

秘法五　开内八锁秘法

患者取仰卧位或取坐位，医者两手拇指、食指扣拿患者两侧肩筋 [颈锁（斜方肌）]、腋筋 [即大成锁（胸大肌）]、腰筋 [即肚角锁（腹外斜肌）]、胯筋 [即下马锁（股内收肌）]。操作时从肩筋到胯筋，自上而下拿筋，谓顺河路法，为泻法，实证用泻法，能宣通郁闭之气，使气血畅通；自下而上拿筋，谓逆河路法，为补法，虚证用补法，能敛耗散之气，引血归经。以上部位可单独也可配合应用，手法宜重，当听到昏厥者发出"哎哟"一声而苏醒，医者徐徐松手，不可骤然松开。

秘法六　开上八锁秘法

上八锁包括肩上锁和肩下锁。肩上锁，为金锁，或称肩筋锁，包括前颈喉结心筋，后颈青龙；肩下锁，包括大成锁（总筋）、后成锁（背筋）、还魂锁（痹筋）。青龙、还魂两锁左右各一把。

上八锁位置浅层有颈阔肌、前斜角肌、胸大肌、背阔肌、深层颈屈肌、胸锁乳突肌，受颈神经、锁骨上神经、胸内侧神经、臂丛神经及膈神经、迷走神经、交感神经及星状神经支配，当机体发生不对称的体位改变或受到卡压时，易造成肌力功能下降，形成气缸效应。该部位经筋循行属手足阳明经筋及足少阳经筋交汇处。临床上在此部位采用弹筋或扣筋开锁手法，能有效缓解痧症、昏厥、酒醉、腰腿痛、胸胁挫伤等病症。

秘法七　开青龙锁秘法

青龙锁位于颈项肩交接处，左右各一把。患者取坐位、卧位皆可，医者面向患者或立于患者背后，两足自然分开，呈站立（坐）势或马步桩形，医者采用蝴蝶手法，即四指并拢微屈与拇指相对，用食指一、二指节外侧缘，与拇指外侧缘在患者左右颈肩结合处青龙锁（分前、中、后三关）前心筋、中筋锁、后金锁处由轻到重、动作缓和、力度恰当地拿捏十至二十分钟，不要突然用力，但要有一定的指力，通过瞬间的挤压手法刺激，有升阳活血、理气化瘀、通经活络、醒脑开窍作用。

青龙锁为手三阳经汇聚之处，其下浅层有斜方肌，深层有肩胛提肌、冈上肌、尺桡神经及颈椎动静脉通过。本手法能提高颈丛、臂丛神经疼痛阈值，减轻疼痛，扩张血管使炎症吸收，加速血液循环，改善血供应，松解肌肉粘连，恢复脊柱力学平衡，减少致痛物质合成，从而有效消除头晕、头痛、手麻、血压升高等症状。

秘法八　开还魂锁秘法

还魂锁位于肩部腋窝下交接处，左右各一把，分前、中、后三关，即大成、还魂、后成三部位，前为大成（腋窝下胸大肌），中为还魂（腋窝下肱二头肌上端，包括通过腋窝的神经组织），后为后成（腋窝下后臂肌、背阔肌）。还魂锁，民间也称为还魂三关"前总筋、中痹筋、后背筋"。

患者坐位或平躺位，医者立于患者前侧，取马步或丁字步，一手握住患者前臂，呈外展姿势，另一手采用蝴蝶手法在患者左侧或右肩下还魂锁（前、中、后三关）大成、还魂、后成处弹拿十至二十分钟，操作时先拿腋前壁胸大肌总筋，再拿腋后壁背阔肌背筋，最后拿腋下肱二头肌内侧腋下神经，此部位要拿到患者手指远端有神经麻痹感才有效，否则重新开。还魂锁是手三阴经和手少阳三焦经通过之处，开还魂锁可以疏经活络，改善局部血液循环，缓解肌肉痉挛，促进肌肉放松，消除炎症水肿，减轻上肢麻木、疼痛、活动受限等症状，还有开窍醒脑、回阳救逆作用。

秘法九　开紫金锁秘法

紫金锁，位于腹部平脐旁开四寸两侧软腰大筋处，左右各三把，其中软腰大筋为中沟吊筋锁，中沟前一寸下四寸为前沟肚角锁，中沟上一寸外四寸为后沟肚带锁，民间称"紫金河前三把锁"。患者取坐位或平躺位，双下肢曲屈，助手扶持患者使腹部肌肉松弛，医者立于患者前侧站马步桩，一手托腰肌，另一手四指并拢微屈，用食指指侧顺势对患者腹部紫金锁部位（肚角、肚带、吊筋）做向上捏、提、抹、拧、兜起等手法操作，用力拧动，顺气而开，先中间后上下，操作数遍，每遍十至二十分钟。

紫金锁是足三阳、三阴经和冲、任两脉经过处，又有第十肋间神经、腹壁深浅动静脉供血，对阳虚体质及脾胃虚寒、宫寒、痛经、月经不调、少腹痛、疝气痛、腰腿疼痛等疾病，可通过手法刺激内脏神经，使毛细血管扩张，推动气血循环，提高体温，促进排汗，从而解除肌肉痉挛，缓解疼痛。

秘法十　开白虎锁秘法

医者采用蝴蝶手法在患者白虎锁部位弹拿十把。白虎锁位于大腿上三分之一与下三分之二交接处，腹股沟内侧直下三寸大筋处，分为前侧上马、中侧下马、后侧坐马三关。其中前关位于大腿前部肌肉群的缝匠肌中端，中关位于大腿内收肌群和股薄肌，后关位于后部肌群半腱肌和半膜肌。患者取坐位、平躺位或俯卧位，医者呈马步或站桩立于患者前侧，一手握住患者小腿，屈膝90°，并使之呈内旋姿势，依次用蝴蝶手法用力拿捏上马、下马、坐马三筋。患者发出"啊"的一声，感觉腰能平躺，手掌能插入腰部疼痛处且腰肌凹陷处已平，肚角部无压痛，对侧膝关节能伸直，证明腰部肌肉痉挛已解除，治疗成功，否则要反复行手法数次。或者医者一手固定腰部，另一手伸入两腿之间抓拿下马数下。

白虎锁处有足三阴经通过，是掌控下肢气血的总开关，由股神经支配髂腰肌、耻骨肌、股薄肌、缝匠肌、半腱肌、半膜肌、长短收肌群及皮肤感觉神经。通过白虎锁拿捏手法能减轻腰部肌肉痉挛性疼痛，加速腰部的血液循环速度和局部温度的改变，促进腰部炎性物质的吸收，从而改善腰腿部疼痛症状。

秘法十一　足踢会阴总锁急救秘法

患者取膀胱截石位，暴露会阴部，为保护隐私，男女外生殖器上用软布遮盖。会阴总锁会阴穴，男性在肛门与阴囊根之间，女性在肛门与大阴唇后联合之间。医者找准会阴穴，用足大趾头对准前阴和后阴之间，突然用力一踢，患者多一次即醒，无效可重复一次，但不超过三次。

会阴为冲任督三脉起点，有总领诸气血之功，可谓人体生命之关口。若会阴穴瞬间刺激可引起机体生物和化学变化，而反射性兴奋大脑皮质和延髓中枢，从而使厥脱者复苏。使用此法要谨慎，要经家属同意，只有病情危急时，才可让技术非常熟练的医者使用。

秘法十二　逆河路开锁秘法

医者采用自下而上操作顺序的急救回生手法，即从脚跟开始，继而大腿、股、背、胸，沿向心方向进行，按男左女右的规律，依次弹拿勾子（足后跟腱）、上马（股直肌）、下马（股内收肌）、肚角（腹外斜肌）、后成（背阔肌）、大成（胸大肌）、金锁（胸锁乳突肌）；老龙穴（中冲）、内心筋（臂丛神经）各锁，如不醒，拿总筋会阴穴。操作者不可从上往下拿，如犯者，则会加速死亡。因中医认为昏厥者为阳气一时离散，阴阳失去平衡，回生手法是沟通阴阳，而会阴穴为阴阳、任督两脉之桥梁，上为阳聚百会，下为阴汇会阴。阳乱应从阴理，而弹拿八锁诸穴可以疏通经络，通闭开窍，使阴阳相合，生命复苏。

秘法十三　顺河路开锁秘法

金锁，位于颈项部胸锁乳突肌中段支点，分前中后三锁。前锁为颈下项部小筋，也称心筋锁；中锁为大筋，也称金锁；后锁为颈筋，也称扁担锁。三锁依次用蝴蝶手法力拧动两三下即可。

还魂锁，位于臂内腋窝处。腋前近胸为大成，称总筋锁；腋后近背为后成，称背筋锁；腋中为还魂锁，也称痹筋锁。用蝴蝶手法先拿腋前大成，后拿腋后后成，再拿腋下还魂锁。

紫金锁，位于腹部平脐两侧软腰大筋处，以软腰大筋为中点分上中下三沟。软腰大筋为中沟吊筋锁，中沟横向前一寸下三寸为前沟肚角锁，中沟后一寸上三寸为后沟肚带锁。操作时医者一手托患者软腰，另一手掌呈半握拳式置于软腰大筋处，将大筋兜起抹捏，用力拿住吊筋锁，猛力拧动后顺气则松开，重复三下。

白虎锁，位于大腿腹股沟前内侧直下三寸，分前中后三沟。中间为中沟大筋，外侧为前沟上马，内侧为后沟下马。医者一手握住患者小腿或腘窝，使之呈外展势，另一手呈蝴蝶手依次拿捏大筋、上马、下马所属肌组织。

以上四锁左右各一套，共八把锁，每把锁中又有三把锁，即锁中又有锁，即肩上三把、肩下三把、胯上三把、胯下三把，共十二把。

元关锁位于关元穴，总锁位于前后阴之间，穿心锁位于中冲穴，三锁均为单锁，俗称"半把锁"，也称"生死锁"，有"拿筋一根、起死回生"的神奇疗效。这三把"半把锁"，与以上四锁，民间合称"八把半锁"。

如何开锁，先要辨证，锁开则复苏，锁闭则病危。每把锁功用与适应证不同，运用时相互参合，若一锁不开，可开另一把锁。生死锁一般不会闭塞，不随意开此锁。开生死锁时手脚能动则预后良好。八把锁中的中锁（即八锁中处于腋中线者，包括左右颈部的颈锁，腋下的还魂锁，腿部的下马锁）为常用，见效迅速，手到即复苏，一指定乾坤，老俵言："手法急救少人知，起死回生见奇迹。"

秘法十四　八把半锁推拿总诀

回阳救逆八把半，跌打昏厥牙关闭；痧症中暑胸腹闷，虚厥挟色忌开锁。

青龙八部气血调，龙分头颈喉肩脊；惊魂未定神情呆，青龙肩井蝶双飞。

内伤气门腰腿痛，喉锁龙筋要松开；昏厥出汗昏厥症，返魂三关腋窝拿。

口噤紫金需要兜，腹下大巨外陵扣；亡汗青龙紫金锁，龙脊返魂清痧熟。

腰歪腰痛心血阻，会阴二关白虎锁；身热肢凉手强握，返魂白虎人中吉。

颈强口噤胸腹闷，生死总锁会阴掐；先师传授八把半，老少有病推拿诀。

（二）开声上气推拿秘法

秘法一　开声上气推拿秘法

凡人跌打损伤一时昏厥或其他急病引起闭症，以及溺水、上吊急救，都可使用此开声上气推拿法。患者取仰卧位，医者先在患者喉咙处上下搓揉数把，拿颈锁、心筋三把，再用掌根从丹田起向上腹部一手一手移掇推压上气，使肺部呼吸恢复，再用双手从中焦中宫胃脘向两胁掇推，反过来又从两胁利用震动手法向前胸掇移推动，反复上气数遍，再利用两手拇指、食指弹拿胸胁大成、后成、内心筋、腰腹诸筋一遍，最后扶起患者掌拍背心三下，使心神归位。昏迷不醒、牙关紧闭、气若游丝者紧按人中穴；接不上气、口吐血、不省人事者紧按勾子穴；发冷、发热、呕吐不止、大汗淋漓者紧按总锁穴；凡跌伤打伤、昏迷倒地、不省人事者，掐人中、两子，推内心筋、大成、后成或上马、下马、弯子、勾子开声，对溺水、昏迷、癫痫、遗尿遗精、阴痛瘙痒、失眠多梦、月经不调、消化不良、肛痔肛裂亦有较好效果。

秘法二　溺水急救推拿秘法

如遇溺水者，救者急将其身捞起，立即清除口鼻泥沙污物。若为小儿，令壮男背负而走或慢跑，须将其脚向上而头向下；若为大人，可将其腹横覆牛背上，两旁有人扶着勿掉下，牵绳慢行五里远，其腹中之水皆得从口鼻流出，同时推拿金锁、心筋、大成、后成，掇五腑，拍背心，按压心口，用口接气，患者自然醒矣。唯捞起时须用软布或衣服掩住肛门，以防其气下失。若其气下失，则知肺叶反而向内，机件已损，呼吸必难续矣；若其气不下失，则肺叶一时仅为水所阻，机件未损，待水流出，呼吸自续矣。愿施救者注意及之。

秘法三　自缢急救推拿秘法

如遇自缢者，凡从早到晚，虽僵直亦可救，从晚到早稍难。若心下有温者尤可救，不可割断其绳，应先缓慢抱起，解开绳，仰面朝上，用软布棉球塞紧大小便处，不令其泄气。用一人坐于患者头前，双脚踩其双肩，双手揪起其头发，扯上头发带紧，又一人将其患者手足扯直，令喉颈过顺，再用两人用笔筒套管分别对其外耳道不停吹气，又一人手在患者胸前不停行推拿手法，另一人用活鸡冠血滴入喉鼻腔内（男左女右），男用公鸡，女用母鸡，刻下即能苏活。而患者气绝虽然已久时，仍照前法急救，要多吹气多行推拿。勿谓已冷而不救矣。上法一候久，气即从口出来，即用官桂汤和粥饮之，兴润其咽喉，若依此法救治，无有不活也。

秘法四　上气开窍急救推拿秘法

医者拇指、食指、中指弹拿颈项两侧金锁（即胸锁乳突肌、颈部神经和项部斜方肌）；弹拿胸胁左右两侧还魂锁（即胸大肌和背阔肌外缘）；弹拿腰腹左右两侧肚角锁（即腹内斜肌、股外斜肌）；弹拿左右大腿内侧两筋白虎锁（即大腿内收诸肌群）。其中白虎锁要双手交叉，重拿缝匠肌起点肌缘，要弹之有响，可促使昏闭者发出"哎哟"声即苏醒，故名"开声锁"。弹拿手法要重而有力，拿此处仍不能开声者，可加重弹拿跟筋锁，并用力钳拨手法弹拿上胸外侧中府穴处大成肌肉，更有催醒作用。

秘法五　跌打颈缩解救秘法

用手巾紧裹下牙，从颈背上推两下，又双手推班栏二下，又开河路，双手托左右托逆河路十二筋正心一下；跌打呕屎，开五脏六腑，开逆河路十二筋，背上用搥子手四下，用双手掌从背上推到铁板穴上，过肚脐上来回二十下为止，又双手上下揭中河八九下，扳中揭七八下，用手查外弹头，左右各两三下；河开天空三下，开班肩二下，前河路四下，腿边上下河中来回五下，转背上后河四下、正心一下、逆河路肚脐横过左右三寸二下，腿眼二下，带上上河中二下，至咽喉风池二下正心一下；跌打出舌头，背上用槌子手推二把，开逆河路十二筋，天顶肩膀双手同掌拍打七下。跌打落板油、落腰子，用手推拿天门三下，心窝推三下，背心推三下，海泉穴捏三下，挂膀三下、勾子三下，若还不转，涌泉穴推拿一下即可回生，男左女右。吊颈死者，若男人先塞粪门，女人塞阴门，务要亲人先接气三口，后用推拿，天门三下，人中三下，心窝三下，背心三下，挂膀三下，海泉捏三下，勾子三下，涌泉推拿一下，即时回生，男左女右。成痧闭汗者，用推拿天门上三下，人中三下，颈筋上一边三下，心窝三下，左右乳旁上三下，左右手曲尺三下，若还不转，勾子穴一下即愈。若鼻孔出血不止者，用推拿后成、心筋挂膀穴捏三下，勾子穴捏三下，若还不止，涌泉推拿一下即止。

秘法六　内伤急救推拿秘法

伤在气海穴，推下马开声上气；伤在六宫、膀胱，六宫、坐马、下马开声上气；伤在丹田、肚角，推上马、坐马开声上气；伤在盆弦、过肚，推后成、坐马开声上气；伤在大成、还魂、气胁气门、净平、天平，推后成、左右还魂、气胁开声上气；伤在中交、信门、二仙传道、左右将台、血仓、血池，推大成、中宫开声上气；伤在咽喉舌咽，推金锁、中宫开声上气；伤在胃脘，推背心开声上气；伤在金钱五腑，推胃脘开声上气；伤在丹田、肚角，推上马、坐马开声上气；伤在五腑、丹海，推肚角八层、上马、下马、坐马、背心、五腑开声上气；伤在铜壶滴漏，推肚角开声上气；伤在天顶头角、太阴、太阳、井泉，推井栏、擂凤尾开声上气；伤在班栏、挂膀，推大成、后成，擂背心开窍声上气；伤在中交、信门、血气、血仓、大成、后成，推内心筋开声上气；伤在小眼、排骨，推上马、下马开声上气；伤在中宫、背心，推掇五腑、丹田、内心筋开声上气。

秘法七　推拿开声妙诀

伤在膀胱、六宫，上马开声；伤在丹田、肚角，坐马开声；伤在盆弦、七步，后紧开声；伤在气门、净平、上下还魂、气胁，大成开声；伤在中交、信门、血藏、血池、将台、二仙传道，中宫开声；伤在咽喉舌恋，胃脘开声；伤在胃脘，背心开声；伤在命门、心、肝、胆、肺，气腰开声；伤在金钱五虎，务要全身推拿移掇。

伤在中宫，推胃脘开声；伤在胃脘，推心前命门开声；伤在左右乳下大气门，推左右大成开声；伤在左右小气门，推左右后成开声；伤在左右盆弦、肚角、膀胱、六宫，推上马开声；伤在腹部丹田、气海，推左右八层上下马开声；伤在信门、血藏、血池、二仙传道，推中宫开声；伤在咽喉舌恋，推中宫、胃脘开声；伤在左右耳下气管穴，推井栏、筋锁、心筋开声；伤在金钱五虎，推井栏、筋锁、心筋、五腑还阳；伤在井泉、井栏、金秋下海，推筋锁、心筋开声；伤在小眼、排骨、盆弦、过肚，推左右八层带后成开声；伤在天河，推七关、挽骨开声；伤在背心，推凤尾、七孔、腰气开声；伤在八路两腰，推七星、腰气即时还生；伤在尾通、七星板，推凤尾、七星、吊筋、吊肾开声。

（三）五腑推拿秘法

两手固定金钱穴，连推紧几次；左手固定金钱穴，将右手在背心穴连推几次；右手固定金钱穴，将左手在背心穴、腰气穴连推几次，手要正，气往两头走；右手固定心前穴，在后紧连推几次；左手固定金钱穴，将右手在肚角穴连推几次；右手固定金钱穴，将左手在肚角穴连推几次，推到上胸前为止；此法推法详细清楚，有起死回生之功。

（四）开河路推拿秘法

开逆河路有十二筋外正心一下，开顺河路有二十二筋外正心一下。

推拿永不伤命，哪怕闭了牙关又无进出气，只要心窝有跳就可以救得活。先用生姜汁，撬开牙齿一灌，万无一失。

跌打伤肝，眼目不正，口似鱼嘴，此症命归宗。跌打伤肺，面有紫红肿，此症总不能救。跌打进舌头，此症背上用槌子手打二下。开顺河路天庭三下，班肩二下，前河四下，腿边二下，上河来来回回去五下转背上，后河四下，正心一下，下河肚脐横过左右三寸二下，腿眼十下，带上上河中二下至咽喉二下，凤池二下，正心一下。开逆河路十二经，天顶肩头双手用掌打拍七下。跌打口出舌头缩颈，用手巾绑裹下牙，从背上用槌子手打十下，双手推上班二十下，开河经手托下牙，左右托到河下十二经正心一下。跌打呕出饭，开五脏六腑，开逆河路十二筋在背心上用槌子手拍四下，双手巴掌从背上推到七星板穴上过肚脐上回来回去二十次，到下阴为止。双手向上下掇中河八九下，用手抓左右脚各抖两三下。跌打落腰子发笑嘴歪，用双手撑住脚边筋三下，到脚心拍下掌正心一下，真乃起死回生也。坐山五腑，搐掇五腑，名为借五腑，掇金钱穴手要平，正气分两头走连紧几次，将左手固定金钱穴，右手推拿腰子连捻几次，再将左手固定金钱穴，右手拿丹田几次，又将右手固定金钱穴，将左手推肚角八层几次，连翻几次，对呕吐翻肠者用之妙也，再将左手固定金钱穴，右手在胰廉连捻推几次，膀胱处如有黑血不活，缓搐散几次，活血即可。

（五）推宫还阳推拿秘法

秘法一

伤在中宫、胃脘、胃气、命门，推大成、后成、将台，开胸膛，拍背心开声，掇五腑还阳；

伤在膀胱、六宫，推上马、下马，掇五腑还阳；

伤在左右大小气门，推左右大成、后成、内心筋、还魂、将台开声，掇五腑还阳；

伤在丹田、肚角，推勾子、连铁、上马、坐马、肚角八层开声，掇五腑还阳；

伤在信门、血仓、血池、二仙传道、将台，推中宫开声，五腑还阳；

伤在咽喉舌燕，推胃脘开声，五腑还阳；

伤在井泉、井栏，推筋锁、心筋、天门，擂凤尾开声，掇五腑还阳；

伤在小眼、排骨、盆弦，推肚角八层带后紧、五腑还阳；

伤在两肘窝，推曲尺、脉筋、晒廊、内心筋、班栏，翻转复来，还阳；

伤在尾通、七星板，推凤尾、吊节、吊肾后全身移掇；

伤中交、信门、血仓、将台、金锁、二仙传道等，推拿大成、五层、将台、还魂带后紧、大成，掇五腑还阳；

伤内脏心、肝、脾、肺、肾，推拿背心，掇五腑、血仓、血气、将台、筋锁、二仙传道、内心筋还阳；

小眼、排骨、过肚、盆弦受伤，推拿坐马、肚角八层、后紧，掇五腑还阳；

丹田、肚角受伤，推拿左右两边肚角、上马、下马，掇五腑、膀胱还阳；

膀胱、六宫受伤，推拿上马、下马，掇五腑还阳；

两手受伤，推拿曲尺、脉筋、晒廊、三关，又曲尺、脉筋、晒廊、三关，转身班栏还阳；

板南受伤，推拿腰眼、后紧，擂凤尾还阳；

尾通七星受伤，推拿凤尾，擂七星、吊弦四下还阳；

五腑受伤，推拿全身翻转复来五关八路；

两腰受伤，推后成、擂凤尾转身。

秘法二

伤一里风池，推天门、眼风、筋锁、井栏，若不转加推八卦，拍背心转身还阳；伤二里烟空、架梁，推筋锁、井栏、后成，若不转加内心筋、大成、五层，拍背心转身还阳；

伤三里眉心，推左右金锁，加大成、内心筋、后八卦，拍背心转身还阳；伤四里太阴、太阳，推还魂、大成，带内心筋、井栏、筋锁、心筋、后成，拍背心转身还阳；伤五里命门，推大成、后成、还魂、气胁、内心筋、井栏、将台、血仓、中宫、胃脘，扶伤处，掇五腑，拿心筋，拍背心转身还阳；伤六里闭门，推大成、后成、还魂、气胁、内心筋、井栏、将台、血仓、中宫、胃脘，掇五腑，拍背心加坐马、五腑、腰气转身还阳；伤七里过肚，推五关八路、还魂、后成、坐马，掇五腑，拍背心转身还阳；伤八里风海，推二十四气加膀胱、肾气，掇五腑，拍背心、上马、下马、肚角八层转身还阳。

秘法三

高楼坠落伤，凡遇到高处跌伤、摔伤、碰伤闭死在地，脸色苍白、全身作冷发抖、眼目紧闭、呼喊不应者，不要马上扶他起来，先摸脉象心口余热，再看指甲血丝，用手插腰、中指放箭，眼动可动手，否则另请高明。急救方法，先逆河路开上下八锁（手法要到位），用中指，男偏左，女偏右，弹总锁，接通任督两脉，搓动背心数遍，后拍背心三下，掇五腑、推中宫、开揉地腑胃脘三遍（掇五腑时要用五色布垫住肛门，膝盖顶住，不能漏气），推十八关可回生；等十五至二十分钟后，再从头推拿到足，全身推两遍可以还阳。如弹拿总筋未反应，再全身翻转复来推转，掇五腑时要快重拿慢慢放，此为全身推宫还阳秘法。

（六）跌打损伤推拿秘法

秘法一

头上跌打受伤，推拿井栏、筋锁、心筋、天门，擂凤尾断根；头颈受伤，推拿井栏、筋锁、心筋、天门，擂凤尾、中交、信门、血仓、血气、将台；井泉、井栏受伤，推拿井栏、金锁，擂凤尾，掇五腑、中高、信门、血仓、血气、将台；二仙传道受伤，推拿金锁、大成、五关八路、将台、还魂带后紧，掇五腑还阳；五腑、气门、净平受伤，推拿还魂带后成、大成，推拿全身翻转复来，五关八路、五腑还阳。伤在腰眼，推后成，擂七星板、凤尾、内腰断根；伤在两手，推曲池、尺脉、脉筋、三关、晒廊、内外心筋断根；伤班栏、五关八路，推全身五关八路，翻转复来两三次断根；伤在五关八路、盆弦、小眼、排骨、过肚，推左右肚角、九关、上马、下马，移掇五腑断根；伤在膀胱、六宫，推上下马，移掇五腑断根；肚角、盆弦受伤，推拿肚角八层；鼻腔受伤，用手掌拍背心数下，按摩下肢至足心，或用稻草缚左右中指中节，即可止血；伤在脑后枕边穴，推内外筋锁、心筋、井栏，翻转复来推两三次，掇凤尾、七星断根；伤在脑上二十五穴，一概推井栏、筋锁、心筋，掇七星、凤尾断根；伤在左右两胁诸穴，推还魂、后紧、大成、后成、内心筋，翻转复来推两三次断根；伤在小眼、排骨、过肚、盆弦，推肚角八层后紧，移掇五腑断根；伤在丹田、肚角、膀胱、六宫、肾气，推上下马、左右肚角，移掇五腑断根；伤在金钱、五腑、气海，推上下挂膀腰气，移掇五腑断根；伤在班栏、七关，推上下还条、后紧、五关八路，翻转复来数次断根。

秘法二

伤在咽喉中食，推筋锁、心筋、井栏、中宫、五腑断根；伤天丁、大中、太阳、太阴、眉尖、凤池、晒廊、井栏、井泉、架梁、凤锁、哑凤，推拿井栏、筋锁、心筋、天门，掇凤尾断根；如逢中受伤推两边；伤舌燕、咽喉，推拿中宫、左右井栏、筋锁、心筋、天门，掇凤尾转身，即能断根；伤咽喉，推拿左右井栏、筋锁、心筋、天门、凤尾、井栏断根；伤二仙传道、中交、信门、血仓、血池、筋锁，推大成五层、将台、还魂后紧，掇五腑断根；伤气门，推拿净平上下还魂、气胁，推大成、还魂、后紧、五脏断根；伤天平，推大成五层、将台、还魂、后紧，掇五腑、晒廊、耸肩峰断根；伤曲尺、掌心、虎口，推曲尺、脉筋、虎口，掇三关、晒廊断根；伤盆弦、排骨、小眼、过肚，推肚角八层，上后紧，掇五腑转身，即可断根；伤在丹田肚角，推肚角八层，掇五腑加膀胱、肾气加掇五腑断根；伤在六宫、膀胱、肾气，推上马、膀胱、肾气、丹田、下马、肚角、后紧断根；伤曲尺、眉眼、涌泉、鞋带，推下马、上马、腿峰、了檐、弯子、弯弯子、鞋带、勾子断根。

秘法三

伤胃脘、命门、左肝右肺，推背心、五腑，加上内心筋断根；伤金钱、五腑，推拿腰气、盆弦，或有呕吐者加坐马、五腑断根；伤铜壶滴漏，推下马、吊弦、了檐、弯弯子、后紧，推二十四气加勾子断根；伤挽骨，推天河、挽骨、筋锁，复推板南、颐梁、扯五关八路，耸肩峰断根；伤板南、颐梁，推拿板南、颐梁、凤翅、挂膀、还条、天河、挽骨、井栏、肩峰、五关八路转身；伤笑腰，用带子一根打圈，把伤者吊在高处，面对面往上移掇推腰子、胰廉、连铁、后紧，掇五腑断根；伤腰眼，擂腰眼、坐马、还魂、后紧、七星板，翻转复来推数十次，可断根；伤在尾通大便不止，推拿两子、后紧、鞋带、勾子、二十四节到勾子断根；伤天河，名为倒春寒，推拿挽骨、天河、板南、颐梁、挂膀、还条、后紧、五关八路断根；伤凤翅，反复推挽骨、五关八路，擂腰眼、还魂，耸肩峰断根。

（七）跌打气闭推拿秘法

秘法一

凡治跌打损伤闭气之症，先观五形五脏形色，审清死症生症，若四肢未动，眼珠已死，牙关紧闭，疼痛不知，形色已变者，危症也。即用开关散通窍，用手提拿勾子筋，可见有救无救便可医也。若论受伤推拿必须分男左女右，伤在上处，先在排骨中处起手，自上而下至两边三把至横骨止，后从脐宫自下而上到背肩三把止；伤在下处，先从小肚两边起手三把，自脐至横骨止，后在丹田至上肩井三把止。又论提筋法，先提勾子筋轻轻一把，次提软身筋重三把，又提气筋、总筋一边三把；若伤重骨折，推顺排骨横推至背使骨折复合止，左右以五、七、九把为定，要开内外总筋，提动胁下筋，一筋三下或提一下也可以，又提背上两条总筋，又从骨折复合，使骨自下至尾骨三把，止于丹田；重伤服药痊愈。有各处伤必有各处方，有轻有重有老有幼，有肥有瘦有加减，在人心法妙用。又论推法拿法，两手插抓六宫肚皮抖提三五下后，用手掌拍打软身三穴气血两开，轻者必定好也，重者服药即愈。

秘法二

伤肚角气闭，翻转复来推勾子、两子、上马、下马转身；伤小眼、排骨气闭，推大成、后成、还魂、气门、五腑、肚角；伤气门气闭，推大成、将台、还魂、气胁、内心筋、五腑；伤舌咽气闭，推胃脘、后金锁、心筋、大成、后成、肩峰；伤脑顶气闭，推天门、金锁、井栏、筋锁；伤天顶气闭，推上焦总筋、内心筋、后锁；伤咽喉气闭，推胃脘、背心，若不转加推浮山反八卦；伤五腑气闭，推金钱、五腑、肚角八层、背心、凤尾；伤背心、虎眼、气廊、晒廊气闭，推二十四气加坐五腑；伤背漏、虎眼气闭，推前后八卦、筋锁、内心筋加坐五腑；伤上马气闭，推反八卦加坐马、摇尾通、凤眼、掇五腑；伤乳根气闭，推大成、后成、将台、晒廊、井栏、肩峰、还魂、内心筋搓动、掇五腑、拍背心。

秘法三　跌打气闭推拿总诀

天顶天池太阴阳，风锁哑风舌根真；咽喉命门闭门哥，气门小眼五腑和。

左有丹田右肚角，小眼排骨过肚坐；气廊班栏有八层，要知图中安得化。

莫说此诀无用处，谨记心前却有用。

（八）跌打血闭推拿秘法

秘法一

伤净平、血碗、血闭，推大成、后成、中宫、胃脘、掇五腑带内心筋；伤开空、眉尖血闭，推上焦总诀，加后成、班栏锁；伤涌泉血闭，推下焦总诀加落肚；伤井泉血闭，推上焦、人中、净平、井泉、眉尖、眉心、天顶、脑后枕边总诀；伤百重血闭，推二十四气全身加掇五腑；伤仙鹅取血血闭，推胃脘、筋锁、心筋、下勾子、五腑；伤平针血闭，推背心、坐五腑、大成、还魂、后紧；伤中高血闭，推中高、胃脘、还魂、腰气、五关八路、肚角、上马、下马、五腑、背心；伤气海血闭，推大成、后成、还魂、坐马、五腑、背心、内心筋、后八卦；伤紫童血闭，推还魂、气胁、大成、后成、内心筋、五腑、筋锁；伤风尖血闭，推膀胱、坐马、丹田、肚角、腰气、背心、五腑、后成、大成；伤左肝右肺血闭，推中焦总诀加坐五腑；伤丹田血闭，推八卦加坐五腑、膀胱、肾气，若不转加内心筋；伤耳背血闭，推筋锁、银锁、心筋锁、井栏锁、八锁加勾子锁；伤腰眼血闭，推坐五腑加大成、后成，重者加二十四气、内心筋、肚角、还魂、腰气；伤七星板尾椎骨血闭，推后成、大成、五关八路、五腑。

秘法二　跌打血闭推拿总诀

命宫净平知开空，井泉山根似百重；仙鹅涌泉平针立，胃脘中高信门中。

血仓血碗双燕海，心碗血痰有紫童；夺印风尖子甲筋，肝肺左右与丹田；

肚角耳背像口穴，笑腰腰骨腰胀连。七里尾冲是血气，可用推法救人生。

（九）跌打筋闭推拿秘法

秘法一

伤鬼眼迷眼筋闭，推脚总诀；伤侧脚筋闭左右脚背肿，推脚总诀；伤肩尖五子筋闭，推三关、曲尺、五子筋带内心筋，复推扯内外五关两手十四穴；伤脚上诸筋作烧作闭筋闭，推脚总诀；伤唇口牙关紧闭，推后筋锁，用侧掌扶三次前筋锁、井栏，掇归原位即可；伤舌根筋闭哑声，推后成筋锁、井栏，又名哑子问路；伤金秋落井筋闭，推筋锁、心筋、内心筋，扯五关，送肩峰；伤井栏筋闭，推井栏、后锁、大成、五层、后成、五腑带内心筋、将台；伤脉筋、曲尺、头三关筋闭，推手总筋诀；伤落胫筋闭，推二十四气全身加五腑；伤挽骨筋闭，推二十四气全身加后成内心筋；伤风翅筋闭，推胃脘、大成、后成、五腑；伤牙腮筋闭，推井泉、上焦掇复位；伤肩井、肩峰筋闭，推前后大成、后成、肩峰、肩井；伤曲尺筋闭，推井栏、大成、后成、将台、还魂、肩峰、曲尺、晒廊、三关、虎口搓动。

秘法二　跌打筋闭推拿总诀

迷眼侧脚与肩尖，曲池鞋带五子筋；勾子童肚牙腮背，金秋落井风翅姑。

唇口哑闭传道仙，挽骨龟板风雨边；头二三关上下马，井栏脉筋落井胫。

羊头千斤平山穴，亦是筋闭总关言。

（十）六支血箭推拿秘法

头上血箭推拿外筋锁，手上血箭推拿晒廊，脚上血箭推拿勾子，可止住血。扣在上焦来血，推后成、银锁，连推三把即止；扣在中焦、下焦来血，拿两脚弯子、坐马、勾子即止；扣在两手来血不止，推晒廊即止。

（十一）脏腑内伤推拿秘法

秘法一

伤在上关闭死在地，应拿燕窝穴接转身；伤在二关闭死在地，应拿肚角上下接转身；伤在三关气急闭死在地，拿曲池穴两脚勾子接转身；伤在四关肚角口内吐血、大便不止，在两子穴接转，如有不转，二十四气逆河路推，在肚角翻身；伤在肚角粪门不能饮食，茶水不进，闭死在地，拿脚上两边总根可以还阳；如还不还阳者，用人参汤灌之可以还阳；伤在五关仙鹅取血穴，眼花心惊，心如刀割，口舌乱语，不知人事，牙关紧闭，拿勾子穴，如有牙关紧闭不能开口，用剪刀撬开牙齿用童便灌之可以还阳，如仍不还阳，用金银针剔破舌下，黑血长流，即刻可以还阳；伤在六关两腰上，眼目紧闭假死在地，用药方：朱砂半钱，猴骨烧灰，和童便灌之，可以还阳；伤在七关骑马穴，即一脚踢在粪门之上、尾骨之下，即名为下人中穴，大便不止，在两勾子穴接转，上中下三焦前后八卦推按。如有不转，二十四气逆河路推。

秘法二

上部胸前、肚下、胃脘、心口、心窝、乳下、气门受伤，左痛提左，右痛提右，先提扁担筋，再提经锁筋，又提将台、横梁筋；下部伤痛若不止，又掇肚角筋一把，又撮腰眼凤尾筋；若鬼眼、腰眼损伤疼痛，先提盆骨上筋，又提肩膀筋，又提外经锁，又提下马琵琶筋，又提上了檐血囊筋，又提膝脆弯弯筋，颈项大筋疼痛，先提肩膀颈筋，又提盆弦筋、囊筋，肚角筋各提一把手，颈肩手节指尖疼痛，先拿曲尺再抖三关筋。

秘法三

一推头顶百会，二推天门印堂，三推两边太阴太阳，四推颈旁心筋，五推喉中天突，六推舌下喉管，七推两胸大成，八推十指十宣，九推臂弯曲尺，十推十趾足尖，十一推两腿弯子。

秘法四

患者正坐或侧卧位，医者双手拇指先在患者两眉间及天门处先推拿十把，逐渐推到前额发际处再左右分开，男左女右推揉额角太阳太阴十把，循两鬓角至耳尖上发际转入脑后部用重手法按摩十把，转向颈中锁按三把，沿斜方肌的上头由上而下推按两肩后颈锁十把，能缓解头痛头晕胸闷呕吐发热中暑症状。如上吊者，喉咙部上下推动，改用拿法，两手均衡用力捏拿井栏、金锁三把，掇五腑，拍背心中宫，开胸膛，拿十八关，掐内心筋可上气还阳；如颈椎损伤，拿前中后筋锁，掐心筋，拿井栏，推天门，拍背心，左右摇掇颈椎；如溺死者，先脚高头低，把肚子里水倒出，推拿心筋、大成、后成，掇五腑，拿肚角八层，连推三遍可还阳；再揉搓肩锁、井栏、肩峰至将台，抬举上肢弹拨大成后成，捏拿还魂，顺肋骨从胸脯前推搓至胸背部十把，复手十把，转上肢，男左女右，肩膀内侧开始，沿肩部肘部前臂内侧尺侧到腕部至手指末梢用揉搓手法十把，抖落三关三把，然后转手掌后侧桡侧，从手指部开始，前臂肘部肩部背侧搓揉手法十把，抖落三关三把，复手三把，转上前胸将台、后背晒廊向外推三把，复手三把，上至胸骨柄下至心窝直推三把，转用手掌自上往下，从内往外至胸背部顺肋间隙搓擦三把，左右一样，从背部季肋部向前胸搓五把，背心空心拳拍击三下，最后嘱患者曲肘平胸平肩互动十下。

秘法五

患者正坐或侧卧位，医者立于患者患侧，双手从患者颈项部起手操作，先揉搓金锁、井栏、心筋、上三关、晒廊三把，平扫三把。如两眼紧闭不开声者，推天门、太阴、太阳，掐三沟，逆河路开十八关；或沿肩内侧将台、大成、上胸肋部搓揉三把，转肩后侧，顺脊柱两侧后紧、晒廊、还魂、背心、背阔肌至下腰部软腰处擦动五把。如伤胃肠疼痛者，推拿大成、后紧、胸膛背心，托五腑，拍背心，推拿上马、下马等下肢内侧部位。如伤膀胱肾气者，推拿左右上马、下马、坐马、六宫、丹田、肚角，揉搓涌泉、勾子。如缩阳缩阴者，推拿腰子、连铁、肚角、上马、下马数把，又掇五腑，揉捏肚角、肚带、吊带数把，转顺时针推按腹部数把。如腰伤发笑不停者，推搓腰眼、肾门、盆弦、肚角八层，转十八关逆河路法，转下肢，男左女右，从髂内侧开始，下行腹股沟内侧上马、下马、坐马拨动数把，转大腿前内后侧腿峰、上了檐搓揉十把到膝部，在膝弯足弯内外弯子、下了檐外重力弹拿数把，转鞋带、勾子和五子部位揉搓数把，抖落三把，复手三把，足心拍打数下，转小腿外侧，用手掌往上部搓至小腿大腿，在足跟陷窝处弹拉拍打数把，抖落三把，复手三把后全身推拿即转身。

秘法六

胸前、肚下、胃脘，心口、心窝受伤，将乳下气门提气，左痛提左，右痛提右，先提肺筋，又提全筋锁，又提将台、横梁、筋下部，筋若不止，又在肚筋一把，又腰风、尾结、鬼眼、腰眼共疼痛，损伤先提前骨上筋，又提膀筋，又提外金锁，又提下部琵琶筋，又提囊筋，又提膝窝脚筋，颈大领共疼痛，先提膀筋，又提盆弦筋、囊筋，角提一把手颈，手节指尖共疼痛，先曲尺，麻曲尺、脉筋。

秘法七　脏腑内伤推拿总诀

一推推拿最为良，随用单方逞刚强；推者推动气血路，拿者拿起回生筋。

一推天门观浮云，二推太阳吊耳筋；三推脑后落风坡，四推三根入珠角。

一拿龙膛牙腮筋，二拿膛边壅颈筋；三拿海后颈总筋，四拿嘴中鱼口筋。

一推两肩合关筋，上母下公子苟筋；三推两肩正膀筋，四推将台通烟火。

一拿胸膛乳后筋，二拿两膀护胸筋；三拿挂膀通气门，四拿背部风翅筋。

一推天鹅气相连，二推挂膀通气门；三推凤尾通下气，四推腰部气消顺。

一拿两肘弯弓筋，二拿燕气通三筋；三拿虎口龙彪筋，四拿十指通肝经。

一推挂膀通胆宫，二推胸膛胃气门；三推胆宫四路通，四推大腿栋梁筋。

一推肚角肾子筋，二推总筋通气海；三推腿边琵琶筋，四推臀下坐马筋。

（十二）十二行宫推拿秘法

秘法一

第一行宫子时印堂穴伤，推法：先点按总筋勾子穴，然后上提两肩颈筋，针刺足内踝，弹拿两腋大成、后成及肚带筋，然后运气于手掌在患者背心上心轻轻一掌，即可收工。

第二行宫丑时天空穴伤，推法：先推两侧太阳，后推太阴筋路，后提玉枕、百会两穴，往颈项两边分界各提九把，往后回手，又咽喉中二边筋拉开，再将左手天庭穴托好，右手格掌轻轻打三下，四围秘手弹拿数下，上、中、下气血通行可愈。

第三行宫寅时架梁穴伤，推法：先推两太阳，又提迎香并承浆、囟门、两耳、眉心，上两血海，分走百会，将两耳扯动，喉口二气关提开，左手捏眉心，右手在百会穴轻轻打二下，两手在架梁、迎香分界处，走腮门穴推九把，在囟门穴弹拿三下，患者咳三声，气血自散也。

第四行宫卯时血海穴伤，推法：先推二道气筋，耳背后面穴，又提耳前血路筋络，又在百会后面提动三把，又往两边耳后上推九把，患者连咳数声，气血散。

第五行宫辰时耳门穴伤，推法：先推两耳气筋，又提喉间气筋，再提血路筋，又提百会穴气筋，又提百会穴中关血筋往后推九把，又往耳下推九把，又往太阳推九把，又在耳门穴弹拿三把，天庭穴平掌打三下，连咳三声，气血散也。

第六行宫巳时喉咙穴伤，推法：先推两边气筋，又提喉结中关气筋，血筋又提耳前耳后气血两关筋，又提百会气血两筋，又拉开两胁筋数把，针刺少商。

第七行宫午时掌心穴伤，推法：先提鸠尾、胁窝、中极、玉堂两边气血二筋，捏动两手，走传道分界两边各推九推，掌心贴在心上，右手在人空穴中轻轻平打三下，将患者二手敦三把。又弹拿数把，连咳三声，气血散。

第八行宫未时胰连穴伤，推法：先开二面盆匣筋路，又提上奇门筋路、凤尾、凤翅。又提下奇门筋路，开四门，用弹拿数十下，在伤处筋路连扯动三下，正中血路筋捏三下，又用指点法，嘱患者连咳三声，气血易散也。

第九行宫申时凤尾穴伤，推法：先提腰俞、血海，气血三排筋路，用手拿，又按骨缝中筋二面，捏动三把，又提凤尾、凤翅二筋路，再提公带边筋，又用手各边行倒筋之法七把。又往上各边推九把，往上至下推九把，在龟尾拍打三掌，左右手八宫推九把，用右手在人空穴轻打三掌，轻轻用弹拿数把，嘱患者咳三声，将人身提抖三把，气血散。

第十行宫酉时丹田穴伤，推法：先提六宫两边筋，又提肚带筋、腰俞三根大筋、勾子筋，又提上面两边第七根排骨筋，往上两边各推九把，又往下面行倒筋推九把，往后推九把，又弹拿数把，左手贴丹田位，右手在后面嘱患者咳三声，气血散也。

第十一行宫戌时滴漏穴伤，推法：先提勾子筋，又提尾阑筋、阴阳筋、肚带筋、腰俞筋，又将左手敦三下，将手在肛门用力一顶，又用手在背后尾骨处，重推九把。又将总筋捏动，将手在板池二边各推数把，弹拿手九把，指阴阳伤位，嘱患者连咳三声，气血通也。

第十二行宫亥时涌泉穴伤，推法：先提勾子筋，又提太溪筋、鞋带筋、正穴筋，针刺委中穴，又下马筋，再提勾子筋，用手将十指捏住昆仑穴，两手滚动数把，将手顶住涌泉穴，用手在足背上轻打三下，患者连咳三声，气血散也。

秘法二

舌尖伸出口流涎，伤在对口穴，急宜开胸前，子筋拿一把；两目青红眼无光，其伤在太阳穴，先拿剿耳穴，再拿腋两膀；三焦气不通，面赤手抓胸，开胸十八把，子筋好用功，若问伤何处，定在气门中。右鼻出大气，其伤在净平穴，勾子拿一把，死去复还魂；左耳色带青，眼角往上翻，若问伤何处，其伤在血门。目红面赤泪如水，其伤在鸠尾，先推十余把，急拿勾子穴；海眼凤眼曲力拿；气喘心跳形如笑，肾经受伤勾子拿；气出如蝉叫，鼻涕常留青，其伤非别处，一定在肝筋；抬头不起气不匀，其伤在千斤，先拿凤眼穴、凤膊与子筋；呕吐反胃面皮黄，伤在肚角与膀胱，先要安肚角，开胸勿彷徨。

（十三）二十四气推拿秘法

秘法一

一推天门，在前额并眉推起转后脑壳两边再推数把；二推金锁，在金锁两边捏拿数下；三推将台，在胸脯将台处轻轻揉搓气血得散；四推大成并后成，在两胁下每边抠筋数下血脉相通；五推气门血门，从左乳下推至背心转右乳下连推数次；六推盆弦，在左右腰弦上每边推数下；七推腿筋，在大腿上马下马部位每边抠数下；八推头六宫，在左右风池、风府两手推两边连推数下；九推番连，在凤尾上连推数不节节相连；十推四肢，寸节拿动中指尖放一针；十一推总锁，在总筋之下手指往上顶即可回生。

秘法二

一推拿开天门，从眉上至脑顶推十次，又从横抹入鬓各九次，男左女右重推；二推金锁，在金锁两边捏拿数下；三推拿开胸膛，在胸前将台处轻轻运转，血能得散；四推拿两胁大成并后成，在两胁下每边抠筋一手令血脉相通；五推气门血门，在左乳下推往背心，转入右边乳下复左右推数下；六推拿两腰盆弦，在两腰弦上左右每边推一下；七推拿两边腿筋，在大腿部位两边每边抠一下；八推拿六宫穴，在脐上三寸左手抵住，右手在总筋上拿一下；九推拿番子骨，将手在尾骨上（即尾闾上）连推数下血脉相通；十推拿两手足寸节，拿动中指甲下放一针（名为老虎穴）；十一推拿勾子穴，在总筋上用手抵住往上挺，男左女右，即时回生闭地府。

秘法三

一推天门能通气海，二推金锁能通血海，三推心筋能通胃气，四推井栏能通太阳止头晕，五推大成能通将台，六推后成能通班栏，七推晒廊能通心筋，八推曲尺能通小筋，九推脉根能通班栏，十推三关能通两手诸小筋，十一推将台能通肺气，十二推还魂带后成能通腰气，十三推背心能通肺气，十四推五腑能通大气，十五推上马能通膀胱，十六推腿峰能通肾气，十七推下马能通脾气，十八推弯子能通七星板，十九推弯弯子能通坐马，二十推弯子能通丹田，二十一推上了檐能通五腑，二十二推下了檐能通肚角，二十三推鞋带能开心窍，二十四推勾子能通小筋，二十五推丹田能通肝筋，二十六推肚角能通肺气，二十七推真气不节能通三年穴，二十八推合掌手能通大小气，二十九推命门能助气上升，三十推凤尾能开骨节，三十一推腰风能通后气门，三十二推班栏能通前后八卦余气，三十三推挂膀能和上焦气血，三十四推前河赶后河能和全身血气，三十五推能散血，三十六推能祛瘀血。

秘法四

一推拿开天庭，即两手从眉心中间起，推往两边鬓角额角，连续推数把；

二推拿两颈筋，每边颈上扣拿一下；

三推拿开胸膛，将手在胸膛前轻轻推动数把，血气活动；

四推拿两胁下，每边扣筋一手血脉相通；

五推拿气门穴，右边推往背心，接左边乳下，连推数把；

六推拿两腰弦，每边腰弦扣拿一下；

七推拿两腿筋，在两边大腿上夹肉，每边扣拿一下，节节相通；

八推拿六宫筋，手在脐下一寸三分，将手抵住，右手在总筋下扣一下；

九推拿翻莲穴，将手在尾骨上连推数把节节相通；

十推拿两手足寸节，每边手足拿动指甲内放一针；

十一推拿勾子穴，在总筋下，用手指往上一挺。即时回生。

秘法五

一推拿开天庭，两手在眉心处推，往太阴并太阳连续推数把；二推拿闭地腑，用青布一块塞住粪门，勿令放屁走气；三推拿开胸膛，用手在胸膛轻轻推动数把，气血活动；四推拿六宫（脐部），用手抵住脐下一寸三分，勿出尿；五推拿两侧金锁，用手在颈筋边扢拿数把；六推拿两腰弦，用手在两边腰弦扢拿数把；七推拿在胁腋下大成、后成、肘下用手扯弹扢拿数把，节节相通；八推拿铜壶滴漏，用手在肾下总筋两边扢拿数把，四肢活动；九推拿背心窝，用手在背心窝轻轻拍一掌，即可回阳；十推拿滴水翻莲，用手在会阴总筋穴捏扯数把，气血节节活动；十一推拿两边腿上，用手在每边扢数把至脚跟；十二推拿小肚膀胱，用手在膀胱推往背转至丹田，气血相和；十三推拿两乳旁穴，用手在两乳房推往两边至背心相连至右边气门；十四推拿两手足，用指针刺中指，四肢活动；十五推拿勾子，用手在总筋下骑马当中往下挺，即时还阳；十六推拿总诀，将麦秸烧灰，于地下泼尿酒，趁温用草席一床铺下，将人抬在草席之上，用被褥盖紧勿走气，回转阳气。

秘法六

一推拿拿足金勾子、会阴穴总锁，总锁气血可通任督二脉，善解昏厥假死及一切垂危之险象，以拿法、点法应验不误。二推拿提耳吹气，耳纳元气，能通内脑，解昏闷窒息，凡跌打伤后，证见昏厥目合口张者，速提两耳吹气，灵验。三推拿提前后金锁，金锁络会诸阳之经，能解拘缩、痉挛，有苏神开闭活气血之功，凡上下身跌打损伤均可提拿金锁，能通畅气血，复苏经脉，运畅气机血路。四推拿拿两腋下大成、后紧、还魂锁，手足三阴三阳经过渡络会，解窒息拘痉，通畅脏腑气血，疏滞解郁，开胸腹，腰背及头颈、四肢损伤，均可拿大成、后紧，畅运气血循流。五推拿伤损处，嘱患者呼吸，医者捧其伤部进行推拿按摩，使患者体内气滞血瘀之气，通过上气手法来疏散宣通。六推拿行逆河路法，采用逆十二经脉走向推拿按摩，内迫使气血通经活络。七推拿移掇紫金锁、肚角、肚带，吊筋，吊筋即两腰弦侧肋骨终端，肚带位上带脉处，解胸腹腰背拘缩痉挛，凡胸腹腰背损伤均可移掇此经脉，以疏通血运宣畅气机。八推拿上马、下马、坐马、白虎锁，足三阴三阳经此络会居多，可解胸腹气血停积壅滞，凡损伤胸腹腰背致气滞血瘀者，均可拿其位以疏畅气血。九推拿拍摩背心，督脉中枢气血聚散至阳穴处要位，凡头部背部及四肢气血内伤均可拍摩背心，有宣气活血之功。十推拿内心经、凤翅穴、过肚穴解闭滞，凡损伤有前后窜痛、上下肢闭滞者，均可循内心经、凤翅处上下拿捏数把。十一推拿刺足内踝，足内踝通胸腹气血经脉，解胸腹胁肋气滞血瘀壅积停蓄；凡损伤胸腹胁肋必须以针刺之，重者可出血少许，轻者可以指甲陷刺之，验也。十二推拿拿足外踝勾子，足外踝上腰脊通脑，有醒神苏脑、活气血之功，解昏厥窒息癫狂诸证，凡损伤有以上症状者均可拿其筋，无不效验。十三推拿掌心穴，医者以两手互摩，运气提功聚于掌心对病者伤处按摩，或摩于神阙六宫，有温气血、驱寒邪、逐瘀积、消壅滞之功，其功之大小取于医者之熟练。

秘法七

一推拿开天庭，即在眉心上，两手推往两边太阴太阳，连推数次；二推拿闭地腑，即肛门上用布塞住，免气下泄；三推拿气喉路，即颈筋上，两边颈筋每边扣拿一下；四推拿开胸膛，即乳旁中，用手在胸膛周围轻轻推动数把；五推拿，两手胁下，即海底上，每边扣拿一下，血脉通和；六推拿，气门下，即乳旁下，用手从左乳旁下推至背心上心窝，又背心上心窝推至右边乳旁下；七推拿，两腰弦上，即两边腰弦，每边将手扣拿一下，气血活动；八推拿，六宫，即脐下便是，右边小肚推至背上，转于左边小肚下；九推拿，两边海角，即大腿边，每边扣拿筋一下，血气运走；十推拿，番连骨，即尾骨，用手在此推拿，筋筋相通；十一推拿，总筋会阴穴，即小便处，将手在总筋下扣拿一下，通身皆活；十二推拿，勾子穴，即用手当中尽力一顶，即时回生；十三推拿两手诸节，在手中指甲内刺一针；十四推拿，脚寸节，在大脚趾爪甲内刺一针；十五推拿，将病者扶起，一手用指顶住勾子穴，另一手在背心九节上击一掌，即可回生。

秘法八

一推天门，用两拇指在天门部位做直推法或擦法；二推金锁，用拇指、食指在金锁部位做拿法或捻捏法；三推心筋，用拇指、食指在心筋部位指做拿法或擦法；四推井栏：用拇指、食指、中指在井栏部位用力做提拿法或拿捏法；五推大成，用拇指、食指在大成部位做拿法或拿捏法；六推后成，用拇指、食指在后成部位做拿法或拿捏法；七推将台，用拇指、食指、中指在将台部位做拿法或拿捏法带井栏；八推还魂，用拇指、食指在将台部位做拿法或拿捏法带后紧；九推曲尺，用拇指、食指在曲池部位做捏拿法；十推脉筋，用拇指、食指在脉筋部位做拨弹法或拿捏法；十一推三关带合谷（带虎口），用拇指、食指在三关部位做掐揉法或拿捏法；十二推晒廊，用拇指、食指在晒廊部位做揉按法或拿捏法；十三推五腑，用双掌在五腑部位行托掇法；十四推背心，在背心部位用空心掌拍击法或用金枪手法；十五推肚角，用拇指、食指在肚角部位做拿法；十六推上马，用拇指、食指、中指在上马部位用力，提拿法；十七推下马，在下马部位用拇指、食指、中指用力做提拿法；十八推腿峰，在腿峰部位做拨络法；十九推上了檐，在上了檐部位用拇指、食指、中指做对称捏拿法；二十推内弯子，在内弯部位用拇指、食指做捏拿法；二十一推外弯子，在外弯部位用拇指、食指做捏拿法；二十二推下了檐，用拇指、食指在下了檐部位做捏拿法；二十三推鞋带，在鞋带部位用拇指、食指做拨络法；二十四推勾子，用拇指、食指在勾子部位做捏拿法，如医者手力不足者可用口咬压（用纱布包裹跟腱），俗称"老虎吞食"。

秘法九

一推天门，位于两眉中间至前发际成一直线，两拇指自下而上交替直推；二拿颈锁，位于胸锁乳突肌处，用拇指、食指作拿法；三拿心筋，位于肩胛提肌处，用拇指、食指作拿法；四拿颈栏，即肩井穴，在大椎与肩峰连线之中点，用拇指与食指、中指对称用力提拿肩部筋肉；五拿大成，位于腋前的胸大肌处，用拇指、食指作拿法；六拿后成，位于腋后的冈下肌处，用拇指、食指作拿法；七拿将台，位于胸大肌下外缘，用拇指、食指作拿法；八拿还魂带内心筋，位于股窝内，即臂丛神经，用拇指、食指、中指作拿法；九拿曲尺，位于在曲池穴处，用拇指、食指做拿法；十拨脉筋，即前臂内侧尺神经，用手指做拨弹法；十一拨三关，为腕桡侧筋脉，用拇指做拨弹法；十二揉虎口，即合谷穴，用拇指做揉法；十三拿背心，位于肩胛骨脊柱外缘心俞穴，用拇指、食指做拿法；十四拿肚角，位于脐下两寸旁开两寸大筋，用拇指、食指、中指作拿法；十五掇五腑，即关元穴，用手掌向上端，即掌掇法。十六拿上马，为大腿根部前缘大筋，即缝匠肌近段处，用拇指、食指、中指对称用力提拿；十七拿下马，为大腿根部内侧缘大筋，即内收肌近端，用拇指、食指、中指对称用力提拿；十九拨腿峰，位于大腿中部前外侧，用手指做拨络法；二十上了檐，位于大腿后部后侧，用手指做拨络法；二十一内外弯子，为腘窝内外侧大筋，即委中穴，用拇指与食指对称做拿法；二十二下了檐，即承山穴，做拿捏法；二十三鞋带，位于踝关节前凹陷中，即解溪穴，用拿法；二十四勾子，位于跟腱下缘，用拿法。

秘法十

一推天门，天门位于两眉中间印堂穴，两拇指从自印堂向上向后两侧太阳太阴，沿耳垂后推至枕部，向下至鼻梁，再向两侧给眼下眶到眼外眦；二拿颈锁，先拿两侧下颌角上方腮筋和下颌角后方的壅颈筋，再拿两侧风池穴下方的颈锁和嘴角后方的鱼口筋；三拿心筋，心筋颈前部基部，再拿合关筋、井栏和正膀筋、胸前将台；四拿大成，拿两侧乳房外侧乳后筋和腋窝前的扶乳筋，再拿两侧肩胛内后成、挂膀筋和凤翅筋；五推气路，第一路医者用大鱼际从天突穴推至剑突，第二路从腋窝内推至腋窝外下肋膈角下髂崤处，第三路从两肩后颈部直推到尾骨；六推上三关，先拿腋窝内通气三筋，肘部弯弓筋和虎口龙彪筋，再点刺十指肝筋；七推五腑，先推两侧挂膀筋及胸腹部胃气经，推两侧胆筋四路由上而下，再推腿峰栋梁筋；八推拿上马总筋，先拿肚角肾子筋腿边琵琶筋，再拿会阴坐马筋与总筋。

秘法十一

患者取坐位或仰卧位，全身放松，一般按从上到下顺序进行推拿。

第一步，医者双手拇指指腹紧贴患者天门皮肤，其余四指挟抱头颅，以眉心为中心，做向上下左右方向分理五至七次，后转两侧太阴、太阳、颞部和枕后绕一圈，后推抹数遍；

第二步，闭地府，即揉按两侧涌泉穴后，在患者肛门处夹坐软布一块，勿放屁，以免气下泄；

第三步，医者双手抱住患者头部，拇指从百会穴开始疏推头顶至后枕和两颞部五至七次，并在风池穴揉捏数遍；

第四步，医者双手呈蝴蝶手，拇指桡侧揉按两侧眼眶、鼻翼、耳前、嘴角、下颌角和耳后诸筋；

第五步，医者用埋指手法拿捏左右金锁、心筋、扁担筋、大椎穴一圈三至五次，后用大鱼际滚动数遍；

第六步，医者面对患者，拿捏两侧井栏并拧动三至五次，后用小鱼际滚动数遍；

第七步，医者转身，以男左女右顺序，一手抬起患者前臂，另一手顺腋前线大成、腋后线后成、内心筋、背心一圈拿捏三至五次，后手收回，在将台部位揉按数下，用掌背滚动数遍；

第八步，医者抬起患者上臂成九十度，拇指翘上，另一手掌平扫腋窝顶端，折回三寸，拇指与食指相对，用拇指桡侧缘平进挡捏还魂三次，后用手掌尺侧滚动数遍；

第九步，医者一手握患者手腕，另一手从肩、肘（曲尺）、腕（脉筋）到掌指关节进行推擦、捏按三次，沿关节搓揉三圈，后进行抖落、摇摆、屈伸，最后点按合谷穴，扳动小关节，后转身揉按晒廊、内心筋数下，用复手滚动三至五下；

第十步，医者转身用同样方法推拿患者另一侧；

第十一步，医者右侧向患者，将左手掌置于患者背心穴上，右手沿顺时针方向由轻到重揉按五腑，最后右手稍加力量往里往上冲一下，同时叫患者咳嗽两声；

第十二步，医者转身站在患者左侧，左手置于患者五腑部位右手，先在背心揉按数遍，后呈空心拳拍击患者三下；

第十三步，医者斜对患者，一手托软腰，另一手呈半握拳式先捏拿吊筋、肚角，再捏拿肚带，做到吸气拿起拧动，呼气则松手，重复三至五下，同时医者再用右手掌心从左腹开始经腰到右腹擦摩三圈；

第十四步，医者转身，以男左女右顺序，捏拿上马、下马、坐马，掌心围绕大腿根部推摩三圈；

第十五步，医者一手托起患者小腿，另一手捏擦腿峰、上了檐三至五遍；

第十六步，医者一手托小腿，另一手捏拿内弯子、外弯子，点按足三里，推擦膝关节三圈；

第十七步，医者蹲下，一手托于患者足部，另一手捏拿下了檐三遍，复手三遍；

第十八步，医者一手托患者足跟，另一手用四封手捏拿鞋带、勾子，掌心围绕踝关节推擦三圈。拿勾子穴时要尽力挡拨跟腱大筋；

第十九步，医者一手托住足部，另一手扶住髋、膝、踝部，摇抖、屈伸、扳拉诸关节三遍；

第二十步，医者转身用同样方法推拿患者另一侧；

第二十一步，医者左手握患者右足，右手握患者左足，双手拇指指腹贴紧双侧涌泉穴揉按七至九次，即闭地府。

秘法十二

一推开天庭，即在眉心上，两手从眉心往两边太阴太阳连推数次；二推拿闭地腑，即在肛门上，将一块布塞紧肛门勿放屁免气下泄；三推拿气路，即在颈筋上，将两手在颈筋上每边扣筋一下；四推开胸膛，即在两乳旁中，用手轻轻在胸膛周围推动数次，气血流动；五推拿两胁，即两手在两胁腋下每边扣筋一下，血脉相通；六推拿气门，即在两乳旁下，将手从左乳房旁推到左侧后背心窝，从左侧后背心窝推至右边乳房旁为止；七推拿两腰筋，将手在两边腰筋上每边扣拿一下，气血流动；八推拿六宫穴，将手抵住肚脐下一寸三分，即右边小肚下，推至腰背部再转折左边小肚下，勿出尿；九推拿两海角，即大腿窝，将手在腿边上扣拿筋一下，气血皆活；十推拿背心窝，将手在背心轻轻拍打一掌，即可回阳；十一推拿铜壶滴漏，将手在小便下左右两侧扣筋三下，四肢活动；十二推拿五总筋上，即小便下处，往上扣拿一下，即可开声；十三推拿金勾子穴，即尽力用手挡筋，即可回生；十四推拿小腿穴，将手在腰背部推至腹部丹田，气血相和；十五推按滴水翻莲，将手在尾骨推动四次，节节活血；十六推拿两手下节和脚寸节，最后在手指中指指甲和脚大趾趾甲内针刺一下，半分深为止；十七推拿，将病者扶起，一手在下勾子穴往上顶一下，一手在背心穴拍一掌，即可回生。

秘法十三

先推拿勾子、鞋带、下了檐、内外弯子、上了檐、坐马、上马、下马、凤尾，后推拿卦梁、下马、膀胱、左右肚角、腰气、凡条；又转向翻转复来推坐马、背心、五腑、肚角八层，转内心筋、曲尺、脉筋、虎口、掌心、三关，走晒廊、肩尖；又心筋、后成、大成、黑心过肚、还魂、天河到顶，转将台、二仙传道，拍打五关、井栏、金锁、心筋，擂天平。

秘法十四　二十四气推拿总诀

一推天门定心中，五脏六腑皆可通；二推金锁分阴阳，推拿救治保安康。

三推心筋能开窍，金秋落井转回关；四推井栏要精通，左血右气不宜凶。

五推大成并气门，大成后紧如神灵；六推后紧紧背心，班栏八卦要分明。

七推将台气即止，打伤八卦要分明；八推还魂左右边，即使吐血能回生。

九推曲尺风转尖，牵牛进栏手不能；十推脉经寸关尺，两手受伤推还原。

十一三关虎口通，中指放箭眼活动；十二晒廊复手生，掌掇归位保安全。

十三五腑掇还原，闭气开声拍背心；十四背心要开声，寒婆晒衣金秋劳。

十五肚角有八层，腹痛呕屎掇还原；十六上马到盆弦，丹田肚角复回生。

十七下马滴尿症，小便来血急救人；十八腿峰擂手多，坠损急痛自能和。

十九了檐手法多，新伤老伤能自和；廿十弯子反八卦，推拿鬼眼有奇功。

廿一大弯加弯子，脏腑活血此一关；廿二了檐通气血，揉按三里气血通。

廿三鞋带螺丝骨，老龙放针急为仙；廿四勾子是总筋，全身推拿打转身。

六、字门伤科推拿特点

（一）推拿流程

流程一

取坐卧或转侧卧两侧位——两手拇指在两眉内端轻推——向上推至额部——前发际左右分开推至额角太阳太阴穴——两鬓耳尖上发际——转入后头部用重按——下推颈项部——斜方肌上头——由上而下推至肩中——改用拿捏肩筋肉——揉捏肩外筋——拿按肩峰——肱三角肌——捏至肘关节——拿至前臂肘弯——前侧大拇指——前臂尺侧——腕骨——掌背——小指梢——拨动或抖动两手指头——做推胸背——曲肘平胸——伸直平肩动作——另侧同上——转揉拿至肩中——沿肩胛内线——顺脊柱两侧背阔肌——直推至腰腿部——臀外髂嵴——沿腹股沟外侧——下肢大腿外侧——拿动大腿上肌群——直到膝肌肉——做另侧——捏膝盖——循腓胫骨间——用力拿压——至外踝前方——由膝盖下——推胫骨内侧——沿胫下推至内踝前方——做屈髋动作——或作被动运动——连续推运两至三遍——最后操作手指足趾。

流程二

双手推拿头颈——由鼻侧起——经眉间——前头部——颅顶部——后头部——至后颈部——脑窝——转太阳穴——经巅顶部——侧头部——至锁骨窝——颊部起——经腭部——颐部——前头部——锁骨窝——由锁骨部起由内向外——转前胸部由上而下——或背胸部由前向后——经过胸骨部——分向乳房部——腋部——下至季肋部——经过肩胛间部——胸椎部——腰部——腹部分上腹——下腹（小腹）——移至侧腹部——腰椎部起——经过尾椎部——分向臀部。

流程三

由头部起——经过颈部——胸部——腹部——背部——腰部——上肢部——下肢部。推拿一遍或数遍，能通一身的气血，能开五脏六腑（胃、胆、三焦、膀胱、大肠、小肠为六腑）的闭结。

流程四

患者全身放松—医者呈虎步站桩—从开天门起手——转两侧太阴太阳——枕后风池穴——头顶百会穴——两侧眼眶——鼻翼——耳前——嘴角——牙腮——牙背——下颌角—鸣天鼓——捏拿左右金锁——心筋锁——扁担锁——按风池穴—大椎穴——井栏——男左女右顺序——腋前大成——腋后后成、将台——腋窝——捏还魂——肩——肘——腕——掌指关节——转身另一侧——托五腑——拍背心——嘱患者咳嗽——结束二十四气推拿。

流程五

全身推拿从头面部起手——后颈背部——前胸腹部——再后上肢——胸腰背部——再下肢各部各穴，各经手法亦不同。

流程六

从上往下推拿——头部起手——经颞部——颈部——肩部——胸部——背部——上肢——腰部——腹部——下肢（推拿数遍，重托揉三关转弯处）——下三关转弯处——时间第一遍一分钟——第二遍两分钟——第三遍三分钟，时间依此类推——危重患者逆河路（从远心端往近心端）推拿——足底涌泉——勾子——鞋带开始——小腿——大腿——腹部——腰背部——胸部——上肢——重点托揉足弯——膝弯——腿弯——前快后慢——时间第一遍一分钟——第二遍两分钟——第三遍三分钟，时间依此类推——前简后繁，前快后慢，前轻后重，前点推后细推，最后一遍要仔细推。

流程七

四肢推拿分上肢、下肢两部；上肢分上臂、前臂、手部，下肢又分大腿、小腿、足部。如左上肢内方上臂上端起——经过臂弯（胳膊弯）——前臂——手腕——手心——

手指——折向外方手背——肘部——复至上臂外缘——下行至下肢大腿外方——经过膝部外缘——小腿外方——外踝——足背——足趾——折向内方——由足趾——足跟——内踝——小腿内缘——膝盖内缘——上行至大腿。如右下肢内侧大腿上端起——经过膝盖内缘——小腿内侧——内踝——足蘸——足趾——折向外方——由足背——外踝——小腿外缘和膝盖外缘——上行至大腿——由髋部再上行至右上肢内方——上臂上端——臀弯——前臂——手腕——手心——手指——折向外方手背——肘部——复至上臂外缘——内转肩部——至锁骨窝。

（二）推拿要点

（1）脏腑推拿与顺河路推拿法相同，遇昏厥者先点三沟、中冲、大敦穴，或用八把半锁推拿苏醒后，再行逆河路推拿法。

（2）每个部位弹拿一定要有力有效，双手交叉弹拿两侧下马锁时，操作动作即要求快而重，又要求医者双手不要随意松手，必须待患者睁开眼睛或发出"哎哟"声，医者方可慢慢松手，如此才能使昏闭者苏醒。如遇不醒者，可加重力度或反复弹拿左右勾子、下马、吊筋、大成等开声部位。

（3）每次开锁时间一般三至四秒，停两秒，连续反复六至十次。若一锁不开，可开另锁；但遇危重患者急救时千万不能从上往下开，要先从勾子锁开始，继而胯下、胯上、肩上、肩下，以向心方向依次打开各锁，否则因离心方向有散神之弊会加速死亡。

（4）开生死锁时手脚能动则预后良好，否则另取急救方法，不可耽误；八锁当中以中八锁和总锁最常用见效最为迅速，医者要重点开准中八锁和总锁；开总锁时医者的食指指腹要在会阴穴上（男偏左女偏右）持续点压一至两分钟，以打通任督二脉。

（5）下马锁靠近会阴（总锁），开下马锁时手法要准而重；捏心筋时注意颈动脉窦；拿还魂时上臂略平举，大指和其他四指呈扇形在上臂后内侧缘弹拿，禁用掐法，以免损伤腋神经；拍背心时要轻托五腑，推中宫，开胃脘，揉地腑；拿肚角时注意顺呼吸；推拿手法要循序渐进、由轻到重。

（6）推拿遍数与复手把数，应根据患者伤情、体质、年龄而定，不做统一要求；做到每完成一个部位的推拿手法后要用复手滚（擦）动作，推拿四肢和关节处，要围绕肢体与关节一周的部位做复手滚（擦）动作；同部位用同推拿手法可以反复做多次，也可以顺经或逆经推，即颠倒、倒颠、颠颠倒倒、倒倒颠颠，顺反、反顺、顺顺反、反反顺，从上往下，从下往上，翻转复来地在原部位推拿；如遇人事不省，推拿效果不明显者，可采用经血倒流法，即顺返河路，再推两遍，否则另取急救方法不可耽误。

（三）特殊手法

（1）开青龙锁：采用蝴蝶手法，医者面向患者站马步桩或飞骑桩，医者四指并拢微屈与拇指相对，用食指第一、二节指外侧缘与拇指外侧缘分别捏拿金锁、心筋、扁担筋，由轻到重拧动数把，后擦动数遍，用力由轻到重，不要用暴力，以患者可承受为度。

（2）开还魂锁：采用蝴蝶手法，医者侧桩或丁字桩，一手握住患者前臂，使患者前臂呈外展姿势，另一手用蝴蝶手法在患者腋前、大成、总筋、腋后、后成、背筋、腋中、还魂、痹筋处捏拿，拿腋中、还魂、痹筋时，患者手指要有麻痹感才有效。

（3）开紫金锁：采用蝴蝶手法，医者面向患者站马步桩，两掌心相对，中指、食指与拇指相对置于腹部两侧，同时捏拿腹部左右相对应部位，如前沟肚带、中沟吊筋、后沟肚角，每个部位上下用力拧动一至两次或多次。或患者仰卧，医者双手拇指以吊筋京门穴为中心，其余四指放在腰肌后方，拇指呈雀啄式向下用力擒拿，患者吸气则拿，呼气则放开。

（4）开白虎锁：急救采用蝴蝶手法，医者站丁字桩或飞骑桩，两手交叉，掌背相对，同时捏拿腹股沟左右相对应部位（上马、下马）。或一手握住患者小腿部或腘窝处，使患者大腿成外展姿势，另一手在患者大腿根部用蝴蝶手法依次握捏下马、上马、坐马所属肌肉组织。或者患者仰卧屈膝向两侧略分开，医者用蝴蝶手法依次拿捏膝弯内侧部（内弯子）。或医者两手交叉成蝴蝶手法，同时用力拿捏缝匠肌内侧下马或箕门穴，或双手呈雀啄式拿捏此穴。治腰腿痛时，将患侧大腿抬高，屈膝90°，小腿内旋，弹拨白虎锁数把，患者要发出"啊"声才有效。白虎锁是足三阴、足三阳通过之处，绕阴器，故名宗筋，推拿此筋能直接或间接地疏通经络、调节气血、开窍醒脑，故急救效果明显，这也许是手法急救的理论基础。

（5）开会阴总锁：医者立于患者右侧方，一手按在患者下腹部耻骨联合上方，另一手拇指或食指或中指用力向会阴穴深处（男偏左女偏右）推进点刺，持续一至三分钟，打通任督二脉。民间流传开总锁有四法：一为钩拿法，医者食指在前阴和后阴之间寻摸"筋条"，使"暗劲"勾拿数遍；二为对拿法，又名取内勾子法，医者食指裹上纱布伸入肛门内，拇指置于肛门外靠前阴处，两指对勾"筋条"数把；三为提拿法，医者食指、中指、拇指三指在前阴和后阴之间深处寻找"筋条"后提拿数把；四为足趾顶踢法，医者用足大趾头对准前阴和后阴之间突然一踢，这是民间中医伤科医生救治跌仆昏厥患者使用的特技，能使患者迅速苏醒，但此法慎用，非病情急需不可轻施，而且医者技术要非常熟练，否则有损会阴部软组织。

（6）开关元锁：患者仰卧，医者站于患者右侧，用四功手法推拿，即左手四指并拢，掌心朝下，掌内侧缘平脐向下盖一掌，并稍用力向下压，右手掌心向上，四指并拢，与腹部成四十五度，沿左手食指的下缘（相当于关元穴）缓缓插入，当用力到一定程度时维持一至两分钟，或用拇指点刺，或另一手握拳，掌面朝上，拇指伸直紧捏其余四指，以拇指尖用力间歇向上顶压关元穴，或者握拳，拇指伸直，肘尖朝上，拇指朝下，点压关元穴，向伤者腹部持续用力，待伤者面色由苍白青灰转为面有红润色为止。

（7）开其他锁：①穿心锁：患者取坐位或仰卧位，医者左手中指、食指并拢与拇指相对握住患者的中指，男左女右，右手拇指甲用力掐患者中冲穴（中指甲下一分处）一至三次。

②通天锁：医者一手握住患者小腿下端，另一手拇指指端用力向涌泉穴深处按压、掐捏、拳搐或拳击。

③勾子锁：医者两指或三指或五指并拢，在患者脚后跟上用力捏拿，男左女右，对昏厥者有重拿即醒、久拿即活的功效。

（四）作用机理

字门伤科推拿医术机理是以中医学的气血、经络、穴道学说为理论基础，以经络、穴道、部位、手法为辨证论治方法。经络遍布全身沟通内外，穴道是气血输注体表的门路、伤病反应点与治疗点，部位是机体损伤处或压痛点，也是内脏疾病变化在体表的过敏点，手法是医者双手作用于患者体表或伤痛部位进行诊断和治疗的手技。字门伤科推拿医术认为跌打伤病的病因为"形不动则精不流、精不流则气郁"，即人的形体因外在刺激失去了动态平衡，导致气滞血瘀，经络、穴位堵塞（即锁闭），精血不能顺畅流通，气不行而血瘀，产生诸多疾病，故治疗当"以意行手、以手调形"，医者根据字门伤科理论和临床经验，结合整体和局部，辨证选择合适的字门伤科推拿手法施行在患者体表经络、穴道、特定部位上，可加速机体组织血液循环，改善大脑血液供应，促进机体对致痛物质的吸收和镇痛物质的释放，提高痛阈值，减轻疼痛，缓解肌肉痉挛使患者闭塞的经络、穴道及伤损部位的组织细胞得到修复与再生，使机体从无序化的失衡恢复为有序化的动态平衡，从而达到调其脏、和其腑、开其穴、通其气、消其瘀、顺其筋、续其骨、润其肤、荣其肌的防病治伤目的。研究表明：在特殊部位（穴道）推拿能反射性兴奋大脑皮质及脑髓中枢，通过神经反射、体液调节及经络、穴道的作用，引起机体继发性反应而产生一系列的病理生理变化，如弹拿肚角锁、因腹部聚集大量胃肠神经元构成第二大脑，也称腹脑，通过激活第二大脑（腹脑）来改善第一大脑，使昏厥者得到复苏，使五脏六腑不和，四肢关节不利，气滞血瘀，筋络、穴道阻塞不开，精神不振者得到调整。此推拿机理符合传统医学与现代医学的一般科学规律。字门伤科推拿术的每个推拿部位都在经络、穴道、伤痛敏感点上，整个推拿套路"突出局部、统筹全身"，符合中医学的整体观和治疗观原则，若能深入研究，字门伤科推拿医术定能在临床急救和医疗康复养生领域占一席之地。

（五）核心技术

字门伤科推拿临床操作时，要因人辨证施治，体质弱者用轻手法慢节奏，体质强者用重手法快节奏。体质强、四肢发达、肌肉紧张痉挛者先用柔和软绵手法，待肌肉松弛无痉挛时逐渐增加推拿力度，用刚劲有力快节奏以取速效。取效后手法转而恢复初时力度，有利于组织恢复。如伤处肿胀、瘀紫、疼痛甚者，要顺经络穴道方向用托揉疏导手法推按，不要按肌腱走向推按，因传统伤科的穴道是指脉门与脉路，只有疏通瘀血才能使闭塞门路重新开启。四肢所用手法要往近心端上搓，往上搓擦，上半身病气可以从头面七窍泄出，下半身病气可以从肛门泄出；如方向相反，即手往下搓，病气因没有出路，往远方向搓会越搓擦越肿。推拿时补与泻要分明，顺经为补，逆经为泻；顺擦为补，逆擦为泻。否则疗效不佳，甚至或加重病情，或引动旧伤复发，切记。

七、字门伤科推拿临床应用

（一）头部受伤

1. 临床表现

头顶部，位于头顶中央处，相当于百会穴，也称天心穴，受伤后头晕脑涨、倒地全身抽搐、口吐白沫、不省人事或鼻孔流血，忌头破受寒冷。

前额部，位于头前部入发际五分处，相当于神庭穴，为督脉与足太阳膀胱经之会，伤后轻者头晕脑涨，当场昏迷倒地，重者毙命无救。

眼内角部，位于左右眼内眦角上方零点一寸处，相当于睛明穴，轻者两眼发花睁不开、伤后流泪，重者头昏、眼花倒地、双目失眠。

头颞部，位于左右眉梢与外眼角之间向后约一寸凹处，相当于太阳穴，受伤后轻则头昏、眼黑、耳鸣；重则血窜两目，眼内出血，闭死在地。

颈后部，位于第二颈椎棘突上际凹陷中，入发际五分处，相当于哑门穴，也称对口穴。后颈部，位于枕骨粗隆直下凹陷处与乳突之间，相当于风池穴，系足少阳、阳维、阳跷经之会。两处受伤轻者头抬不起、口不能言、疼痛难忍、作寒作热，重者延髓中枢受伤，造成失语、倒地不省人事，甚至当场死亡。

2. 推拿方法

患者取坐位或仰卧位，医者站于患者左边或右边，先排除骨折并颅脑损伤。有头痛、头晕、眼花、耳鸣者，先逆河路开八锁加勾子推数把，复手擦动数把，再推开天门，拿心筋、井栏、晒廊、将台、大成、后成数把，复手擦数把，掐上沟子、筋锁、井栏数把，复手擦动数把，再分推天门、太阳、太阴、两耳丛，揉眉心、印堂、金锁、井栏、心筋数把，复手擦数把，随之按金锁、肩井数把，复手擦数把。再行二十四气逆河路推拿法（简称逆河路法）推数遍，复手擦数把，再提耳吹气，掐上沟子、心筋、筋锁、井栏数把，复手擦数把，再两手从鼻翼起，经眉心至前额部、头颞部、头顶部、颈后部，然后分推太阳、太阴、颞部、头侧部至两耳数把，复手擦数把，再揉按眉心、天门，随之推头顶到脑后风池、风府、哑门、金锁、大椎后颈部数把，复手擦数把。如遇昏厥者，掐按下沟子遇鼻腔流血者，用冷水在后颈部拍打数下，再从上往下推颈后脊柱至背心穴数把，复手擦动数把、拍打背心数下，复推金锁、太阳、太阴、大椎三把，复手擦动数下，推拿每个部位后均要复手，要上下擦动。若遇重伤人事不省、昏倒在地者，则从下往上行逆河路法推数把，拍背心数下，转复手擦数把，或提耳掐上沟、心筋、筋锁、井栏，拿上沟子、中沟子数把，复手擦数把，拿金锁、银锁、铜锁、铁锁数把，有醒脑开窍、开胸行气、通气活血作用，必要时可拿会阴总锁拿数把，且下手动作要快，松手要慢。以上手法依次施于患者左右两侧，男先左，女先右，以利全身血气流通，达消肿镇痛目的。有颅内损伤，头面部不可做手法，但可适当做逆河路推拿手法，有助于开窍醒脑、回阳救逆。

（二）耳丛部受伤

1.临床表现

耳前部，位于左右耳门处，相当于耳门穴。受伤后轻者半边面麻木，颊部肿痛，眼睛发花，脑袋"嗡嗡"作响，耳鸣，头痛，头晕。重者大汗淋漓、眼花昏倒或昏迷不醒，醒后口噤不语。

耳上部，位于左右耳郭正上方，口开闭时能得牵动处，相当于角孙穴。受伤后耳部疼痛、头重脚轻。重者耳鸣、颞颌关节活动受限。

耳后部，位于左右耳垂根后方的凹陷处，相当于翳风穴。受伤后局部疼痛、头重耳鸣、口眼歪斜。重者耳聋、下颌关节脱位。

2. 推拿方法

患者取坐位或仰卧位，医者站于患者左边或右边，先双手在受伤部位周围轻揉慢按数下，如没有骨折及颅内损伤，可推拿心筋、井栏、后金锁、掐人中数把，复手数把。再取金锁、肩井、将台、大成、后成、晒廊、极泉拿捏数把，复手擦动数把。若有轻度昏迷者，先逆河路法推数把，再点按勾子锁、穿心锁、元关锁、风府、井栏、合谷数把，复手擦动数把，然后托五腑、拍背心数下，直到全身有微微出汗，转醒，再行逆河路法推数把，复手擦动数把。再两手捧住两耳门连按带揉数把，提耳吹气、掐人中，每推拿完一个部位后都要上下擦动复手数把。再捏住患者鼻子提数下，观察有无气出，再嘱患者闭口用鼻孔轻轻呼气、吸气数次，静养数分钟，使患者精神逐渐恢复，觉得有热暖胸腹感觉。医者再用手在百会、井栏、金锁、人中、左右大成、后成、还魂分推到肩井数把，复手擦动数把，又横向推擦颈后部颈锁、大椎、风府、心筋数把，再拿肩井、筋锁、左右大成、后成、还魂数下，抖落上三关数下，复手擦动数下。以上手法依次施于患者左右两侧，男先左，女先右，有开窍醒脑、回阳救逆、行气镇痛、通利三焦的功效。

（三）鼻梁部受伤

1. 临床表现

鼻梁部，位于鼻中央突起部，眉心与鼻尖之正中部，相当于架梁穴，经属督脉。受伤后气上逆，鼻孔来血，飙如射箭，心惊肉跳，重者倒地不起。

2. 推拿方法

患者取坐位或仰卧位，医者站于患者左边或右边。先行逆河路法推数把，再双手在受伤部位周围穴道轻揉慢按数下，如没有鼻梁骨折及颅内损伤，可推拿金锁、心筋、肩井、后紧、大成、内心筋、勾子数把，复手数把，点按中冲、太阳、太阴，再揉眉心，推上星、百会、风池，风府、肩井、天府、大成、后成、晒廊五把，复手擦动数把。如鼻孔有流血者，可用冷水在后颈部拍打数下，再从头顶往后下颈部推至后胸背脊部背心穴推数把，复手擦动数把，或用冷水拍打背心数下，同时细线捆扎左右手中指中节。凡上部受伤，推拿手法宜先行逆河路法推数把，复手擦动数把，再按揉中冲、太阳、太阴、金锁，再捏眉心，推按上星、百会、风池、风府、迎香、地仓、下关、心筋、井栏、晒廊、天府、天宗、肺俞数把，颜面局部轻轻揉动数下即可，并用湿毛巾敷鼻部，有止血镇痛功效。再拿金锁、心筋、后紧、大成、晒廊、肩井、大椎、天府、天宗、肺俞穴五把后，复手擦动数下。以上手法依次施于患者左右两侧，男先左，女先右，有疏利肺气、降血压、使气血不往上冲、止鼻血的功效。

（四）颈前部受伤

1. 临床表现

咽喉上部，位于颈前喉结下方凹陷处，相当于廉泉穴，也称井口穴。咽喉中部，位于颈前咽喉窝部，相当于喉结穴。两处伤后轻者咳嗽、呼吸困难、说不出话来，喉咙作痛、气滞血瘀、疼痛麻痹、头晕。重者当时闭气倒地。

咽喉下部，位于颈前喉结下方，胸骨柄切迹上方和左右胸锁乳突肌之间的凹陷处，相当于天突穴，也称仙鹅穴。伤后轻者咳嗽、呕吐、食道痉挛、语言障碍。

咽喉旁部，位于颈前胸锁乳突肌前缘，同甲状软骨上缘平高，相当于人迎穴，也称咽喉穴。伤后轻者颈项疼痛、咳嗽、大脑缺氧。重者呼吸困难、语言障碍，甚至窒息倒地而亡。

2. 推拿方法

医者先排除患者颈椎骨折并血管损伤的可能。受伤轻者，先令其自己跳动或跑动三至五分钟，同时用自己的手掌连续拍打胸膛或拍背心穴，重拍数下。受伤重甚至闭气昏死在地者，取坐位或仰卧位，医者站于患者左边或右边，先掇五腑、拍背心数把，掐按上沟子锁、穿心锁、元关锁、白虎锁、紫金锁、还魂锁、青龙锁数把，复手擦动数下。再行逆河路法推数把，复手擦动数下。再取上沟子、百会、大椎、金锁、心筋、晒廊、大成、后成、天突、井栏、金锁、肩井、背心、合谷推数把，拍打涌泉数十下，擦动数把。再行逆河路手法推数把，复手擦动数下，再拿金锁、心筋、井栏、大成、后成、还魂、将台、晒廊数把，复手擦动数下。再将患者扶起坐定，一手托五腑，另一手掌在患者气门、背心处拍打数下，再用两手拇指在伤处轻轻地向后转运分推数把，随手先提拿金锁大筋，后拿肩井、大椎、天柱、气舍数穴，复手擦动数下。以上手法依次施于患者左右两侧，男先左，女先右，有宽胸理气、清利咽喉的功效。凡遇晕倒在地者，要从脚到头行逆河路法推三遍以上，多可复生。千万不可从上往下推拿，容易导致患者死亡。

（五）胸前部受伤

1. 临床表现

胸前膻中部，位于胸部前正中线两乳间下一点五分处，相当于膻中穴，也称中原穴。伤后逆气乱窜、心慌意乱、心如刀绞、饮食不进、呕吐、冷汗不干、夜间烦躁、手足无措，重者胡言乱语、昏迷不省人事，甚至或当场毙命。

胸前心窝部，位于胸部前正中线胸骨剑突尖端下约一厘米处，相当于鸠尾穴，也称心窝穴。伤后气逆上涌、震动心脏肝胆、头晕眼花、心前区刺痛、四肢无力、咳血、呃逆、心悸、出汗等，伤势严重者立即死亡。

2. 推拿方法

患者取坐位或仰卧位，医者站于患者左边或右边，先排除骨折并脏器损伤。取金锁、井栏、大成、后成、还魂、勾子、中府、脾俞、胃俞、膈俞、梁门、上马、下马轻揉点按提捏数，复手擦动数下，转逆河路推拿数把，复手擦动数下，再托五腑，用左手或右手空心拳拍打背心数下，患者可自醒。再行二十四气顺河路推拿法（简称顺河路法）从天门、太阳、太阴、百会、风池、金锁、井栏、玉堂、晒廊、华盖、神藏、大成、后成、曲池、脉筋推按数把，复手擦动数下，然后顺河路弹拿扁担锁、筋锁、井栏、大成、后成、曲尺、脉经、将台、还魂、内心筋、晒廊数把，复手擦动数下，再在乳旁左右边分推数把，复手擦动数下，抖上肢三关数下，从左右乳旁向下向后分推数把，再从腹部向下推至丹田数把，复手擦动数下。以上手法依次施于患者左右两侧，男先左，女先右。重伤昏迷者拿上中下沟子、内心筋、大成、后成、上马、下马即醒。此法有调整患处气滞血瘀、改善全身气血循环的功效。

（六）乳腺部受伤

1. 临床表现

乳腺中部，位于两侧乳腺乳头正中处，相当于乳中穴，轻者伤后肋间、充血肿痛、咳嗽吐痰、全身发热，重者人事不知，甚至吐血而亡。

乳腺根部，位于两侧乳腺下一点六寸凹陷处，相当于乳根穴，也称气门穴。此穴位于心脏附近，伤者轻者胸大肌第五肋间充血肿痛、呼吸受限，重者气冲心脏引起心绞痛、人事不知，甚至休克而亡。

2. 推拿方法

患者取坐位或仰卧位，医者站于患者左边或右边，先排除骨折并脏器损伤。先取上沟子、大敦、穿心锁、元关锁、上马、下马、肩井、大成、后成、还魂，中沟点按弹拉数下，再行逆河路法推三遍，在大椎、井栏、肩井、大成、后成、中沟子、心筋、背筋、乳中、乳根、章门、挂膀推拿数把，后用复手擦动数下，再用八字手法从前胸中央向上推，不过将台穴，向左右分推到背心，向下推至六宫穴，再复向后分推至命门、腰俞数把，然后抖动上下肢关节数把，再拿大椎、金锁、心筋、肩井、大成、后成、内心筋、晒廊、肺俞、中沟子、下马、上马、上了檐、弯子等数把，复手擦动数下。以上手法依次施于患者左右两侧，男先左，女先右，有通气行血、开胸理气、宁心安神、消瘀镇痛的功效。

（七）心窝部受伤

1. 临床表现

左侧胸前心窝部，位于胸部前正中线胸骨剑突尖端稍下，左侧胸前，相当于鸠尾穴，也称心窝穴、心井穴、黑虎偷心穴。伤后气逆上涌、震动心脏肝胆、头晕眼花、心慌心悸、抬不起头、饮食不纳，重者四肢无力、心脏瘀血、倒地昏迷，甚则立即死亡。

左胸乳腺部，位于左侧乳腺下凹陷处，相当于乳根穴。伤者轻者胃部胀满、干呕、四肢麻木、心部疼痛、呼吸受限，重者引起心绞痛、人事不知，甚至休克而亡。

2. 推拿方法

患者取坐位或仰卧位，医者站于患者左边或右边，先排除骨折并脏器损伤。胸前心窝受伤昏倒在地者，先行逆河路推一把，再从锁骨部起手，取肩井、还魂、乳房上下、乳根、将台、心筋、筋锁、井栏，经胸骨转向乳部两边至腋下部、大成、后成、将台、还魂，转季胁部点按数把，复手擦动数把。从肩部起，经腋下至两肩胛间、胸背部推至下腰部数把，复手擦动数下，轻拍背心三下。如未醒，再逆河路法推数遍，复手擦动数把，再行手法，拿肩井、大成、后成、还魂、将台、晒廊、上马、下马、坐马数把，复手擦动数下。待患者心慌、心悸安静下来，后再行八字手法推拿，从左右心筋、膻中、内心筋、大成、后成推数把，复手擦动数把，再从将台分推晒廊数把，复手擦动数把，再从胸膛上部向下直推数把，复手擦动数下。如胸背受伤（即与胸前心窝相对处），先推拿金锁、井栏、大成、后成、将台、还魂、心筋、背筋，摇动肩峰数把，复手擦动数下。胸前命宫受伤，手法与胸前心窝受伤相同。以上手法依次施于患者左右两侧，男先左，女先右，有疏经通络、开胸理气、舒肝宽胃、调理安神、消瘀镇痛的功效。

（八）胸前气门部受伤

1. 临床表现

胸前中线平第二肋骨间隙部位，相当于紫宫穴。伤后呼吸困难，胸脯疼痛难忍，如有骨折伴血气胸。若久治不愈会全身麻木、四肢无力、咳嗽带血，甚则成痨。

锁中线第二肋骨交接部位，相当于将台穴。伤后全身作闭、胸部胀闷、呼吸疼痛加剧、气滞血瘀，日久手脚干枯，伤重者神智昏迷、吐血而亡。

两侧乳腺根部凹陷处，相当于上气门穴，也称乳根穴。此部位受伤，因靠近心脏旁边，伤后轻者胸痛胸闷、心悸心慌、呼吸受限，重者胸骨、肋骨骨折，引起气血胸，气冲心肺，导致呼吸困难、心绞痛，甚至人事不省休克而亡。

2. 推拿方法

患者取坐位或仰卧位，医者站于患者左边或右边，先排除胸肋骨骨折并脏器损伤。医者先行逆河路法推数把，操作手法从下而上，即从足跟勾子、鞋带开始，继而小腿下了檐、内弯子、外弯子、大腿腿峰、上了檐、上马、下马、坐马，肚角、背心、井栏、金锁、大成、后成、将台，按男左女右和向心性规律推按弹拨数把，复手擦动数把。休息片刻后，再弹拿足后跟腱勾子、大腿股直肌上马、股内收肌下马、腹外斜肌肚角、背阔肌后成、胸大肌大成、胸锁乳突肌金锁、老龙穴中冲、腋下还魂数把，复手擦动数把。然后在伤痛处用抚摩揉推按手法数把，复手擦动数下。再转上身，在井栏、大成、后成、还魂、心筋、背筋、肩井、挂膀推拿数把，复手擦动数下。再由下而上向胸两侧分推数把，再行手法拿按上沟穴，再拿扁担锁、筋锁、井栏、大成、后成、将台、还魂、内心筋、晒廊数把，复手擦动数下。再在乳房左右两侧行开胸手法由下往上分推数把，揉按数把，拍背心三下，复手擦动数下。随后在腰背部横推数把，转从骶椎部向上推至颈椎部数十把，以皮肤发热为度，复手擦动数下。最后在伤处部用揉摩捋推数把，抖落上三关下三关数把。以上手法依次施于患者左右两侧，男先左，女先右，有开胸顺气、祛瘀消肿、行气疼痛的功效。

（九）腹脘部受伤

1. 临床表现

中脘部，位于腹部中线脐上四寸，相当于中脘穴。伤后腹肌紧张、腹部疼痛、四肢无力、呕吐、心慌意乱、脸色苍白，重者神志不清、倒地不起，甚至窒息而亡。

腹脐部，位于脐窝正中，相当于神阙穴，也称六宫穴。伤后刺激腹腔太阳神经丛，震动内脏肠管，气血两伤，腹痛如刀割、汗出、满腹窜痛、四肢无力，重者浑身流汗、虚脱或昏迷。

下腹部，位于下腹部中线脐下一点五寸处，相当于气海穴，也称丹田穴。伤后逆气往上涌，震动肠道，腹内剧烈疼痛、面色苍白、神疲乏力、大小便闭或下泻不止，严重者出现虚脱而神志不清。

2. 推拿方法

患者取坐位或仰卧位，医者站于患者左边或右边，先排除腹肌损伤并脏器损伤。单纯腹肌伤疼痛、紧张痉挛者，先用重手法弹拨左右下八关，即下勾子、鞋带、下了檐、弯子、上了檐、腿峰、上马、下马数把，复手擦动数把；有神志不清者，开总锁数下，上马、下马数把，然后点按关元俞、石门、璇玑、长强、心俞、肺俞、人中、足三里数下，拍背心三下，再行逆河路法推数遍，复手擦动数把。在腰背部用移掇手法，反顺转运移掇数把，复手擦动数把，再从脊柱肾俞开始至气海俞两侧横推数把，再缓和地从胸前胃部用轻揉手法从上往下推至丹田部位，在丹田部位周围上下左右分推数十把，复手擦动数把，手法由轻到重，由表及里，然后搓按足三里、上下了檐、腿峰数把，以上手法有解痉镇痛、宽肠降气、安胃和中的功效。休息片刻后，再行顺河路法，取天门、金锁、井栏、大成、后成、将台、还魂、曲池、脉经、抖三关、晒廊、五腑、背心、肚角、丹田、上马、下马、坐马、腿峰、上下了檐拨按数把，复手擦动三把。再用八字手法从腹部中间由上往下分推左右两边数把，再在伤痛处用轻揉推按手法转运数把，复手擦动数下。以上手法依次施于患者左右两侧，男先左，女先右，有舒筋活络、调理脏腑、行气镇痛的功效。

（十）少腹部受伤

1. 临床表现

关元穴，位于少腹部正中线脐下三寸，也称丹肾穴；中极穴，位于少腹部正中线脐下四寸；曲骨穴位于少腹部正中线脐下五寸。以上三穴受伤后，轻者气向上攻，致满腹窜痛、呕吐、食欲不佳、全身无力，时有少腹剧烈疼痛、心慌意乱，严重者震动肠管膀胱，腹痛如刀割、浑身流汗、上吐下泻、大小便闭或失禁、四肢作冷、下阴收缩、头晕脑涨，或潮热不退，神志不清，甚至窒息而亡。

2. 推拿方法

患者取坐位或仰卧位，医者站于患者左边或右边，先排除腹肌损伤并脏器损伤。先推左右白虎锁，再从上腹部起手，循下腹部、侧腰部，取中极、肚角行点按手法，行逆河路法推一遍，再在丹田处推搓数把，再从中极处用八字手法左右上下分推数把，再在上马、下马、肚角分推数把，复手擦动数下，再从丹田向下缓和直压数把，后复手擦动数下。以上手法有舒经活血，疏畅下焦、行气止痛的功效。

（十一）肚角部受伤

1. 临床表现

吊筋部，位于脐旁四寸，相当于大横穴；肚角部，位于脐中线直下四寸旁开四寸处，相当于府舍穴；肚带部，位于吊筋上四寸，相当于腹哀穴。以上三个部位受伤后冲击六腑，多见小腹胀满、腹部疼痛、大便泄泻或便秘、小便长流，伴有呃逆、呕吐不止、两目斜视、心烦、坐立不安，甚至有腹痛昏迷。

2. 推拿方法

患者取坐位或仰卧位，医者站于患者左边或右边，先排除腹肌损伤并脏器损伤。先行顺河路法推拿数遍，复手擦动数下。取腹部（上至胃脘部，下至丹田）诸穴轻揉数遍，再用缓和手法在六宫部、吊筋、肚带、腰眼、上马、下马轻推弹拨数把，再从胸前胃脘部向下推至丹田数把，左升右降轻揉数把，复手擦动数下。再取丹田、神阙、肚角点按数下，揉搓数把，再行顺河路法点掐上沟、中沟，在金锁、井栏、大成、后成、弯子、上了檐、腿峰、上马、下马、坐马弹拨捏拿数把，复手擦动数下。然后在伤痛处用轻揉推按手法转运数把，复手擦动数下，再握住患者四肢末端摆拉动数把，再从小腹上过裆处分推数把，又从脐部左右分推数把，又在伤处轻揉和缓地转运数把，复手擦动数下。以上手法男先左、女先右，左右两侧都要用手法推，有舒经活血、行气止痛、调理脏腑的功效。

（十二）海底部受伤

1. 临床表现

海底部主要分为会阴部、膀胱部、睾丸部。会阴部，位于前后二阴之间，相当于会阴穴。伤后屎尿自流，或大便闭塞不通，或腹内膨胀、口唇苍白、出汗、坐立不安。

膀胱部，位于正中线脐下四点五寸，相当于铜壶滴漏穴，经属督脉，受伤后多见大便不收、小便胀急长流、腹内疼痛。

睾丸部，位于阴囊内，相当于仙桃穴，经属肝经，伤后睾丸疼痛、昏迷，重伤即亡，睾丸破者会影响生育。

2. 推拿方法

医者先排除腹肌损伤并脏器损伤。受伤轻不碍行动者，先令患者自己深吸气，活动双腿，跳动或跑动三至五分钟，或医者从后面抱住患者往下顿挫三四下，同时用空心掌连续拍打胸膛或拍背心穴数下。行动不便及受伤重者，患者取坐位或仰卧位，医者站于患者左边或右边，用双手从上往下推压少腹，鼓气数下，先点掐上沟穴、中沟穴、下沟穴、涌泉穴，后行十八关手法，再行逆河路法推数遍，再在勾子、鞋带、弯子、腿峰、上马、下马、坐马、丹田、肚角、六宫、膀胱、肾气、井栏、大成、后成、金锁推数把，复手擦动数下。再行顺河路法推数遍，复手擦动数下，再用推法推天门，拿法拿井栏、筋锁、心筋，再在脐下至受伤局部用揉捏手法按摩数把，再拿上马、下马、肚角数把，复手擦动数下。再在腰背部横搓擦数十把，复手擦动数下。同时另一手按住肚脐缓和地向下揉按推擦数把，再拿中沟、下沟两次，复手擦动数下。再行顺河路法数遍，再拿天门、金锁、心筋、井栏、大成、后成、上马、下马，再在痛处向上轻轻分推抹动数把，复手擦动数下。再平脐左右分推擦数把，又从脐周分推数把。以上手法男先左、女先右，左右两侧都要用手法推，有行气活血、解痉镇痛、促使睾丸肿痛舒缓的功效。

（十三）胸背部受伤

1. 临床表现

胸背部，位于胸前心窝穴的对线第七、八胸椎棘突之间，相当于背心穴，也称至阳穴。受伤时会有心里突然一震之感，全身会有热天感觉发冷、冷天感觉发热的症状。

凤翅穴，位于胸背第五、六胸椎棘突之间旁开一点五寸，相当于心俞穴，受伤时会出现心悸心烦、失眠多梦、咳嗽吐血、胸背引痛、全身麻痛、四肢无力、精神萎靡。

2. 推拿方法

患者取坐位或仰卧位，医者站于患者左边或右边，先排除骨折并脏器损伤。取海眼穴点按，再行开锁手法，先逆河路开十八关推数遍，在井栏、大成、后成、还魂、心筋、背筋、肩井、挂膀推拿数把，复手擦动数下。再用八字手法开胸分推数把，在伤部按摩揉推数把，复手擦动数下，有消肿止痛、舒缓肌肉紧张的功效。先行逆河路法推一遍，再在井栏、大成、后成、还魂、心筋、背筋、肩井、挂膀、盆弦、上马、下马推拿数把，复手擦动数下，再用八字手法从胸部中线分推九把，再向下分推七把，再向后于命宫推九把，再在伤部按摩数次，复手擦动数下。以上手法依次施于患者左右两侧，男先左，女先右，有疏通经络、行气活血、消瘀镇痛的功效。

（十四）胸胁部受伤

1. 临床表现

胁腋部，位于左右侧腹部腋中线第十一肋游离端下方，脐上两寸旁开八寸处，相当于章门穴，伤后轻则手麻痹无力，难提重物，胁肋胀痛，气喘咳嗽，重则全身麻木、当场休克；腰眼部，位于第十二肋游离端下方，章门穴后一点八寸处，相当于京门穴，伤后气冲胸胁、腰背剧痛、心悸怔忡、频繁咳嗽、夜寝不安，重则出现腹内脏器损伤。

血门部，位于胸中线部旁开四寸，第六肋肋间隙之上，相当于期门穴，伤后冲击心脏，出现心如刀割、冷汗出不干、夜间烦躁，重则口吐鲜血，甚至休克而亡。腋中线与第六肋交界处，相当于大包穴，伤后胸胁胀痛，刺痛难忍，食欲不振，食则呕吐，四肢无力，伤重者甚至会吐血而亡。

2. 推拿方法

患者取坐位或仰卧位，医者站于患者左边或右边，先排除骨折并脏器损伤。先逆河路推拿数把，复手擦动数把。点按云门、华盖、紫宫、膻中、中庭，推揉数把后复手擦动数下。轻推按拿金锁、大成、后紧、肩井、井栏、将台、还魂、内心筋，再推拿伤处腋前线、腋中线、腋后线、痛点处数把，复手擦动数把。再拿按患侧肩井、中沟、极泉、肺俞、内关、三阴交数把，复手擦动数下。再用八字手法从上往下开胸向左右两侧分推数把，复手擦动数把。将患者两手臂内侧、外侧、头关（肩关节）、二关（肘关节）、三关（腕关节）推按、按拿、揉搓数把，复手平扫即可。取大椎、肺俞、心俞、至阳、大成、后成、曲池、脉筋点按抖落数把，再逆河路法推一把，在金锁、井栏、大成、后成、还魂、心筋、背筋、肩井、挂膀推拿数把，复手擦动数下。再拿痹筋、后成、大成、曲尺，用八字手法由上而下、由轻到重、顺肋骨开胸分推腋前线、腋中线、腋后线、胸背左右数十把，复推胸前胸背数把，再在患处按摩推揉数次，复手擦动数下。以上手法依次施于患者左右两侧，男先左，女先右，有降逆下气、舒筋镇痛的功效。

（十五）腰背部受伤

1. 临床表现

第二腰椎棘突下，后正中线旁开一点五寸旁凹陷处，相当于肾俞穴，也称遇仙穴、蟾宫穴，伤后逆气冲击肾脏，致腰背肌肚角部紧张、痉挛、肿痛，腰痛如折，对侧膝关节伸屈困难，活动受限，甚至便血、咳嗽、小便失禁、骨折或立即死亡；第二腰椎棘突下，后正中线旁开三寸旁凹陷处之软腰部，相当于志室穴，伤后腰背部大腿前内侧持续疼痛，行走困难，活动受限，重者咳嗽、打呵欠时疼痛加剧；第四腰椎棘突下，后正中线旁开三点五寸旁凹陷处之腰眼部，相当于笑腰穴，伤后面失神色、自发笑声，或小便癃闭，重者出现连笑不停者或立即昏倒。

2. 推拿方法

患者取坐位或仰卧位，医者站于患者左边或右边，先排除骨折并脏器损伤。先在患侧白虎锁行一把抓弹拿手法，再取勾子、鞋带、下了檐、委中、弯子、腿峰、上了檐、上马、下马、肚角、吊筋、肾俞、命门、大肠俞部位点按推拿。后取肩井、金锁、还魂、大成、后成、晒廊、还魂、曲池、脉筋部位转运推拿。然后抖动上下三关数把，复手擦动数把。再用手在腰背部命门、肾俞、志室、腰眼、大肠俞横擦数十把，再从腰部患处分推数把，后行腰部端正复位法，在伤处揉搓数十把，复手擦动数下。休息片刻后，拿肚角、吊筋、吊带、委中、勾子、上马、下马、坐马数把，复手擦动数把，重点开锁拨弹肚角、吊筋、吊带数把，有舒缓腰部肌肉紧张、消除痉挛疼痛的功效。取上沟、中沟、下沟、上马、下马、腿峰、上了檐、环跳、委中、勾子、弯子点按拿捏转运数把，复手擦动数把。拿上马下马时患侧膝屈曲90°，小腿外展内旋，患者发出"哎哟"声，即病气已出，方有效再行逆河路法从下肢跟腱勾子推至上肢肩井数把，再拿肩井、大成、中府、后成、肚角、肚带、吊筋、上马、下马、委中、勾子、腿峰、环跳、委中转运数把，复手擦动数下，再在腰部命门、肾俞、志室、腰眼、大肠俞穴横擦数把，再在腰骶、髂窝伤痛处由浅入深用力揉按推动数把。再开锁拿肚角锁、白虎锁数把，拨揉肚角、吊筋、吊带数把，抖落下肢数下，顺腰椎膀胱经走行自上而下点按，一寸一下，直到腰骶部，点按三遍。再顺腰椎棘突肌纤维走向，用拇指甲自上而下、由内向外拨筋，直至腰骶部，拨三遍，复手擦动数下，结束手法。以上手法也适宜腰部扭伤、劳损、椎间盘突出症，有调理腰椎关节关系、舒展腰肌痉挛、行气镇痛的功效。

（十六）骶尾部受伤

1. 临床表现

骶尾部，位于尾骨端下部，在尾骨尖与肛门连线的中点处，即尾骨末端凹陷处，相当于长强穴，也称凤尾穴、尾闾穴，属督脉，是足少阴肾经与足太阳膀胱经交会处。受伤轻则逆气横行，阻碍气血正常流行，导致尾椎疼痛、腰膝无力、气短、心慌、便秘、便血，重则瘫痪，甚至休克而亡。

2. 推拿方法

患者取坐位或仰卧位，医者站于患者左边或右边，先排除骨折并脏器损伤。取肩井、中沟、肺俞三穴点按。再行手法，先逆河路推数遍，提拿按捏上马、下马、坐马、肚角、吊筋、肚带、关元、中极、总锁数把，复手擦动数下。再从背后分推数把，再从胸前分推数把，再拿肩井、中沟推按数把，复手擦动数下。再行上马、下马、七星板、肚角分推数把，复手擦动数下。再在脐下丹田部至伤处从内到外点按周边穴位数遍，使丹田之气回升。以上手法有疏通经络、活血镇痛的功效。

（十七）肩锁部受伤

1. 临床表现

胸前锁骨上窝部，位于颈外侧区，锁骨上大窝凹陷处，前正中线旁开四寸，相当于缺盆穴，也称井栏穴。受伤轻者饮食不下、说话难言、颈部胀痛，重者因肋间神经、胸前神经及动、静脉受震动影响造成供血受阻，出现咽喉肿痛、气喘、咳嗽、失眠，甚至休克；

肩上正中窝部，位于大椎穴与肩峰连线中点，相当于肩井穴，受伤后全身疼痛、半身麻木无力、上肢无力，如千斤重担压在肩上，无法站立，甚至伴有偏头痛、气逆胸痛、胸闷、晕倒；

肩上后窝部，位于肩井与曲垣之间凹陷处，相当于天髎穴，有第一胸神经后支外侧皮支、副神经，深层有肩胛上神经和肩胛上动脉肌支，受伤后肩膀疼痛、胸背痛、肩颈痛、上身麻木、活动受限。

2. 推拿方法

患者取坐位或仰卧位，医者站于患者左边或右边，先排除骨折脏器损伤并韧带损伤。取穴肩井穴点按；再行手法，先逆河路法推数遍，在井栏、大成、后成、还魂、心筋、背筋、肩井、挂膀推拿数把，用复手擦动数下。再用大拇指按住穴位揉按数把，再从上而下顺上臂推九把，复手擦动数下。握住手抖三关数下，握住小指摆动下拉数下，以上手法有通气行血、消淤止痛的功效。伤处麻痹疼痛，伤者不能说话，掐人中，拿心筋、内心筋、金锁、还魂、晒廊、前筋锁、井栏、大成、后成、将台点按数下，再行逆河路法推一遍，再用人字手法推到腰后数把，在伤处按摩揉推四把，随后把患者上肢抓起，平肩轻抖三下，按摩肩井、极泉、肺俞三穴，复手擦动数下，再把患者两手掌抓起平肩轻抖数下。以上手法依次施于患者左右两侧，男先左，女先右，有疏通气血、去滞消肿、滑利关节、理筋整复的功效。

（十八）肩背部受伤

1. 临床表现

肩背部，位于胸背部第七胸椎棘突下，后正中线旁开三寸，相当于膏肓穴，也称凤翅穴。受伤后肩背部常常隐隐酸胀疼痛，手臂沉重无力，上举困难，伤处肌肉痉挛，可触摸到有条索状组织，僵硬、压痛明显，累及胸背不能挺直、上肢活动受限，受凉或劳累后上述症状加重，伴有咳嗽气喘。

2. 推拿方法

患者取坐位或俯卧位，医者站于患者后侧或左右两侧，先排除骨折、骨病。嘱患者上身放松，行顺河路法二把，取金锁、井栏、晒廊、膏肓、大成、后成、还魂等部位推拿数把，复手擦动数把。医者一手扶患者肩膀，另一手捏拿伤侧菱形肌、冈上肌、斜方肌，向上提弹猛然一拉，可闻及响声，用掌根顺脊柱与肩胛骨内缘菱形肌分布处由上而下推擦数十把，然后医者一手托住患侧上肢肘部，使其上肢尽量向上向后伸举，同时另一手掌从颈部推擦到腰部数十把，空手拳击打脊背数十下。医者再一手按住腰骶部肌肉，另一手握住对侧肩部三角肌，用力推挤肩胛及腰部数下。推按肩膀、臂弯、肘弯、腕弯、手掌、手心、手指数把，复手数把，转外侧从下而上推按数把，复手平扫至胸背部数把，抖落上肢数下。再在井栏、大成、后成、还魂、心筋、背筋、晒廊、肩井、背心、挂膀、膏肓、肺俞、风门、天宗推拿数把，复手擦动数下。再从胸前向胸后分推数把，复手擦动数把。再在背心、凤翅、肺俞、膏肓、风门、天宗点按推搓数把，抖落上三关数下，再行全身行二十四气顺推一把。以上手法依次施于患者左右两侧，男先左，女先右，有祛风散寒、消肿止痛、滑利关节的功效。此伤要早治，多推拿即可痊愈。

（十九）胁肋部屏气伤

1. 临床表现

胸胁部屏气伤，也称岔气伤，是因负重屏气用力或姿势不当，突然感觉呼吸运动时一侧胸肋部牵制性胀痛，活动时疼痛加重，局部无明显肿胀，沿肋间方向由背部向胸前部放射性疼痛，检查时患者不能明确指清疼痛部位，而仔细按压受累关节有小片状压痛点，固定不移，时间久了会有游走性疼痛。由于呼吸会牵拉患侧上肢引起胸痛，故患者不敢做深吸气动作或大声说话，呈含胸曲背的姿势。胁肋部屏气伤多为气伤，损伤重者致气血两伤，严重者有咯血。

2. 推拿方法

患者取坐位或仰卧位，医者站于患者左边或右边，先排除胸肋骨骨折并脏器损伤。轻者用顺河路法推拿弹拨井栏、大成、后成、还魂、心筋、背筋、肩井、曲池、脉筋数把，复手擦动背筋、腋筋、胸筋数下。再双手沿胸背脊柱两侧，将患者双臂拉起上提、展胸数下，在胁痛部位的肋间隙由上往下、由后往前旋转推揉数遍，将剥离的包骨筋肌或突起的包骨筋肌推平。医者手呈"八"字形，分推肋隙间数把，复手擦动数把，后用空心拳拍打背心穴数下。嘱患者做深呼吸运动、反复咳嗽数次，再沿肋骨痛点肌纤维走向用温和深沉稳重手法按压、平推数把。然后患者取坐位，医者双手捧住其者胸部两侧由上往下、由轻到重环转晃动数下，再突然提抖。患者取俯卧位，医者按压其胸肋关节，听到有响声，即错缝复位，再行开胸手法分推数把，接着从金锁、井栏，向胸背至后下方左右分推数把，复手擦动肩板筋、背部最长筋、广背筋数下，再行上马、下马、肚角弹拨拿捏数把，抖落上下三关，复手擦动数下，结束手法。以上手法有舒筋止痛、归巢复位的功效。

（二十）手腕部受伤

1. 临床表现

手腕部因突然过度扭转或挤压，易造成腕部韧带、腱鞘、关节囊损伤，腕关节错缝、脱位，尺桡骨下端、腕骨、掌骨、指骨骨折，患者有明显的外伤史。轻者腕部局部疼痛无力，重者腕部肿痛、皮下瘀紫、压痛明显，功能活动受限，动则疼痛加剧。如桡侧桡骨茎突疼痛及压痛多为桡侧副韧带损伤，尺侧尺骨茎突疼痛及压痛多为尺侧副韧带损伤，腕背侧背伸疼痛或掌屈疼痛多为掌背侧韧带损伤或屈指肌腱损伤，前臂旋转疼痛并尺侧疼痛多为腕部三角骨纤维骺板损伤，不同方向的活动痛常伴有腕骨关节或掌指关节错缝等。

2. 推拿方法

患者取坐位，医者站于患者左侧或右侧，排除手腕部骨折并脱位及骨质病变。先取颈锁、肩井、井栏按拿数把；行顺河路法推井栏、大成、后成、还魂、心筋、背筋、肩井、曲池、脉筋数把，用复手擦动数下。再分推肩井、大成、后成、曲池、脉筋数把，点拿揉按抚摩腕部疼痛处片刻，医者以双手握住手腕部做牵引三分钟，然后缓缓屈伸、左右摇动、牵拉抖动腕部指掌关节数把，以调理腕部韧带及掌指关节骨错缝。再从指、掌、腕、前臂、上臂内侧和外侧自下往上推按数把，捋顺数把，抖落数把，复手数把，以腕掌部为中心行切、捻、揉、搓、拨、分筋等手法，调理捋顺腕部、指掌关节各部分韧带和肌腱数把，推按揉捏痛处数把。最后握患者手掌手指做屈伸牵拉摇晃抖动擦搓数把，搓揉拿按腕关节数把，复手擦动数把，结束治疗，给患者戴上护腕。以上手法有活血散瘀、行气止痛、筋骨复位的功效。

（二十一）大腿部受伤

1. 临床表现

大腿正前侧，为股四头肌群，相当于髀关、伏兔穴，损伤后影响膝关节稳定性。大腿内侧，为股内收肌群，相当于急脉穴。腹股沟处有明显压痛，多见于缝匠肌、耻骨肌损伤。大腿后侧，相当于承扶、殷门穴，该处疼痛多见股后肌群损伤。大腿前、内、后侧肌损伤，伤者均有明显的冲撞、牵拉外伤史。受伤轻者局部麻木、疼痛、肿胀、压痛、活动受限；重者伴有肌肉附着点拉伤、撕裂、断裂及肌组织损伤、血管破裂、血肿、皮下瘀血、肿块、关节水肿、肌肉痉挛、跛行等临床症状。

2. 推拿方法

患者伤在前内侧取坐位，伤在后侧取俯卧位，医者站于患者左侧或右侧，先排除骨折并血管损伤、肌肉韧带断裂。宜先行上半身顺河路推拿，取金锁、井栏、大成、后成、将台、还魂、肩峰、内心筋、曲尺、晒廊、上三关、脉筋、合谷推按数把，复手擦动数把。然后取伤肢对侧上马、下马、环跳、殷门、腿峰、委中、上了檐、阳陵泉、承山、下了檐、足三里、弯子、弯弯子、三阴交、鞋带、勾子推按数把，复手搓揉数把。再推伤侧附着点及取勾子、鞋带、三阴交、下了檐、足三里、承山、弯子、弯弯子、腿峰、阳陵泉、委中、上了檐、上马、下马、环跳、殷门捏按数把，复手数把。所用手法先轻后重，先抚摩后推按，先远端后近端，先健侧后患侧。在患侧由下往上推，即往近心端推按，若由上往下推会越搓擦越肿。再用拇指指腹顺着股四头肌、股内收肌、股后肌群肌纤维方向由上往下推按以理顺肌筋，做下肢屈髋伸膝、屈膝伸腿及髋膝关节转摇动作，牵拉股四头肌、股内收肌、股后肌群。最后用掌大鱼际搓擦患肢内外后侧痛点，在大腿扎缚弹力绷带，结束手法。以上手法有行气活血、消肿止痛的功效。

（二十二）足踝部受伤

1.临床表现

踝关节损伤，有明显的外伤史，轻者可发生关节韧带部分撕裂合并胫腓关节、跗跖关节和跖趾关节错缝；重者踝关节韧带断裂、关节囊撕裂、骨折、脱位或半脱位。踝部外侧，相当于申脉、昆仑穴；踝部内侧，相当于然谷穴；踝部前侧，相当于鞋带穴。足踝部受伤后局部多有压痛、皮下瘀斑、肿胀，走路或活动时疼痛加剧，X线检查可排除骨折、脱位、韧带断裂。

2.推拿方法

患者取坐位或仰卧位，医者站于患者左侧或右侧，先排除骨折、脱位、韧带断裂。受伤后二十四小时以内建议冷敷，在踝关节周围涌泉、鞋带、绝骨、解溪、太溪、勾子、昆仑、申脉做点按手法。一天以后再推捏勾子、鞋带、下了檐、上了檐、承山、内弯子、外弯子、委中、腿峰、上马、下马等穴数把，复手擦动数把。以外踝扭伤为例，先用拇指在肿痛明显处从下往上以由轻到重的手法反复推按数把，拨筋数把，擦揉数把。然后让一助手双手握住患者小腿近端，医者一手握足跟，另一手握足背前侧部，扣住内外踝，做相对拔伸牵引、摇动踝部动作，当觉背屈有松动感时，双手配合突然猛力一拔伸，然后往患者怀里一顿，出现清脆响声，即骨关节错缝复位。休息片刻后，医者用拇指在韧带损伤痛点部位做向内向下按摩两分钟，或用掌根贴住内外踝处按揉两分钟，再沿着跟腱两侧自上而下推十把，点涌泉、太溪、鞋带、丘墟、昆仑、勾子、三阴交、承山、下了檐、阳陵泉、委中三分钟。医者拇指置于患肢小腿外侧、腓骨外侧缘末端，从下往上重推按数把，将顺数把，复手数把，然后同样手法在小腿内侧、胫骨内侧缘及末端，从下往上推按数把，将顺数把，复手数把。最后在拔伸牵引下做踝关节背伸背屈、内翻外翻、摇摆、抖落动作数把，揉搓将顺整个踝关节数十把，复手擦动数把，结束手法，嘱患者佩戴护踝或弹力绷带两周。以上手法有行气止痛、理筋复位的功效。

（二十三）足底部受伤

1. 临床表现

足底部，位于足心前三分之一与后三分之二交接处，即屈足趾时出现凹陷处，相当于涌泉穴，也称足底穴或地空穴。伤后双眼发花、气机不利，致全身不适如虫蚁钻、胁肋胀痛、喉咙沙哑失音，重者腿脚痉挛、阴部疼痛、咳喘咳血、精神失常，甚至全身瘫痪而亡。

2. 推拿方法

患者取坐位或仰卧位，医者站于患者左侧或右侧，先排除骨折并关节脱位。手法先行顺河路法推拿数遍，复手擦动数把，再在患肢鞋带、勾子、大钟、承山、飞扬、太冲、委中、上下了檐、内外弯子、腿峰、上下马分推揉摩数把，复手擦动数把。再掐捏鞋带、勾子、上下了檐、内外弯子，抖落下肢数把，复手擦动数把。行下肢手法时应先行内侧，再下行转后侧、外侧，再上行转内侧，如此反复，直至症状改善。以上手法依次施于患者左右两侧，男先左，女先右，有疏导局部瘀滞，行气活血、消肿止痛的功效。

（二十四）昏厥

1. 临床表现

昏厥，或称晕厥，由一时性大脑供血不足而致，表现为一种突发而短暂的意识丧失，不能保持站立姿势而倒地，历时数秒或数分钟，醒后无后遗症，可发生于多种疾病过程中。中医学将"厥证"，分为"血厥""气厥"。血厥由贫血、体虚、失血所致，气厥因体虚、劳累、阳虚、恼怒而成。昏厥表现为直立体位时突然全身不适，出现头晕目眩、耳鸣、面色苍白、恶心、冷汗等症状。轻者为短暂的意识模糊，站立不稳，意识丧失数秒钟、数分钟，甚至数十分钟者。重者为惊厥性昏厥，意识丧失时间较长，并伴有肢体躯干阵挛性抽动及面肌痉挛。

2. 推拿方法

患者取坐仰卧位，头低脚高，以利脑部血液供应，同时，将患者置于空气流通地方，解松领口和腰带，使其呼吸道舒畅。医者站于患者左侧或右侧，先用手指掐按上沟子锁、中冲锁、跟腱锁、白虎锁、紫金锁、还魂锁、青龙锁数把，复手擦动数把，以上手法依次施于患者左右两侧，男先左，女先右，一般如此患者便可转醒。如未醒，以顺河路法推按天门、太阳、太阴、百会、大椎，拿金锁、井栏、大成、后成，推上三关，托五腑，拍背心。再弹拿上马、下马、肚角、腿峰、上了檐、腿峰、弯子、下了檐、鞋带、勾子数十把，复手擦动数把。如喉中有痰，头偏向一侧，然后再拿井栏、大成、脉筋、曲尺、上马、下马、勾子等穴。经上述手法治疗，患者苏醒后，用轻快柔和的手法推胸腹部的膻中、中脘数把，再从下往上推擦腰背部督脉、膀胱经及两胁下胆经，重点在后成、还魂、五腑、肚角推擦数十下，至皮肤有热感。最后用轻快手法行顺河路法推一把，拍打涌泉穴数下，结束手法。以上手法有开窍醒脑、回阳救逆的功效。

第三章　字门伤科推拿歌诀

一、字门伤科口诀

（一）

看伤首需观神色，次看形体要仔细；皮破肉裂与脱位，骨折碎断不必惊。

最怕颅脑损伤重，七孔流血面无神；脉弱呼浅瞳仁散，意识不清命归阴。

查看胸胁与胃脘，气堵血阻骨折明；五脏六腑若破裂，内脏出血要小心。

胸胁损伤难转身，呼吸困难怕平睡；气管肺脏若破裂，气促面紫冷汗淋。

心脏损伤多昏厥，脉搏沉细难找寻；左胸胀痛碍呼吸，内脏出血命归阴。

右侧右裂季胁痛，剧痛射上右肩部；轻微出血自可止，重伤骨折虚脱成。

肾脏跌打与挤撞，腰部疼痛有血尿；内脏出血若反复，纵有妙药难收功。

如有结石与水肿，此处最易受伤损；肾与尿道若堵塞，虽无血尿也有肿。

脾脏破裂面苍白，心慌自汗口渴痛；脉弱腹胀四肢冷，疼痛难熬烦闷增。

胃肠破裂命垂危，恶心呕吐带鲜血；二便见血腹疼胀，痛区渐大要认清。

（二）

伤气疼痛无定处，散聚无常一片云；伤重气逼时晕厥，伤轻刺痛无外形。

胸腹胀闷并窜痛，低语最怕呼吸频；体倦神怠似索捆，不思饮食难起身。

瘀堵不散多肿痛，去瘀生新肿自平；失治硬肿如卵石，发热蒸蕴化为脓。

若是骨折无短缩，虽非骨折有畸形；气滞血瘀互为因，受伤最怕血攻心。

粗纹瘀点甲华涩，新伤宿损两难平；切莫单凭汤药好，里应外合与针推。

四肢骨折长短异，骨折活动有擦音；斜断粉碎声碎零，横断裂纹折线凭。

关节脱位查空陷，脱位何处细追寻；畸形瘀肿仔细摸，软伤硬伤要分清。

颈椎重伤上肢瘫，下肢瘫痪在腰上；骶骨骨折有血便，棘突骨折步蹒跚。

椎骨压扁二便结，腰腿疼痛行动难；颅脑重伤四肢废，纵有妙药根已废。

脉象沉弦紧还可，洪大急疾脉症反；久卧床铺疮血淋，骨瘦如柴徒自叹。

（三）

金盆对月生死多，上通血腑下通河；日宫月府左右坐，上通丹田下气唆。

伤归天府小水河，伤闭下部腰痛多；吐血吾止下气窝，上呕下闭痛难过。

心如烈冷血水落，四肢麻木难屈脚；头晕眼花实难过，白痰带血归梦窝。

百日吾拿莫下药，日后变症上下过；上呕鲜血呈瘬缩，下窝涌血归阴罹。

格是对时伤此部，一时三刻即闭死；五里还阳推拿度，提等阴阳开膈附。

三星三宝救命腑，方药之中定生死；轻伤辨症归血腑，三朝一七白痰吐。

气痛痛重归子午，内症难治吐血糊；三魂七魄不归身，胡言乱语是鬼笑。

上呕下泻黑白污，阴阳辨症上天府；督脉维阳诸之首，三十六穴两河部。

左神门来封闭右，对时吾治推拿部；后天四部提关府，吾拿症变有重路。

阴反阳来呈瘬吐，半身不遂冷麻木；呕吐晕死在路中，散击背筋痛难忍。

（四）

周身气血有一头，日夜行走不停留；遇时遇穴若受伤，一七不治命要休。

子时走向心窝穴，丑时须向泉井求；寅时井口山根卯，辰时天心巳凤头。

午时却与中原会，左右蟾宫分在未；凤尾属申屈井酉，丹肾俱为戌时位。

六宫直等亥时来，不教乱缚斯为贵；打中此穴对时辰，三朝一七命归阴。

子午卯酉血走中，辰戌丑未两边分；寅申巳亥在背上，反推一手命归阴。

寅时一刻肺气升，卯时大肠辰时胃；巳时脾土午归心，未时行在小肠经。

申时膀胱左边存，戌时心胞在其中，酉肾亥焦正当行；子胆丑肝又轮回。

此穴遇时如受损，十人有九命归阴；上中下部汤药多，医生要懂三操作。

（五）

子时气血正朝心，人睡如同命归阴；肺乃相传之官衔，以行诸脏气血精。

丑时气血并上星，太阴太阳左右分；若还伤风又受寒，纵有妙药难收功。

寅时气血耳根中，对口伤重七孔通；哑门穴在后发中，心惊肉跳命送终。

卯时气血归两胁，黑心过肚与山根；乳下气门打不得，有伤有损药可医。

辰时气血入天心；肺俞板山怕辰时；若是天心受了伤，任是好药也难治。

巳时气血咽喉间，标手打得咽喉翻；手重妙药都难救，手轻可用回生丹。

午时气血复归胸，膻中幽门打不得；若是午时破午脉，血涌莲花医不得。

未时气血入肚角，左是命宫右盆弦；打翻肚子人欲吐，急用推拿莫迟疑。

申时气血凤尾中，二十四节皆相通；打落腰子人自笑，一时三刻命不留。

酉时气血在丹田，百重血海共相连；若还此时受了伤，老来双脚都不全。

戌时铜壶滴漏忌，月里偷桃很不宜；若对时辰伤重了，炒熟早谷暖小阴。

亥时气血在六宫，左右两脚皆相通；膝盖穴与足三里，十二时辰有妙方。

穴位游宫若是真，写在书上要分清；知法莫传凶暴子，口度心授有义人。

（六）

鼠跳古案与铜壶，牛入项川龙眼间；虎咬右边擎天柱，兔走凤翅两提肩。

龙行传道净平穴，蛇闯血门七府端；马到人字对心处，羊入凤尾塔门前。

猴出天空华盖封，鸡进盆匣对口边；犬管燕洞提肩位，猪行左右血路沿。

时辰十二须切记，气血行走似水涟；雷公打动孔路穴，封门下马随时安。

阴跷腮骨马行后，封喉锁项穴流川；沉思留下金口诀，知情不可手乱弹。

八宝将台子午旺，腰眼空洞不可言；辰时架梁真属险，还有气海非一般。

太阳太阴天庭穴，牛马时辰应谨严；周身穴道依时点，忍气忍手保安全。

前后二心并外肾，鱼睛目定甚张忙；肋稍插手难于治，肾俞丹田最难当。

夹脊断时不下药，正腰一天立身亡；伤人二乳到胸膛，百人百死到泉乡。

出气不收无药石，翻肚吐粪见阎王；耳后受伤均不治，伤胎鱼笠即时亡。

（七）

四肢附金钩挂月，重打腰子笑哈哈；腰子一格死灵坐，神仙下凡也无药。

阴阳闭关六府河，伤归门户气血多；一升一降痛杀人，半步难移两眼晕。

上呕下闭胀难过，腰如刀割附内锉；异痛不止吾策药，生新去旧安伤穴。

上下三部汤头多，破血破气还破膜；推拿接抖骨伤病，一望二闻三问症。

双手重点摸详细，听到骨响看骨形；医师要懂三套作，如不及时会误命。

跌打损伤断筋骨，医药要明四季功；骨折脱位先正位，夹缚固定要无错。

出血快用止血药，防止毒风创内窝；郎中出诊要用心，跌打损伤用药精。

一戒鱼二戒雄鸡，三戒盐四戒青菜；五戒葱六戒豆子，七戒色八戒青油。

九戒寒十戒豆腐，打得人死救得活；妙手治伤莫作恶，广济八方四海扬。

人图不可尽传真，学者百思要认真；阴阳手法多变化，无师传授枉费心。

二、字门推拿口诀

（一）

跌打跌打重推拿，拿筋一根起回生；推拿摸字在晨昏，抓捻拧撑要认真。

抓和拿捏功相似，撑似按来按似撑；四肢推与平推异，揉字应分三步行。

平推滚法掌中练，捶在膝头排掌声，摸托端提理接斗，推拿按摩气血和。

母法八字传千古，手法二七变化多；揉捏捻搓能镇痛，危垂扣掐立时苏。

捶拍滚切精神爽，摇转抖拉经络舒；补虚泻实切需记，内伤外感也能医。

回阳救逆八把半，跌打昏厥牙关闭；痧症中暑胸腹闷，虚厥挟色忌开锁。

青龙八部气血调，龙分头颈喉肩脊；惊魂未定神情呆，青龙肩井蝶双飞。

内伤气门腰腿痛，喉锁龙筋要松开；昏厥出汗昏厥症，返魂三关腋窝拿。

口噤紫金需要兜，腹下大巨外陵扣；亡汗青龙紫金锁，龙脊返魂清痧熟。

腰歪腰痛心血阻，会阴二关白虎锁；身熟肢凉手强握，返魂白虎人中吉。

颈强口噤胸腹闷，生死总锁会阴掐；先师传授八把半，老少有病推拿诀。

老者推拿可养生，少者逢推可调病；手法技巧随心转，起死回生妙无比。

（二）

头面之处多抹滚，轻柔慢按巧梳头；顺筋顺穴一一理，手到头面立时清。

开天门太阴太阳，分运八卦至神庭；头维揉至风池停，大椎大杼肩中俞。

颈项之处多用捏，揉摩按压两相宜；两添摇摆理筋到，病者立时笑吟吟。

手上有病宜顺筋，提弹手内加提滚；揉摩抖摇正反用，气血由之自消平。

胸腹宜用小八卦，再加穴位把病除；如若病势来得急，救急锁中号紫金。

腰背宜用大八卦，搓捏推按再抖经；抖不动时虎背牵，弯腰驼背立时平。

手足三里气海行，腰骶任督用搐法；带冲两跷要分清，委中环跳取卧位。

手脚推拿都一样，只是手重或手轻；推拿能使气血活，气血通顺精神振。

推拿头胸除昏晕，推拿臂腿关节运；胸背按摩气血顺，胸腹按摩饮食进。

头晕眼花全身麻，气血不过用推拿；掐捏按揉肿痛消，气血疏通病自除。

老者拿得精神爽，少者逢推可调病；不须服药调诸症，妙手推拿除病因。

人体气血靠调养，气血不运病来临；五十三度推拿法，点穴按摩自有灵。

若知推拿奥妙术，方称行家献艺人。

（三）

推拿按摩最为良，随用单方逞刚强；推者推动气血路，拿者拿起回生筋。

一推天门观浮云，二推太阳吊耳筋；三推脑后落风坡，四推三根入珠角。

一拿龙膛牙腮筋，二拿膛边壅颈筋；三拿海后颈总筋，四拿嘴中鱼口筋。

一推两肩合关筋，上母下公子苟筋；三推两肩正膀筋，四推将台通烟火。

一拿胸膛乳后筋，二拿两膀护胸筋；三拿挂膀通气门，四拿背部风翅筋。

一推天鹅气相连，二推挂膀通气门；三推凤尾通下气，四推腰部气消顺。

一拿两肘弯弓筋，二拿燕气通三筋；三拿虎口龙彪筋，四拿十指通肝经。

一推挂膀通胆宫，二推胸膛胃气门；三推胆宫四路通，四推大腿栋梁筋。

一推肚角肾子筋，二推总筋通气海；三推腿边琵琶筋，四推臀下坐马筋。

（四）

一推天门定心中，五脏六腑皆可通；二推金锁分阴阳，推拿救治保安康。

三推心筋能开窍，金秋落井转回关；四推井栏要精通，左血右气不宜凶。

五推大成并气门，后紧大成如神灵；六推后紧紧背心，班栏八卦要分明。

七推将台气即止，打伤八卦要分明；八推还魂左右边，即使吐血能回生。

九推曲尺风转尖，牵牛进栏手不能；十推脉经寸关尺，两手受伤推还原。

十一三关虎口通，中指放箭眼活动；十二晒廊复手生，掌掇归位保安全。

十三五腑掇还原，闭气开声拍背心；十四背心要开声，寒婆晒衣金秋劳。

十五肚角有八层，腹痛呕屎掇还原；十六上马到盆弦，丹田肚角复回生。

十七下马滴尿症，小便来血急救人；十八腿峰擂手多，坠损急痛自能和。

十九了檐手法多，新伤老伤能自和；廿十弯子反八卦，推拿鬼眼有奇功。

廿一大弯加弯子，脏腑活血此一关；廿二了檐通气血，揉按三里气血通。

廿三鞋带螺丝骨，老龙放针急为仙；廿四勾子是总筋，全身推拿打转身。

（五）

三沟六河十二经，前虎后龙记在心；五脏六腑脾胃肾，上进下出要分明。

头上七孔有量度，认清穴道要谨慎；二仙传道夹一窝，损伤何处用手摸。

三十六穴记在心，背部龙骨平半分；头上七孔归八卦，两边将台侧爬瘀。

前后正身十二经，十二经是保命筋；上有天宫前后定，山根正在眉心中。

头上七孔风火贯，廿四条似瓜藤行；两旁身随如金锁，托须上下紫金鹅。

牙下两筋痰血筋，鹅风鹅食门闭妥；头上两边太阴阳，耳基耳枕在耳旁。

左右两肩在井泉，左右井岩贴两边；肩部各穴分明定，有伤治疗即便全。

左右两乳定气门，乳下气门定时辰；乳下气门休乱动，有伤有损药可行。

左右金钱至飞燕，飞燕本是气水贯；左右燕头护圆心，圆心气水滴胃脘。

左右燕尾下金弦，终有勾子详下边；下至腰子并肚腹，五穴分明实相连。

子午两时未肚瘫，两筋贯肾互相缠；肾筋缠珠经穴通，应知正是在心中。

医伤且在灵机变，左右海河琵琶筋；左右边栏护海心，左右口中如鱼唇。

裆里坐胯气水沟，两膝鱼脉后与中；涌泉地穴脚板中，左右踝臁侧脚损。

两旁脚背花气口，左右吊筋为闭经；前有龙卵后粪门，天平正在胯裆里。

铜壶滴漏居当中，粪门上面正凤尾；下有两筋腰子筋，背上两筋护龙筋。

胸前两筋肚肺筋，台梁两筋挂膀筋；为人莫度此穴清，有损无益都是真。

三、字门功夫口诀

（一）十八字谱

袖珍十八法，秘密少人知，太极安身位，阴阳变化机。

拳谱残推援，夺牵捺逼吸，贴窜圈插抛，托擦撒吞吐。

全凭真子午，辨别是兼非，浮沉与吞吐，圆滚要心随。

捋推共抖落，进退即封闭，靠粘带插捺，扑撒两分歧。

透引抛托用，提拦消纳备，擒拿真口诀，妙法大极诗。

（二）十八字诀

太极：一身总太极，二脚为根基，阔狭由长短，如山不可移。

阴阳：全身三转折，阴阳上下贴，动静观前后，砥柱硬如铁。

子午：如何是子午，头面对针锋，两肩并两膝，上下总相同。

浮沉：浮如云出岫，沉似石投江，左右常相顾，坐腿把阴藏。

吞吐：吞身如鹤缩，吞手如蛇奔，鼓撼随风入，轻重左右分。

挦推：挦风挨手入，筋脉要相通，直硬将柔制，推动不用攻。

圆滚：出手刚柔济，摇铃胁脉圆，沾衣如滚浪，贴肉要生根。

抖落：抖落为举鼎，托塔亦皆然，敌势将身闪，落掌看中偏。

沾靠：出手防牵制，翻腾切莫返，沾衣即滚肘，靠吸在柳移。

进步：欲知进与退，退败进自生，他若追进户，三纵部位偏。

封闭：门户牢封锁，双封势不开，机关将动我，发手如春雷。

插撒：插手势如枪，抛托切要防，撒手形如网，极摔莫离桩。

扑捺：扑手势如虎，迎风直入膛，双手似剖腹，拍捺要提防。

援引：敌势偏风进，援开左右防，引手须半出，切莫自松桩。

拖抛：此法两家用，坐桩不可松，最嫌肩着力，扭塔翻成功。

提拦：敌手如枪入，左遮右提拦，根踪防漏手，反掌照面还。

消纳：敌势逼胸来，消肩速纳脯，坐桩吞吐并，前后手相扶。

擒拿：擒拿须认穴，嵌骨要酥筋，其中真妙诀，等闲不度人。

（三）十八字解

右手须从腿边起，发来似箭引如弓；左手防身兼带援，细心泼胆进推功。

发手未粘切莫吐，若已一粘即用推；消肩直腕龙伸爪，进退探身势展开。

手抵其胸前，内来急变援；随风跟进足，疾吐莫迟延。

夺字猛如风，迎门照架冲；回身势莫夺，分推气更雄。

任君发手向前冲，顺带牵来羊狗同；借势其中还借力，即以其道治其躬。

捺字原与拍字连，披拦按托意沉然；未沾之处分虚实，个里玄机在两肩。

逼字迎门把手扬，任他豪杰也慌忙；听凭熟练千般势，下手宜先我占强。

吸逼虽然判避迎，同为一气应分明；千钧一发毫厘际，只在微芒方寸情。

贴字紧随身，窥虚便入门；周身都是胆，妙手自回春。

避其锋锐气，不斗更神奇；窜入空门里，来援亦已迟。

圈手圆圆划一圈，横披斜砍劈连肩；若教练就铜筋臂，任走江湖作神仙。

还手无须再转身，顺其来势击其人，要知一拔随时插，莫稍待停彼还神。

兜时心喜抛时慌，浮力其中难审详；术至通灵神化镜，脱离潇洒怎提防。

托来宜快不宜迟，插进还须趁劲推；毫忽微芒分胜负，得来秘诀擅英奇。

擦字飘来急如风，轻描淡写转飞蓬；莫云着处难伤骨，泥雪斑斑印爪鸿。

撒手从来万虑休，匹夫亦可做王侯；得来一字传千古，博得英名孰与倚。

丈夫能屈自能伸，进退全凭巧技能；侧步轻移藏变化，穷通之至入于神。

吞吐明知两字连，其中变化几人全；任他学有兼人技，不及千金一诀传。

（四）精奇手法

此法精奇，不用猛力，文人弱士，皆可学习。

总究其理，十八字势，按中上下，左右进取。

上中宜紧，下部曲膝，举身立步，切勿用力。

入门手法，出手紧直，子午定向，看势分拆。

勿轻势力，吞吐便取，逼吸存心，时刻莫离。

他身虽满，吾手紧直，力来千斤，与插方敌。

直由子午，后曲前直，为十八字，各随所宜。

残推援夺，牵捺逼吸，抛托擦撒，随手顺意。

逼擦随转，借彼势力，手到其胸，急推莫迟。

窜不与斗，贴跌更奇，彼来凶猛，圈插敌之。

以柔克刚，以疾克迟，以静待动，以曲取直。

任凭千变，我心归一，身正貌柔，意捷气吸。

情静情逸，目定神恬，进生退死，畏惧不得。

紧直来身，千钧以捺，紧抑手从，足进肩随。

其中玄妙，潇洒脱离，来有踪影，去无形迹。

后期所发，先其所至，字字循环，一能克十。

一字不知，难以云成，视之如妇，夺之如虎。

彼来甚满，我占其实，任凭腾挪，彼劳我逸。

随向进步，何劳气力，勤演热练，护身多益。

不害吾身，何妨两失，你我俱成，尚观虚实。

谨防跌失，方无差误，奸匪勿传，切记莫违。

（五）字门要诀

出手残推劲紧直，逼捺三分借彼力；抛托擦撒随手化，牵吸援夺下所宜。

圈插能克来者猛，吞吐兼撒跌更奇；手撒用窜当谨记，力弱贴近任施为。

举手认胸休害怕，手即贴身脚也随；立桩巩固问明此，裆消膝紧世间稀。

余功妙用无阻滞，潇洒脱离君须记；若欲练成稀有技，请君勤习为得计。

后脚若弯前脚松，双眼紧紧观其胸；举手出残休害怕，手即贴身步亦从。

手若拈紧须用力，相拈急推可抢功；出手最嫌用肩力，轻贴随手西与东。

双手同起步逸移，左顾胸膛右抵其；手若拈时须用力，相拈急推莫待迟。

内外两门上中下，跟彼随胸莫放离；外来上面伤耳顶，右手横挑左攻之。

腰胁之处彼来伤，反手藏身左取中；擒拿任彼双单手，取其手筋自然松。

披拦截砍手略归，两手上下一同追；我手忽然被砍落，本手复发急相推。

捞足抢腿彼势凶，落身进步对胸冲；下地落膝捞抢者，双手推掇去无踪。

内伤面目右急回，反手吐出任掌追；左手往下捺亦可，本手急推莫待迟。

彼我同门亦取胸，双手横推可抢功；若还发出不多远，反手补出疾如风。

披拦截砍双单擒，照外用法任施行；捞足抢腿皆同样，须要改手取内门。

步法每出不换移，右脚随手踏周围；十八手法通练熟，临时取用随所宜。

（六）封闭口诀

身似猛虎坐中堂，龙行虎步连还桩。开声眼似泰山强，五行一变龙出江。

两眼瞳仁归肾脏，子午带劲要发桩。转黏沾打凶恶狂，匾胸侧击逃躲上。

逼吸救来虎吞羊，进生退死左右藏。涌打浮沉快打狂，彪珠摘桃提鬼掌。

开声要打口教上，谨记虎壮心胆狂。他虽急来我不忙，咬紧牙关钉紧桩。

任尔千变万化上，我心归一变化强。要打一部铁斧桩，看他上下起跌忙。

两肩一起浮沉桩，各施绝艺乾坤转。左肩起月里偷桃，右肩起蛇盘乌龟。

他打我蛇盘乌龟，我打他牵蛇转头。去手伏金丝缠腕，转手如仙人脱衣。

移步如飞饿虎盘，此法名为败山桩。

（七）擒拿口诀

人是小天唯仙郎，阴阳二气为主脏；天为大天日月星，人为小天气血筋。

此为三宝定寸神，随人识得经络清；仙家下凡定寸神，本是开元李老君。

十二寸神走血门，神农创出十二筋；生死擒拿掌中心，擒死提生在人行。

七十二把生死筋，或生或死由人擒；生门拿到死门陵，三条半筋阴阳闭。

擒拿二十三把半，访尽天下英雄汉；四十八把阴阳筋，生门死部要分清。

四大要穴主部筋，四肢通走气血门；全身筋部通血行，四大关部藏主筋。

上下两气通走行，上三关来六腑筋；上下两隔气为肾，中三关来拿血筋。

阴阳两部救命人，气血相连五脏行，三宝血通六腑门，阴阳八卦打转身。

提拿勾子救命筋，手拿勾子五脏行；看他两目定瞳人，咽喉一开气往升。

手拿勾子通血行，阴阳还魂六腑门；十二筋络五脏神，血部要拿阴阳筋。

放把知寸死等申，不要误伤人性命，两气通走喉开声，方可放定此部筋。

再拿后天主部门，四关部通走绝筋；两边拿来日月申，从下精功取部筋。

五大旗盘定五行，神门拿来风闭家，生部拿死死救他，打伤闭死还绝气，

擒拿四关通肺部，生死之部筋要加；阴阳运转往下拿，永部朝阳双部发。

气行血走归主家，筋通八卦头门下；左右归肾为总拿，全身推拿打转身。

四、赣西打师口教

（一）郎中诀

1.

十三祖师有名望，从头至尾表一表；一代医祖李老君，茅山起教建草棚；

二代祖师伏羲主，三皇之中一圣人；三代神农尝百草，百草发芽遍地生；

四代岐伯老师尊，行医开方传盛名；五代仙师王叔和，看病把脉他在行；

六代扁鹊有神通，舒筋活络第一功；七代长沙张仲景，四肢麻木他能诊；

八代仙师雷公祖，妇科百病他精通；九代葛洪清水法，肠胃寒冷药方灵；

十代师尊淳于意，煎汤熬药他最行；十一本是皇甫谧，针灸按摩他发明；

十二华佗传法力，动刀破肚取肝心；十三药王孙思邈，他是药王一尊神；

跌打宗师尊彭叟，他是袁州第一人；请到名医到你家，千斤担子交给他。

2.

药王菩萨坐得高，两边挂起裁药刀；裁药刀口闪白光，百味药草它先尝。

年年有个三月三，药王上山采仙丹；药王采药去南山，南山采药有龙引。

北山采药虎先行，虎口面前救麒麟；药王身背一黄伞，五月五日把药采。

上山采药虎先行，下山采药龙伴身；世间药王真是好，不分昼夜把药找。

南山采到北山转，采得百草把名传；草药采得上千味，才有良方救黎民。

知母贝母款冬花，止咳化痰一把抓；若要药性道地真，全靠郎中发善心。

草药味味药王考，不到樟树药不灵；赣西药行四十八，君臣佐使各不同。

本草纲目三千六，对症下药莫乱用；膏丹丸散都备齐，内外用药传世人。

3.

药王仙师本姓孙，手中捉起桂枝弓；头戴一顶枳壳帽，身上穿件茯苓袍。

北方黄芪真是好，早晨起来吃红枣；黄柏石耳福建出，杜仲厚朴和木通。

党参产在山西省，人参吉林最有名；乌药蛤蚧江西有，阿胶银花产山东，

田七茴香广西出，西藏红花更出名；天麻贵州赫章县，木瓜安徽在宣城，

茯苓黄连湖北省，白药云南最出名；紫金山上人参地，四川土产出枸杞。

倘若两脚不能移，须用牛膝五加皮；左手右手不能拿，千万莫离穿山甲。

川贝母与尖浙贝，一分行货一分钱；化痰半夏姜汁草，补气不离真蜂蜜。

除寒不离制附子，散气不离广木香；上床萝卜下床姜，不劳医生开药方。

4.

药王父亲叫附子，贝母是他老亲母；儿子名叫广木香，女儿叫她红丁香，

公丁母丁分大小，四川寨上出甘草；银杏河南新县出，浙江菊花桐乡名，

除了木香与末药，刺藜还是眼珠药；白术人参补中气，丁香木香能和脾。

化痰半夏并尖贝，麻黄桂枝能解表；日里请出是甘草，夜里请出夜明砂。

坡内请出黑芝麻，山上请出黄栀子；土里请出土雄黄，河里请出紫河车。

海里请出海金砂，天上请出天花粉；地上请出熟地黄，北方寻出正柴胡。

麻黄桂枝打头旗，生姜为引祛寒湿；头痛不离蔓荆子，脚痛不离威灵仙。

有人识得千里光，一生一世不生疮；膏药虽然能见功，各人熬煎各不同。

（二）打师授徒口教一百零八问

老坐一问弟子：贵圈、贵地、贵姓、贵庚？

弟子回条：回老坐，弟子袁州小圈子人（指小地方），十八子（指姓李），赖项（指23岁）。

老坐二问弟子：做那行？

弟子回条：弟子做皮笒子（指卖膏药的）、汗药的（指草根草药）与瓜行。

老坐三问弟子：何谓五运六气？

弟子回条：五运者，为木火土金水，六气者，为风寒暑湿燥火。

老坐四问弟子：何谓五行生克？

弟子回条：木生火、火生土、土生金、金生水、水生木，木克土、土克水、水克火、火克金、金克木。

老坐五问弟子：何谓五脏六腑？

弟子回条：五脏者，心肝脾肺肾，六腑者，大肠小肠膀胱胆胃三焦。

老坐六问弟子：何谓三焦？

弟子回条：三焦无脏空有形，穿在胸中膈相应。

老坐七问弟子：何谓五脏所属？

弟子回条：肝属木，其色青为东方甲乙木；心属火，其色赤为南方丙丁火；脾属土，其色黄为中央戊己土；肺属金，其色白为西方庚辛金；肾属水，其色黑为北方壬癸水。

老坐八问弟子：何谓六经五余？

弟子回条：六经，指太阳少阳阳明，太阴少阴厥阴；五余者，眉毛属肝木之余，胡子属肾水之余，鼻毛属肺金之余，头发属心火之余，毫毛属脾土之余。

老坐九问弟子：何谓天五行、地五行、人五行？

弟子回条：天五行，雷云风雨雪；地五行，木火土金水；人五行，肝心脾肺肾。

老坐十问弟子：何谓天三宝，地三宝，人三宝？

弟子回条：天三宝，日月星；地三宝，水火风；人三宝，精气神。

老坐十一问弟子：什么叫阴，什么叫阳？

弟子回条：天为阳，地为阴；男为阳，女为阴；六腑为阳，五脏为阴。

老坐十二问弟子：五脏与五行有什么关系？

弟子回条：心为火，开窍于舌；肝为木，开窍于目；脾为土，开窍于口；肺为金，开窍于鼻；肾为水，开窍于耳。

老坐十三问弟子： 何谓三山六水一分田？

弟子回条： 三山：头为泰山，手为华山，脚为衡山；六水：眼泪为清水，鼻涕为寒水，口水为泉水，汗液为皮水，肾精为血水，大便为黄水，一分田：为丹田。

老坐十四问弟子： 何谓三苑、三闭、四海？

弟子回条： 三苑：指精苑，血苑，气苑；三闭：气闭，血闭，精闭；四海：脑为髓之海，心为血之海，肺为气之海，胃为水谷之海。

老坐十五问弟子： 人身有多少骨节？多少汗毛孔？

弟子回条： 人有骨节二百零六块，天上的星星数不清，人身上的汗毛孔算不清。

老坐十六问弟子： 何为四正？

弟子回条： 前额天平骨第一正，鼻孔准头第二正，胸前胸膛骨第三正，腹部肚脐眼第四正。

老坐十七问弟子： 脑壳骨有多少块？

弟子回条： 有四页八块名为八卦，乾坎艮震坤巽离兑。

老坐十八问弟子： 胸前骨背龙骨有多少？

弟子回条： 胸前排骨八长四短，女人多两根乘夫骨；背龙骨二十四节，附骨多一节名为尾尻骨。

老坐十九问弟子： 何谓三宝两路？

弟子回条： 天之三宝：日月星，人之三宝：精气神；天有两路风路雨路，人有两路：气路血路。

老坐二十问弟子： 全身有多少个穴道？

弟子回条： 头顶泰山三十三穴，中部华山五十一穴，下部衡山二十六穴，手心两穴地府两穴，共有一百零八穴。

老坐二十一问弟子： 何谓八锁十二门？

弟子回条： 左右大成后成、加左右上马下马为八锁；八锁加五腑、背心、左右盆弦为十二门。

老坐二十二问弟子：何谓全身血脉流注？

弟子回条：每日寅时肺气生，卯时流入大肠荣，辰胃巳脾午心火，未时都是小肠经，申属膀胱酉属肾，戌时包络亥三焦，子胆丑肝各定位。

老坐二十三问弟子：何谓推何为拿？

弟子回条：推者，推动气血路，谓之按摩；拿者，拿起起死回生筋，谓之开锁也。

老坐二十四问弟子：何谓二十四气推拿？

弟子回条：一天门、二筋锁、三心筋、四井栏、五大成、六后成、七将台、八还魂、九曲尺、十脉筋、十一三关、十二晒廊、十三五腑、十四背心、十五肚角、十六上马、十七下马、十八峰风、十九上了檐、廿弯子、廿一弯弯子、廿二下了檐、廿三鞋带、廿四勾子。

老坐二十五问弟子：何为二十四气推拿所管？

弟子回条：一天门所管太阳少阳阳明；二金锁所管太阴少阴厥阴；三心筋所管五脏六腑；四井栏所管肝肺正反八卦；五大成所管气血气门；六后成所管井栏背心反八卦；七将台所管内中外三层；八还魂所管左通肝肺右通气门；九曲尺所管上管肩膀到井栏晒廊，下通脉筋到手指；十脉筋所管上通肺经，下通三关带曲尺、掌心与虎口；十一三关虎口所管上通将台心筋并后成，下通小指与掌心；十二晒廊所管上通三焦，下通肩峰井栏曲尺爪腕；十三五腑所管上通胃脘到命门下管膀胱并肾气；十四背心所管上通天柱到头顶下通凤尾连七星；十五肚角所管有八层上通肺经连气门，下通大腿三关；十六上马所管左通五脏六腑，右通膀胱并肚角肾气和六宫；十七下马所管左通五脏六腑，右通肾气并六宫；十八腿风所管上通腋窝琵琶经到凤尾，下通弯子到足趾；十九上了檐所管上通下马到三关，下通弯子到涌泉；廿内弯子所管上通全身气血，下通腿峰到坐马下了檐到脚趾；廿一外弯子所管上通琵琶到背筋，下通勾子到脚背脚底；廿二下了檐所管上通坐马并凤尾，下通足趾与踝底；廿三鞋带所管上通膝眼并弯子，下通涌泉并足趾；廿四勾子所管全身气血。

老坐二十六问弟子：何谓二十四气推拿口诀？

弟子回条：一推天门定心中，五脏六腑皆可通；二推金锁分阴阳，推拿救治保安康。三推心筋能开窍，金秋落井转回关；四推井栏要精通，左血右气不宜凶。五推大成并气门，后紧大成如神灵；六推后紧紧背心，班栏八卦要分明。七推将台气即止，打伤八卦要分明；八推还魂左右边，即使吐血能回生。九推曲尺风转肩，牵牛进栏手不能；十推脉经寸关尺，两手受伤推还原。十一三关虎口通，中指放箭眼活动；十二晒廊复手生，掌掇归位保安全。十三五腑掇还原，闭气开声拍背心；十四背心要开声，寒婆晒衣金秋劳。十五肚角有八层，腹痛呕屎掇还原；十六上马到盆弦，丹田肚角复回生。十七下马滴尿症，小便来血急救人；十八腿峰手法多，坠损急痛自能和。十九了檐揎手多，新伤老伤能自和；廿十弯子反八卦，推拿鬼眼有奇功。廿一大弯加弯子，脏腑活血此一关；廿二了檐通气血，揉按三里气血通。廿三鞋带螺丝骨，老龙放针急为仙；廿四勾子是总筋，全身推拿打转身。

老坐二十七问弟子：何谓推拿手法口诀？

弟子回条：推拿摸字在晨昏，抓捻拧撑要认真；抓和拿捏功相似，撑似按来按似撑；四肢推与平推异，揉字应分三步行；平推滚法掌中练，捶在膝头排掌声；摸托端提理接斗，推拿按摩气血和；母法八字传千古，手法二七变化多；揉捏捻搓能镇痛，危证扣掐立时苏；捶拍搎切精神爽，摇转抖拉经络舒；补虚泻实切需记，内伤外感也能医；手法技巧随心转，起死回生妙无比。

老坐二十八问弟子：何谓推拿治法？

弟子回条：一百零八推拿法，能治内外儿科病；重按百会医头痛，清头明目抓九宫。耳后高骨能补肾，左右推拿治项疾；口眼歪斜开金锁，再掐迎香鼻气通。活血顺气弹颈筋，按摩水分小便清；大成后成开心窍，上马下马通六经。活血止痛推腰筋，发虚汗出摩肺经；扭腰岔气扣紫金，弹拨气冲气血行；黑虎顶心救昏倒，推开天门医头昏。大补元气揉丹田，要补肾水揉涌泉；按摩能使气血运，气血通顺精神振。按摩胸背气血顺，按摩胸腹食欲进；推拿头胸除昏晕，推拿臂腿关节顺。

人之三宝精气神，能使体健身无病；三十六法医疾病，七十二法技术精。认真对症施手法，身体健康病不侵；背诵推拿百零八，解除沉疴疗效灵。

老坐二十九问弟子：推拿有何作用？

弟子回条：头面之处多抹滚，轻揉慢按巧梳头；顺筋顺穴一一理，手到头面立时清。颈项之处多用捏，揉摩按压两相宜；两添摇摆理筋到，病者立时笑吟吟。手上有病宜顺筋，提弹手内加提滚；揉摩抖摇正反用，气血由之自消平。胸腹宜用小八卦，再加穴位把病除；如若病势来得急，救急锁中号紫金。腰背宜用大八卦，搓捏推按再抖经；抖不动时虎背牵，弯腰驼背立时平。脚手推拿同一样，只是手重或手轻；推拿能使气血活，气血通顺精神振。推拿头胸除昏晕，推拿臂腿关节运；胸背按摩气血顺，胸腹按摩饮食进。头晕眼花全身麻，气血不过用推拿；掐捏按揉肿痛消，气血疏通病自除。老者拿得精神爽，少者逢推可调病；不须服药调诸症，妙手推拿除病因。人体气血靠调养，气血不运病来临；五十三度推拿法，点穴按摩自有灵。

老坐三十问弟子：全身如何推？

弟子回条：推拿按摩最为良，随用单方逞刚强；推者推动气血路，拿者拿起回生筋。一推天门观浮云，二推太阳吊耳筋，三推脑后落风坡，四推三根入珠角。一拿龙膛牙腮筋，二拿膛边壅颈筋，三拿海后颈总筋，四拿嘴中鱼口筋。一推两肩合关筋，上母下公子苟筋，三推两肩正膀筋，四推将台通烟火。一拿胸膛乳后筋，二拿两膀护胸筋，三拿挂膀通气门，四拿背部风翅筋。一推天鹅气相连，二推挂膀通气门，三推凤尾通下气，四推腰部气消顺。一拿两肘弯弓筋，二拿燕气通三筋，三拿虎口龙彪筋，四拿十指通肝经。一推挂膀通胆宫，二推胸膛胃气门，三推胆宫四路通，四推大腿栋梁筋。一推肚角肾子筋，二推总筋通气海，三推腿边琵琶筋，四推臀下坐马筋。

老坐三十一问弟子：何谓起死回生法？

弟子回条：扣在上关闭死在地，拿左右燕窝即可回生；扣在二关闭死在地，拿左右肚角上下即可回生；扣在三关闭死在地，拿两手脚左右曲池勾子即可回生；扣在四关肚角口吐血大便不止闭死在地，拿左右勾子即可回生；如不回生，二十四气逆河路推。

老坐三十二问弟子：何谓五痨七伤？

弟子回条：五痨者，五脏也，心肝脾肺肾；七伤者，奔伤，暗伤，内伤，误伤，秒伤，抗伤，色伤是也。

老坐三十三问弟子：何谓跌打内伤看伤秘诀？

弟子回条：看伤首观精气神，次看形体细搜寻；颅脑最忧骨伤震，五官出血面无神；脉弱呼浅瞳仁散，晕厥昏迷命归阴。再看胸胁与脘腹，气堵血阻须断明；五脏六腑若破裂，血症详查要细心。胸伤剧痛难转侧，呼吸困难怕平睡；气管肺脏若破裂，气促面紫冷汗淋。心脏受伤多昏厥，脉搏沉微难找寻；左肩胀痛碍呼吸，出血过多立归阴。肝裂右侧季胁痛，痛剧射向右肩行；肾脏跌打与挤撞，裂伤疼痛有血尿；大量出血且反复，纵有妙药难收功。如有结石与水肿，此处最易受伤损；肾与尿管如堵塞，虽无血尿有瘀肿。脾脏破裂面苍白，心慌自汗口渴痛；脉弱腹胀四肢冷，疼痛难熬烦闷增。胃肠裂损命垂危，呕吐鲜血和恶心；二便见血腹痛胀，痛区渐大要认清。伤气疼痛无定处，散聚无常一片云；伤重气逼时晕厥，伤轻刺痛无外形。胸腹胀闷并窜痛，低语最怕呼吸频；体倦神怠似索捆，不思饮食难起身。瘀堵不散多肿痛，去瘀生新肿自平；失治硬肿如卵石，发热蒸蕴化为脓。粗纹瘀点甲华涩，新伤宿损两难平；气滞血瘀互为因，受伤最怕血攻心。

老坐三十四问弟子：何谓跌打骨伤看伤秘诀？

弟子回条：皮破肉裂与脱位，骨头碎断不需惊；轻微出血可自止，骨折重伤虚脱成。四肢骨折长短异，骨折活动有杂音；斜断粉碎声碎零，横断裂纹折线凭。三关脱位查空陷，脱往何处细追寻；畸形壅肿仔细摸，瘀肿折脱要分清。颈椎伤损上肢瘫，下肢瘫痪在腰干；骶髂骨折有便血，二突裂折步蹒跚。腰椎压扁二便结，腰腿疼痛步难行；颅脑重伤四肢废，纵可回春根已残。脉象沉弦紧还可，洪大急疾脉症反；久困床上疮血淋，骨瘦如柴徒自叹。切莫单凭汤药好，里应外合用推针；轻者早愈重者慢，妙手推拿笑盈盈。

老坐三十五问弟子：何谓跌打膏药熬制口诀？

弟子回条：一斤麻油半斤丹，药重三五可加减；湘樟广丹都需晒，五三七十莫等闲。药黑枯浮须过滤，重熬复沸方下丹；防溢可加盐少许，搅丹切忌停手看。滴水成珠不沾手，加料收藏雪水坛；摊贴只须三五钱，软夹一两最相宜。黑色狗皮与跌打，骨折脱臼与伤损；风湿痹痛与积聚，癥瘕肿硬效如神。

老坐三十六问弟子：何谓跌打膏药熬制优劣秘诀？

弟子回条：一丹二油，膏药呈稠，三上三下，熬枯去渣，滴水成珠、离火下丹，丹熟造化，冷水地下，其形黑如漆，热则软，凉则硬，贴之黏，拔即起。

老坐三十七问弟子：昏迷倒地，伤何处？推何处？

弟子回条：伤在印堂穴，医者先双手拿前金锁、后金锁、井栏数把，复手擦动数把，掐上勾子、心筋、中冲数下，推拿天门、金锁、心筋、井栏，托五腑，拍背心数下，复手擦动数把，最后二十四气逆河路推数把转身。

老坐三十八问弟子：头晕耳鸣，伤何处？推何处？

弟子回条：伤在太阳穴，医者双手按住受伤原部位擦动数把，推拿天门、金锁、心筋、井栏，掐上勾子数下，二十四气逆河路推数把转身，每推一把后要复手擦动数把。

老坐三十九问弟子：头抬不起，伤何处？推何处？

弟子回条：伤在天顶穴，先将两手从眉心分推太阴、太阳至两耳（开天门），再搓揉眉心，按摩印堂，随之从头顶推到脑后风池、风府两穴（要多推），拿捏金锁、肩井、心筋，摇动颈椎，推太阴、太阳、大椎。若伤重者，速用拿法拿金锁、井锁、大成锁、后成锁、还魂锁，必要时拿勾子锁、会阴总锁，以醒脑开窍、通气行血。二十四气逆河路推数把，打通上中下三焦，即转身。

老坐四十问弟子：闭死在地，伤何处？推何处？

弟子回条：伤在脑门穴，速用拿法，拿上勾、中勾、肩井、大敦、上马、下马穴以通气行血，再推拿太阳、太阴、印堂、风池、大椎、肩井，摇动颈椎上肢关节以开窍醒脑、气血运行，然后二十四气逆河路慢推数把，复手数把转身。

老坐四十一问弟子：头颈不转，伤何处？推何处？

弟子回条：伤在天柱穴，推拿筋锁、后金锁、井栏、内心筋，托中宫、扑背心转身、摇掇后颈部，待有响声，即转身。

老坐四十二问弟子：半面麻木，伤何处？推何处？

弟子回条：伤在耳丛穴，医者双手按住受伤部位擦动数把，推拿天门、心筋、后金锁、井栏，提耳，掐上勾子数下还生，每推拿后要复手擦动数把。

老坐四十三问弟子：饮食难进，伤何处？推何处？

弟子回条：伤在咽喉穴，推拿前金锁、后金锁、大成、后成，分推上中下三焦，托胃脘，扑背心，再用二十四气推全身即转身。

老坐四十四问弟子：脚抬不起，伤何处？推何处？

弟子回条：伤在足三里，推拿上马、下马、腿峰、上了檐、弯子、弯弯子、下了檐、勾子及脚背鞋带、五子到脚筋数把，拿捏井锁、大成、后成数把，从背部两侧往下推至下腰部数把，转身还阳。

老坐四十五问弟子：全身作烧，伤何处？推何处？

弟子回条：伤在大椎穴，推拿金锁、心筋、内心筋、大成、后成、还魂，重推大椎穴数把，加二十四气推全身即转身。

老坐四十六问弟子：呼吸困难，伤何处？推何处？

弟子回条：伤在章门穴，拿双侧金锁、井栏、大成、后成数把，按揉将台、晒廊、背心数把，再拿肩井、风池、肝俞数下，抖落肩关节、髋关节数下，掇五腑、拍背心、涌泉数下，二十四气顺河路加膀胱、肾气推数把，转身还阳。

老坐四十七问弟子：人事不省，伤何处？推何处？

弟子回条：伤在中脘穴，先拿金锁、井栏、还魂、大成、后成、勾子六穴，用人字手法开胸腹分推二十四把，从上中下三焦直推数把，再推拿五关八路、上马、下马、五腑、还魂、后成转身，用二十四气顺河路推全身数把。

老坐四十八问弟子：胸闷气郁，伤何处？推何处？

弟子回条：伤在肺俞穴，先推拿肺俞穴上下诸穴数把，待肋骨刺痛缓解，再从上往下推按脊柱两侧数十把，拿金锁、井栏、左右大成、后成、将台、还魂、中府数把，复手数把，然后用人字手法从胸前分推胸后数把转身。

老坐四十九问弟子：腹痛难忍，伤何处？推何处？

弟子回条：伤在丹田穴，推拿左右肚角八层、腰子、连铁、上马、下马、五腑，二十四气顺河路推数把转身。

老坐五十问弟子：大小便失禁，伤何处？推何处？

弟子回条：伤在长强穴，推拿两侧上马、下马、坐马数把，再在脐下部从内向外、从外向内推按数十把，再从上往下直推、从左到右横推数把，摆尾通数十把，复手数把，使丹田之气回升还阳。

老坐五十一问弟子：盆弦受伤，推何处？

弟子回条：伤在盆弦，推拿肚脐、丹田、勾子、上马、下马、坐马、五腑、腰气转身，用人字手法开胸向后分推数把，接着从肚脐向下分推数把，随即按运丹田数把、拿勾子穴数下。

老坐五十二问弟子：说话困难，伤何处？推何处？

弟子回条：伤在喉咙穴，掐上勾子，扣心筋、内心筋，顺河路推拿上中下三焦转身。

老坐五十三问弟子：全身无力，伤何处？推何处？

弟子回条：伤在净平穴，先拿还魂、气门、乳中，推拿井栏、金锁加全身推拿数把转身，再用八字手法从胸前开胸分推胸背左右十二把，复推气门、大成、后成、中府、将台、膻中数把，用人字手法从胸背上胸部向下胸腰背部分推数把，最后在命门穴处行揉捏按摩数把，复手数把。

老坐五十四问弟子：翻肚肠胃，伤何处？推何处？

弟子回条：伤在胃脘穴，吃即吐，托胃脘，推拿背心、后成、五腑、将台，掇五腑，抹胸膛、胃脘、上中下三焦转身，再全身顺河路推数把。

老坐五十五问弟子：鼻出血，伤何处？推何处？

弟子回条：伤在架梁穴，推拿信门上下到对口穴下边，再推百会、大成、后成、内心筋到勾子穴，上马、下马转身，用冷水湿毛巾打湿敷枕部、额部、鼻部，或用小线扎紧左右手中指中节，出血即止。

老坐五十六问弟子：呕吐不止、大便不止，伤何处？推何处？

弟子回条：伤在肚角、粪门穴，推拿两子转身，若不转，二十四气逆河路加上马、下马、五腑、两足总筋推数把转身还阳，不还阳者灌之人参汤。

老坐五十七问弟子：寒热往来，伤何处？推何处？

弟子回条：伤在背心穴，取井栏、大成、后成、将台、还魂带后成、心筋、背筋、胃脘推拿数把，掇五腑，扑中宫、背心，二十四气顺河路推数把转身。

老坐五十八问弟子：下阴胀痛，伤何处？推何处？

弟子回条：伤在裆部，先叫患者深吸气，站立跳、蹲跳、跑步跳，医者从后抱住患者腰腹部上下擦动跳动数十下，医者一手按住六宫，另一手向下腹部缓和疏通数十把，推拿中勾、下勾、五腑、金钱、上马、下马、膀胱、肾气转身，休息片刻推拿全身，摇抖四肢关节数下。

老坐五十九问弟子：晕死在地，伤何处？推何处？

弟子回条：伤在命门穴，受伤部位原地上下擦动，推拿中宫、胃脘、腰气转身。

老坐六十问弟子：面如黄纸，伤何处？推何处？

弟子回条：伤在腰背穴，推拿大成、后成、后气门、净平、过肚、盆弦，拿上马、坐马、勾子，二十四气顺河路推数把，拍背心，擦腰气、七星板，抠坐马、五关、还魂带后紧、五腑转身。

老坐六十一问弟子：有出气无进气，伤何处？推何处？

弟子回条：伤在凤翅穴，取左右挂膀（即肩胛骨处）向前分推数把，再推拿大成、后紧、内心筋，联后从胸前向后分推数把，最后随手落下左右胸背部分推数把。

老坐六十二问弟子：头晕眼花，伤何处？推何处？

弟子回条：伤在人中穴，推拿两侧太阳、颊车、下关、上关、听会、迎香、阳白、地仓、承浆穴数把，复手数把，后推拿金锁、井栏、大成、后成、合谷、抖三关数把，转下肢上马、下马、足三里、三阴交数把，复手数把转身。

老坐六十三问弟子：心惊肉跳，伤何处？推何处？

弟子回条：伤在心俞、肝俞、肺俞三穴，推拿肚角、五腑，拍背心、血气、血仓、将台、金锁、二仙传道、上马、下马、内心筋、总筋加二十四气。

老坐六十四问弟子：七孔来血，伤何处？推何处？

弟子回条：伤在井泉穴，推拿心筋、金锁，播凤尾，掇五腑、井栏转身。

老坐六十五问弟子：全身作闭，伤何处？推何处？

弟子回条：伤在班栏穴，先用谷酒推拿前后八卦、大成、后成转身，再二十四气河路推数把，复手数把。

老坐六十六问弟子：血似莲花，伤何处？推何处？

弟子回条：伤在掌心穴，推拿金锁、井栏、大成、后成、三关、曲尺、脉筋数把，再推五关带内心筋转身。

老坐六十七问弟子：两脚作闭，伤何处？推何处？

弟子回条：伤在膝眼穴，推拿上马、下马、坐马、腿峰、上了檐、弯子、弯弯子、下了檐、鞋带、勾子数把，复手擦数把转身。

老坐六十八问弟子：肩抬不起，伤何处？推何处？

弟子回条：伤在井栏穴，推拿天门、金锁、心筋、井栏、大成、后成、还魂、将台，用谷酒在受伤处抹擦数把，不转则二十四气河路推全身转身。

老坐六十九问弟子：行步艰难，伤何处？推何处？

弟子回条：伤在涌泉穴，推拿鞋带、勾子、五子筋转身，然后在患处分推揉摩数把。

老坐七十问弟子：双脚难移，伤何处？推何处？

弟子回条：伤在凤尾穴，推拿后成、还魂、后气门、净平、肚角、过肚、盆弦，拿坐马、勾子，再顺河路推全身，医者与患者背靠背，背患者摆动腰部数下。

老坐七十一问弟子：腹部胀气，伤何处？推何处？

弟子回条：伤在气门穴，先推拿中勾，开胸膛向下分推数把，然后向上分推数把，再推中宫、大成、后成转身，最后在伤痛处揉摩疏通数把。不转，二十四气河路推全身转身。

老坐七十二问弟子：饭吃不下，伤何处？推何处？

弟子回条：伤在咽喉穴，先用手掌在哑门穴外重拍三下，用两手拇指从咽喉伤处向后天柱、肩井穴分推数把、揉压气舍穴数下，随手提动金锁大筋、大成、后成转身，再拿肩井、天柱、气舍三穴。

老坐七十三问弟子：吃饭作梗，伤何处？推何处？

弟子回条：伤在人迎穴，先用空心掌在伤者哑门穴重扑三五下，后推拿金锁、井栏、心筋、天突、颊车、肩井、大成、后成转身，如有不转，掐人中、点中，托五腑，拍背心、涌泉数下转身，二十四气逆河路推数把。

老坐七十四问弟子：手臂酸痛，伤何处？推何处？

弟子回条：伤在脉筋穴，先拿金锁、井栏、大成、后成，推肺俞数下，再由肺俞往下推诸俞穴数十把，用八字手法从前胸分推至后胸数十把，然后拿捏曲池、脉筋、抖三关数把，复手数把转身。

老坐七十五问弟子：小便作闭，伤何处？推何处？

弟子回条：伤在铜壶滴漏穴，推拿天门、金锁、心筋、井栏、吊筋、吊肾，二十四气顺河路推数把转身。

老坐七十六问弟子：满腹胀满，伤何处？推何处？

弟子回条：伤在气海穴，先推拿七星板、尾通、上马、下马、两子数把，然后推按弯子、弯弯子、下了檐、足三里、涌泉、丰隆、鞋带数把，复手数把转身，再二十四气顺河路推数把，复手数把还阳。

老坐七十七问弟子：胸闷气短，伤何处？推何处？

弟子回条：伤在将台穴，先用人字手法从前胸分推到左右两胁后数把，然后推拿金锁、井栏、肩井、肺俞、内心筋，扑中宫、扣燕窝转身，再用八字手法从中焦推到腰后数把，在伤痛处揉捏按摩数把，随后把患者两手掌抓起平肩轻抖数下，嘱患者咳嗽数声，拿金锁、井栏、肩井、肺俞、内心筋数穴，随之将患者两手平举起与肩平轻抖数下，二十四气顺河路推两遍。

老坐七十八问弟子：身体抖动眼珠上翻，伤何处？推何处？

弟子回条：伤在五里穴，一手托住伤损处，另一手拍背心数下，推拿金钱、五腑、内心筋即转身，二十四气慢慢推。

老坐七十九问弟子：打膈不停，伤何处？推何处？

弟子回条：伤在期门穴，先从膻中向左右两肋间隙推按数把，拿捏大成、后成、井栏、金锁数把，推按将台、晒廊、曲池、脉筋数把，将伤者两臂提起由轻到重抖落数把，掐按膻中、肩井、太冲、太敦、上勾、中勾、双勾数把，二十四气顺河路推数把，转身还阳。

老坐八十问弟子：阴囊受伤，推何处？

弟子回条：伤在仙桃穴，嘱患者深吸气，原地跳动、跑动数十次、医者推拿上马、下马、膀胱、肾气转身，一手托住肚脐。另一手缓缓向下腹推动数把，推拿肚带、肚角、中勾、下勾、八卦转身，二十四气慢慢推。

老坐八十一问弟子：两胁剧痛，伤何处？推何处？

弟子回条：伤在志室穴，先拿两侧肚角、肚带、吊筋、期门、章门，再提拿金锁、井栏、大成、后成、还魂，托五腑，拍背心，从上到下推按背部俞穴和胁腋下，提拿上马、下马、腿峰、了檐、弯子数把，复手数把，推拿前后八卦数把，抖落四肢关节数把转身。

老坐八十二问弟子：心痛欲呕，伤何处？推何处？

弟子回条：伤在厥阴穴，先拿金锁、心筋、井栏、大成、后成、还魂数把，从左右颈部向两侧肩胛、上臂、前臂外侧分推数把，再从肩颈部向胸背腰骶部分推数十把，再按摩伤损处数次，再托中宫、五腑拍背心数下，再拿金锁、井栏、大成、后成数把，抖落四肢关节数把转身。

老坐八十三问弟子：脸色苍白，伤何处？推何处？

弟子回条：伤在会阴穴，先叫患者深吸气。原地跳动或边跑边跳数十次。医者推拿上马、下马、膀胱、肾气转身，在腰骶部处向上下左右分推数十把，又从脐下部分推数十把，拿中勾、下勾、上马、下马、坐马数把，然后二十四气顺河路推全身，摇抖四肢关节数下，推拿金锁、大成、后成、上马、下马、坐马数把转身。

老坐八十四问弟子：胸前胀痛，伤何处？推何处？

弟子回条：伤在乳中穴，先按揉膻中，再以八字手法从膻中向两侧肋边缘推拿数十下，轻按乳根、章门、期门数下，弹拿肩井、大成、后成数把，点按上勾、中勾、中冲、大敦数下，抖落四肢关节数把，转身还阳，二十四气顺河路推数把，复手数把。

老坐八十五问弟子：心前绞痛，伤何处？推何处？

弟子回条：伤在乳根穴，先掐上勾、中勾、中冲、合谷、大敦，推拿金锁、风池、大成、后成、井锁、心筋、内心筋加五腑转身，轻按乳根及肋边缘，擦搓腰部、抖落四肢关节数把，二十四气逆河路推数把，复手数把还阳。

老坐八十六问弟子：手腕无力，伤何处？推何处？

弟子回条：伤在劳宫穴，推拿大成、后成、井锁、心筋、内心筋、加坐五腑转身。

老坐八十七问弟子：失语伸舌，伤何处？推何处？

弟子回条：伤在哑门穴，此乃危证，先拿金锁、心筋、井栏，点按耳窍、咽喉、两乳根，反复按摩腹部丹田多把，掇五腑、背心，搓腰部、命门、肾俞，擦七星扳，揉搓涌泉数十把，推拿大成、后成、还魂、上马、下马、内心筋、勾子数把，复手数把，二十四气逆河路推数把转身。

老坐八十八问弟子：两目不见，伤何处？推何处？

弟子回条：伤在睛明穴，推拿上中下三焦，擂凤肩、凤眼转身。

老坐八十九问弟子：昏迷倒地，伤何处？推何处？

弟子回条：伤在心窝穴，将伤者慢慢扶起呈打坐姿势，推拿金锁、大成、后成、井栏、内心筋，托中宫、五腑，拍背心数下，即可转身。

老坐九十问弟子：伤六宫、肾气，推何处？

弟子回条：先在上腹部胃脘、下腹部丹田缓和横推数把，再在上腹部胃脘、下腹部丹田顺推数把，最后拿上马、下马，掇五腑、膀胱数把，开声返阳。

老坐九十一问弟子：伤关元，推何处？

弟子回条：先在凤尾、丹田处推数把，再反向推数把，又横推凤尾数把，再从胸前经胃脘部向下推至丹田数把，拿上马、下马、腿峰、了檐数把。

老坐九十二问弟子：伤盆弦、过肚、丹田、肚角，推何处？

弟子回条：推大成、后成、左右肚角、上马、下马，掇五腑、膀胱开声，二十四气逆河路推数把转身。

老坐九十三问弟子：伤还魂、气胁、气门、净平，推何处？

弟子回条：先拿肩井、中勾、极泉、肺俞四穴，用八字手法从胸前正中线向左右分推（开胸分推）数把，将伤者两手举起在海眼穴（辄筋穴）、大成、后成按压数把，在伤痛处揉捏按摩数把，最后用人字手法开胸分推数把。

老坐九十四问弟子：伤血仓、气门、信门、中高，推何处？

弟子回条：推大成、五关、将台、还魂、后成，掇五腑、中宫开声，二十四气逆河路推数把转身。

老坐九十五问弟子：喉咙作痛，伤何处？推何处？

弟子回条：伤舌根穴，二十四气顺河路推数把，加推胃脘，扑背心开声，二十四气逆河路推数把转身。

老坐九十六问弟子：伤五腑，推何处？

弟子回条：二十四气顺河路翻来覆去推全身、五关八路，掇五腑开声，二十四气逆河路推数把转身。

老坐九十七问弟子：伤小眼排骨，推何处？

弟子回条：先用八字手法开胸分推十二把，后推大成、后成、将台、肩井、晒廊、背心数把，再在伤痛处用按摩摇端疏通推法推数把，二十四气逆河路推数把转身。

老坐九十八问弟子：头上受伤，推何处？

弟子回条：先开天门，从眉心向太阴、太阳分推至两耳，再搓揉眉心，按摩印堂及脑后风池、风府（要多推），拿捏金锁、肩井、心筋，摇动颈椎，推太阴、太阳、大椎数把，再推颈栏、金锁、内心筋，擂风翅、风尾数把，转而掇五腑，二十四气顺河路推数把。

老坐九十九问弟子：丹田、肚角受伤，推何处？

弟子回条：推左右肚角、上马、下马开声，转掇五腑，拍背心，二十四气顺河路推数把，复手数把，二十四气逆河路推数把转身。

老坐一百问弟子：两手臂受伤，推何处？

弟子回条：推曲尺、脉筋、手腕虎口三关，再推曲尺、晒廊、内心筋、脉筋、三关、班栏、五关八路，二十四气逆河路推数把转身。

老坐一百零一问弟子：伤五关八路，推何处？

弟子回条：先翻来覆去推上半身加凤眼穴，加拍腰眼、后紧，擂七星板开声，后翻来覆去推下半身加上马、下马、内外弯子、脚上总筋转身，再二十四气顺河路推数把，复手数把。

老坐一百零二问弟子：七星板受伤，推何处？

弟子回条：擂尾通，推七星板，拿吊筋、上马、下马、内外弯子、脚上总筋数把，二十四气逆河路推数把转身。

老坐一百零三问弟子：伤一里、二里、三里、四里，手脚发抖，眼珠上翻，推何处？

弟子回条：先托伤损处，或掇五腑、扑背心数把，或拿上马、下马、六宫，掇五腑或拿后成、大成、内心筋，即转身，再二十四气顺河路推全身数把。

老坐一百零四问弟子：膀胱、六宫受伤，推何处？

弟子回条：拿涌泉和海底侧掌筋、膀胱、肾气，推上马、下马、六宫、五腑转身。

老坐一百零五问弟子：患缩阴缩阳症，推何处？

弟子回条：推上马、下马、腰子、连铁、后紧、肚角，掇五腑，二十四气逆河路推数把转身。

老坐一百零六问弟子：吊颈，推何处？

弟子回条：推金锁、心筋重复几次，开十八关、开胸膛、掇五腑、扑背心、中宫拿内心筋，二十四气逆河路推数把转身。

老坐一百零七问弟子：腰伤发笑，推何处？

弟子回条：二十四气顺河路推全身数把，加推后成、还魂、肚角八层，俯卧推腰眼，撺凤尾，拿上马、下马、勾子、五腑转身。

老坐一百零八问弟子：救溺水（假死），推何处？

弟子回条：拿上马、下马、六宫，掇五腑，堵地府。肚腹有水者，可头低脚高把水倒出，再推心筋、肚角八层、后成、大成，掇五腑、七星板、凤尾数把，即时返生。行逆河路十八关推拿法数把，拍打涌泉数下（男先左，女先右）。两眼紧闭，先开天门，从眉心推向太阴、太阳，或二十四气逆河路推数把，即可还阳。

五、江湖郎中盘问隐语

五湖四海皆兄弟，千百年来一家亲；别什么不亲手艺亲，拳头不打自己人；

网烂莫把网绳断，海里栽花根基深；千日不带粮，万日不带菜，高山上打锣声音大；

人在江湖要顾江湖，不能断江湖损江湖；站得高而望得远，站在武功山望到鄱阳湖；

懂得江湖言，黄金难买真江言。

（一）出门问来路

访者（袁州人）问：今天弟子来得匆忙，望洪州洪哥哥高抬一膀；久闻兄长有仁义，特来你处跟班学艺，初到洪江贵市宝码头，理当先到你处龙虎宝帐，请安禀报挂号。

东家（洪州人）回条：好说好说，不知哥哥大驾来洪州，兄弟未曾收拾少安排，未曾接驾你莫怪，兄弟少礼，望哥哥海涵海涵。

访者回条：好说好说，江湖路上一枝花，金阁篓戎不分家；谁说不是亲兄弟，从古到今是一家。

东家问：何谓金阁篓戎？

访者回条：金者，算命卜卦顶香六爻；阁者，皮门摆摊出黑唱戏；篓者，跑马耍钱玩麻将；戎者，偷扒胡子吃横饭。

东家问：你从那里来。

访者回条：我从袁州来。

东家问：你做那行。

访者回条：做皮答子卖汗药的。

东家问：天上有多少星？

访者回条：除了月亮都是星。

东家问：地下有多少人？

访者回条：除了阎王都是人。

东家问：水里有多少魚？

访者回条：除了虾子螃蟹都是魚。

东家问：江在哪里？

访者回条：江在口里。

东家问：湖在哪里？

访者回条：湖在肚子里。

东家问：听说袁州府有四门，你走的是那个门？

访者回条：东有宜阳门、南有仰山门、西有萍实门、北有秀江门，我走的是宜阳门。

东家问：府城有九街十八巷，哪九街？

访者回条：九街指下街、上街、东大街、县前街、卫前街、西大街、南大街、青石街、卢祝街。

东家问：哪十八巷？

访者回条：十八巷指二符巷、杨家巷、肖家巷、天符巷、更新巷、摇篮巷、灵官巷、王子巷、上棋盘巷、下棋盘巷、严家巷、判官巷、当铺巷、观音巷、颜家巷、沙子巷、彭家巷、石神巷。

东家问：你住哪街哪巷？

访者回条：住西大街摇篮巷。

东家问：袁州府有五台三峡指哪里？

访者回条：五台指宜春台、钓鱼台、仙女台、凤凰台、化成台，三峡指牛栏峡、昌山峡、钟山峡。

东家问：袁州有八景是哪八景？

访者回条：东路有钓台烟云，西路有云谷飞瀑，南路有南池涌珠、仰山积雪，北路有袁山耸翠，府城有化成晚钟、卢州映月和春台晓日。

东家问：你来洪州走岸路来，还是水路来？

访者回条：我一不是从岸路来，二不是从水路来，岸路水路各一半，我是乘土轮子、飘叶子、跺招子来。

东家问：你从岸路来，岸路有多少个峡？多少个湾？

访者回条：岸路有七十二只湾内有十八个峡，你问到洪州几多里，水路岸路三百三。

东家问：你在那里上船？

访者回条：在秀江第一滩上水寨上船，

东家问：船停在那里？

访者回条：船停阳家滩。

东家问：滩对面啥地方，有何为凭？

访者回条：对面是下水寨与滩下哩。有诗为凭。

> 本籍袁州瓦江寨，扁舟惯逐下水寨。
>
> 上滩下滩路迢迢，临风唱作袁州谣。
>
> 秀江之水清且沦，袁州城下好扬舲。

东家问：你走水路，看见阳家滩上芦苇有多长？

访者回条：阳家滩上洪水满江不见滩，除了山和地其余都是水。

东家问：你走水路或岸路来，经过什么峡，有何为凭？

访者回条：走岸路东门出城钟山峡，水路行船过渥江洋江彬江，闯牛栏昌山两峡。有诗为凭。

> 十里五里碧滩接，一篙摇出青山青。
>
> 昌山突兀劈江起，截断江流从此止。
>
> 鬼斧神工谁所开，等闲放出袁江水。

洋江一带石巉岩，舟行曲作之字湾。

访者回条： 你走水路来，水路过了多少个湾？多少个滩？

访者回条： 水路经过九十九个湾，八十八只滩，雾气腾腾不见湾，大水芒芒不见滩。

东家问： 你过了什么江，有何为凭？

访者回条： 过了秀江、洋江、彬江、钤江、渝江。有诗为凭。

舟人摇手客勿语，衔枚偷渡蛟龙关。

轻舟出峡波如箭，顺流直指分宜县。

买鱼沽酒且为欢，转眼钟山又前面。

钟山逦迤曳秋烟，微现中流一线天。

放篙著石石怒语，四山响答声铿然。

东家问： 船到临江清江赣江洪州，有何为凭？

访者回条： 有诗为凭：

下流滩少波纹漾，清江赣江同奔放。

推篷回首望袁江，袁江远出千山上。

篙师搁桨语客详，客行千里慎勿忘。

水面磷峋那足道，暗中险阻最难防。

我闻此语三太息，比似人心不可测。

忠信从古涉江湖，世间险阻无处无。

东家问： 洪州码头有啥物？

访者回条： 有渡船。

东家问： 船上有几人？

访者回条： 有三人。

东家问： 谁在船头？

访者回条： 艄公在船头。

东家问： 姓甚名谁？

访者回条：姓姚名德大。

东家问：生在何时？住址何处？

访者回条：生于正月十五日子时，住在洪州忠义堂。

东家问：船尾有何人？

访者回条：船尾有艄婆。

东家问：姓甚名谁？

访者回条：姓蒋名柳青。

东家问：生在何时？住址何处？

访者回答：生于八月十五日午时，住在洪州海棠寺。

东家问：子午相冲，如何行得船？

访者回答：行船须用子午。

东家问：大舱中有谁在？

访者回答：洪州洪兄在。

东家问：一把手斧有多重？

访者回条：二斤伍两四钱。

东家问：有何寓意？

访者回条：二斤指两京，北京、南京；五两指五湖，江西鄱阳湖、湖南洞庭湖、江苏洪泽湖、浙江太湖、安徽巢湖；四钱指四海，黄海、东海、南海、渤海。

东家问：船有几多舱？

访者回条：有八至十八舱。

东家问：几多肚？

访者回条：有廿一肚。

东家问：有几多帆。

访者回条：有五张帆。

东家问：几多舱板？

访者回条：有廿一块舱板。

东家问：几件木?

访者回条：有三件木。

东家问：甚么木?

访者回条：左桃右柳，中心洪木。

东家问：几条底骨?

访者回条：有十二底骨。

东家问：船有几条灰路?

访者回条：有九条灰路。

东家问：用了几斤钉子?

访者回条：用一百零八斤钉子。

东家问：用了几多斤桐油?

访者回条：用八十一斤桐油。

东家问：何人造船？

访者回条：匠人造船，有赞歌为凭：

> 造船祖师是鲁班，太上老君打船钉。
>
> 花罗仙师做锯匠，张郎造锯有名望。
>
> 船底造得牢又平，玄女仙娘造雨棚；
>
> 果老仙师烧石灰，雷木仙师桐油熬。
>
> 孔明船上树桅杆，轩辕皇帝桅棚装；
>
> 刘备仙师造棕绳，周瑜用计扯风棚。
>
> 太上老君造铁锚，红炉仙师铁链造；
>
> 造起粮船十八仓，奉诰解粮见君王。
>
> 杨四将军造桨板，造出桨板一丈三；
>
> 杜子仙人把篙撑，撑起篙子好开船。

艄公奉河把船行，杨四将军保太平；

任你龙袍玉带官，要走水路必登船。

装尽世间千般货，常载百姓米和盐；

千江有水千江月，船行江上遇顺风。

东家问：船头安何神？

访者回条：安五显华光大帝，左有千里眼，右有顺风耳。

东家问：船尾安什么神？

访者回答：安天上圣母娘娘，左右有哼吓二位大将。

东家问：中央安什么菩萨？

访者回答：安观音佛祖，左右有十八罗汉。

东家问：船用几枝桅。

访者回条：有三枝桅。

东家问：三枝桅哪枝更高？

访者回条：中心为高。

东家问：有几多张？

访者回条：有廿一张。

东家问：有几条缭绳？

访者回条：三七有廿一条。

东家问：何人掌缆？

访者回条：四大金刚掌缆。

东家问：何人管缭？

访者回条：十八罗汉管缭。

东家问：以何为宝？

访者回条：明珠为宝。

东家问：以何为号？

访者回条： 以洪都大旗为号。

东家问： 你的那根竹烟筒有多长？

访者回条： 有九寸十八节。

东家问： 有何寓意？

访者回条： 上打土匪下打贼。

东家问： 有何为凭？

访者回条： 有赞歌为凭：

> 一根烟筒真古怪，上头细来下头大；
>
> 下头装烟上头出，名字叫作竹烟筒。
>
> 香烟本叫云香草，凡间之人谋不到；
>
> 土地婆婆谋烟种，土地公公栽烟秧。
>
> 三月清明把烟栽，六月婆官有收成；
>
> 土好作烟不要肥，烟叶长得大煞人。
>
> 栽烟本是汉高祖，抽烟就是汉朝人；
>
> 明朝造出水烟筒，好比孔明拜北斗。
>
> 我把香烟嗦一筒，好比孔明借东风，
>
> 叭一口儿嗦一筒，一口叭出九条龙。

东家问： 何谓九龙？

访者回条： 九龙天龙蜘蛛、地龙蚯蚓、人龙儿骨，上树龙青蛙、土龙土狗子、钻地龙穿山甲，水龙水扒虫、地虱婆龙地鳖虫、推车龙牛屎虫。

东家问： 何谓十八消？

访者回条： 十八肖指内红消、外红消、麻竹消、摇竹消、洋条消、豆红消、吹风消、合掌消、麻消、地皮消、透骨消、隔山消、接骨消、过山消、牙痛消、脓肿消、竹灵消、癌肿消。

东家问： 有何寓意？

访者回条：九龙十八消，不是用来治伤，就是用来治搂。

东家问：五湖四海皆兄弟，贫贱高低无二分，若想学会跌打术，先拜师傅后交友。是何寓意？

访者回条：你是青山，我是平地，你是师傅，我是徒弟。重义仁厚方可授，无义之人切莫传；外打皮也内打骨，外治表也内治骨；打要忍得治晓得，道德为师莫强得。

东家回条：领凭领凭。

访者回条：八月中秋桂花开，会同天下众英才，三天不问名，四天不问姓，请问哥哥高姓大名。

东家回条：如果知道你会来，要早打招呼，我会在中途接。九岭十八坡，苋菜红又红，好比六月天；我叫望长开，是木棍吹火一巧不通，干田里扯秧连根不动，好比庙里哑钟没响。不管怎样，千百年来兄弟是一家，五湖四海皆兄弟，表叔先生抓祖先。

访者回条：金码头，银码头，来到老哥贵市大码头，久闻老哥有仁有义，有才有志，在此扎旗挂帅，山清水秀，聚集英雄豪杰，栽下桃李树，结下万年红，兄弟特来与你老哥跟班护卫。初来贵市宝码头，理当先用草子单片，来到老哥大衙门，三十六衙门，七十二辕门，投极挂号。

金帐银帐，黄缨宝帐，中军宝帐，红锣宝帐，莲花宝帐，今日借路到洪州，到老哥龙虎宝帐下请安道喜，讨个盘缠，如兄弟交接不到，礼仪不周，瓶子不满，钳子不快，衣帽不整，过门不清，长腿不到，短腿不齐，跑腿不勤，所有金堂银堂，位主盟堂，上四排哥子，下四排兄弟，上下满园哥弟，兄弟请安不到，拜会不周，请金嘱银嘱，请老哥出个满堂嘱。

东家回条：好说好说，不知哥哥大驾来到洪州，兄弟未曾收拾少安排，未曾接驾你莫怪，哥哥仁义胜过刘皇叔，威风甚过瓦岗寨，结交甚过及时雨，讲经上过斗法台，好比千年铁树开花，万年结果老贤才，满园桃花共树开，早知哥哥你驾到，应当三十里地铺毡，四十里地挂彩红，五里搭起凉蓬、摆起茶亭，十里摆香案，摆上三十六大碗，七十二小碗，拉上队伍打起得胜鼓，扎起龙凤旗迎接哥哥你进厅堂，金堂银堂打个好字堂，这才是做兄弟的道理，我兄弟少礼，望哥哥海涵海涵。

访者问：请问哥哥的金堂银堂，指哪座明堂？金山银山，是指哪座山？三十六把金交椅，七十二道挂金牌，哥哥高升哪一牌？不对内也不对外，请哥哥早按排。

九岭十八坡，久闻洪兄老大哥，哥哥的大名，今日一见果不虚传；站得高望得远，站在武功山望到鄱阳湖。高山打鼓声音大，金盆栽花有人家。千层佛、万层佛、好比明月山上一尊佛，我家兄弟多在家里少在外，三纲五常全不晓，五岳三山也不知，望哥哥你多指点，这才是做兄弟的道理。

东家回条：好说好说，东风西风，难比哥哥的威风，砍过继柴见过沉香木，挑过袁河水遇上海龙王。官到尚书吏到督，文官拜相武封侯。我与兄弟如有交结不到，望袁州哥哥海涵海涵。

访者回条：好说好说。江湖路上两只鸡，别说谁高与谁低；一行别把一行欺，欺了一行不仁义；你卖枣来我卖犁，好赖都在果园哩。

老哥你走过广东、广西，下过三江四码头，飘过五湖游四海。哪有洪哥没走过的路，岂有老坐没过的桥。老坐你名闻各地，兄弟特来与你相处，望老坐与我撑好义字旗。

东家回条：好说好说。金字旗、银字旗，威武八卦旗、龙凤师字旗，旗要打得高，要高举，起轻放下。有福同享有祸同当，只有金盆栽花，哪有梁山分家。你有天才地才，文武全才，三十六本天书本本看过，七十二本地书页页看清。我兄弟三十六条全不晓，七十二款也不知，请袁州兄弟海涵海涵。

（二）江湖隐语

1. 诊疗

皮行：行医；	**卖朵子：**卖药方；	**济崩公：**医生；
瀚火通：名医；	**弹弦子：**脉诊；	**占气：**望诊；
占门枪：舌诊；	**探底子：**问病史；	**托牛：**手疾；
折牛：足疾；	**有牛：**带疾；	**井牛：**耳疾；

开票：开药方；　　　　大票：大方子；　　　　小票：小方子；

皮恳：眼科；　　　　　条生：男子；　　　　　开生：女人；

呵呵子：小孩；　　　　汉药：跌打药；　　　　红汉：撮药；

暗汉：粉状药；　　　　烈汉：熬药；　　　　　行汉：江湖游医；

跳将汉：卖假药的人；　飞屑：掺药；　　　　　涂圆纸：摊膏药；

汉和：膏药；　　　　　丸汉：药丸；　　　　　汗火：有钱医生；

没汉：没药了；　　　　受伤：挂彩；　　　　　罗汉：没药膏药；

汉琴：药锭；　　　　　边汉：卖膏药时用铁锤击打自己的身体；

鼓釜工：换药人；　　　汉苗：药线；　　　　　叉子：针；

针灸：飞针；　　　　　摇子：罐；　　　　　　虎口：吸筒；

瓶子：药箱；　　　　　三光摇子：火罐；　　　销老：学医；

草汉：草药摊；　　　　提空：卖药人；　　　　苦水朝阳：药店；

丢小包：卖小药人；　　外跳皮：包药纸；　　　寸铃：摇虎撑治病的铃医；

罗：脊药；　　　　　　托罩：手到；　　　　　托天：手掌；

龙爪：手指；　　　　　青丝：头发；　　　　　顺风：耳朵；

五爪龙：手掌；　　　　瓜子：拳头；　　　　　冰藕：臂膀；

泥桩：脚魔；　　　　　虎爪：脚业；　　　　　照子：眼睛；

眼罩：眉毛；　　　　　软条子：腰；　　　　　硬片子：背；

扭条子：脖子；　　　　登子：小肚皮；　　　　大瓠子：肚皮；

桃花源：肚脐；　　　　软片子：胸口；　　　　封口：青药；

不平：疮口；　　　　　潮润：疮口溃烂；　　　黄涂：烂肉；

透：开疮；　　　　　　清洞：洗疮；　　　　　亲闪：抹药；

开讲：讲价钱；　　　　手痛：门子年科。

2. 草药

箭头草：紫花地丁；　　壮阳子：枸杞；　　　　百脚：蜈蚣；

红衣：广皮；

望江南：石决明；

松英：茯苓；

白条：鲜生地；

洋珠球：草果；

红娘：桑葚子；

红焦兰：天葵草；

地精：鲜首乌；

仙毛根：茅根；

水底笋：芦根；

香苗：菖蒲；

金气草：白菊花；

催生符：莲花瓣；

洒珠兜：荷叶；

飘飘子：竹叶；

去尘：青蒿；

相见欢：夜合花；

压九秋：茉莉花；

离娘焦：玫瑰花；

绛珠：花椒；

节节高：金石斛；

通情：藕节；

八达：杏仁；

小三梅：冰片；

白屑：元明粉；

明石：皮硝；

纱囊：砂仁；

苏枝：紫叶；

乌球：陈香橼；

龙牙：贝母；

相思子：红豆；

血见愁：刀毛药；

莽草：八角茴香；

脑客草：臭梧桐；

海蠢：牡蛎粉；

不断：钩藤；

无文：当归；

凤凰衣：孵鸡壳；

天鹅眼：乌豇豆；

白衣：扁豆壳；

倒开莲蓬：蜂房；

地龙：山药；

龙皮：蛇皮；

红信石：砒霜；

海漂蛸：乌贼鱼骨；

臭婆娘：路路通；

五谷虫：粪便中的蛆；

将离：芍药；

香网：橘络；

鸡头子：芡实；

清客衣：蝉衣；

玄戊子：地黄；

干食子：天门冬；

一支金枪：黄精；

莽草：茴香；

齐苞：桔梗；

张迁花：红花；

平食子：天门冬；

映山红：杜鹃花；

夜合皮：合欢花皮；

棒锤：人参；

太极：东洋参；

花旗：西洋参；

白草：吉林参；

细尾：高丽参须；

顶尾：最粗的高丽参；

粒粒：药丸。

3. 生活

瓜行：镖局；

瓜子：拳师；

白瓜：路途保镖；

坐瓜子：家庭保镖；　　边瓜子：卖武艺；　　场头：空地；

坚场：好场子；　　千响：喝彩声；　　片子：刀；

大片子：大刀；　　小片子：匕首；　　家伙：军械；

带花：受伤；　　响郎：竹板；　　偏郎：敲竹板；

大响：观众多；　　山主：主人；　　开山：集会；

看戏：赴会；　　将入：好人；　　不将：坏人；

金交椅：首领；　　哥子：兄弟；　　壮猪：有钱人；

老大：瓢把子；　　老坐：师傅；　　赛老：师傅；

肩上：师兄；　　肩下：师弟；　　徒肯：徒弟、徒贤；

卖呆子：教徒弟；　　开香堂：收徒弟；　　前班人：师傅兄弟；

开山徒弟：第一个徒弟；　　关山徒弟：最后一个徒弟；

斫青：理发；　　按摩：搔痒；　　拔龙筋：提痧筋；

洒点子：捶背；　　扯断藕：提膀子；　　狂盘：洗脸；

潮龙：洗澡；　　赏汉：吃饭；　　领山：吃酒；

探巴子：讨钱；　　丢圈子：拜揖；　　钻黑鬼：请仙人；

对枪：面对面；　　浅：低；　　峻：高；

白里：早晨；　　大明：上午；　　乌里：黑夜；

放三光：有月亮；　　收盖子：天晴；　　上盖子：下雨；

上哨子：刮风；　　上帘子：有雾；　　受玉伞：喝酒吃饭；

受熏条：抽烟；　　地鼠：金子；　　地龙：银子；

地蛇：铜钱；　　活龙：得水；　　进财：现金；

死货：不动产；　　路锁：设防；　　得风：已逃脱；

把风：放哨；　　放风：送信；　　风紧：快逃；

失风：败露被捉；　　避风头：逃避捉拿；　　咬耳朵：透露秘密；

接头：打招呼；　　摸摸看：探听风声；　　乱道：泄露；

引水：背叛；　　　　　　　胡子：土匪。

4. 经营

码头：地盘；　　　　开码头：占地盘；　　　洪江：江西帮；

引兄：介绍人；　　　保兄：担保人；　　　　马子：外地人；

朝阳：商店；　　　　顶公朝阳：帽子店；　　皮子朝阳：衣服店；

踢土朝阳：鞋子店；　签筒朝阳：袜子店；　　回生朝阳：南货店；

推肯朝阳：杂货店；　汗章朝阳：饭店；　　　迁汉朝阳：小吃店；

汉火朝阳：药店；　　苦口朝阳：诊所；　　　日升：向东走；

兜风：往南走；　　　好好：往西走；　　　　玄冰：往北走；

对条：暗号；　　　　回条：回话；　　　　　敲生意：不正当经营；

硬生意：抢劫；　　　包做：替人收账；　　　脱节：得罪人；

兜圈子：到处游逛；　埋伏：不露身份；　　　瘪三：穷困无聊之人；

赤脚：输光；　　　　顶功：帽子；　　　　　长皮：长衫；

叉儿：裤子；　　　　软皮：绸缎；　　　　　八幅：裙子；

贴血：短衫；　　　　铁头：鞋子；　　　　　卸甲：脱衣；

撑老：帐子；　　　　盖挑：被子；　　　　　搭山头：拉关系；

摊臭缸：揭别人短；　土狗子：乡间财主；　　官码子：官方人；

伞窑：饭店；　　　　原头生：本地人；　　　强头生：外地人；

棋盘生：乡下人；　　火生：富人；　　　　　水生：穷人；

朝阳生：生意人；　　笔管生：读书人；　　　酸生：学生；

千张生：乡下人；　　葵生：当官的；　　　　桥：看货；

益对：讨价还价；　　细公：妇女；　　　　　润屋生：有钱人家；

琉璃生：贫穷人家；　甲七通：闲汉；　　　　携手观天：帮闲汉；

油生：光棍；　　　　顺柳子：年龄大光棍；　圈子内：为城内；

圈子外：为城外；　　船上：为瓢子上；　　　金条：黄鱼。

5. 计数

挖：一；   竺：二；   春：三；

罗：四；   悟：五；   交：六；

化：七；   翻：八；   旭：九；

田：十；   谦：一；   薰：二；

项丁：三；   孝郎：四；   尺郎：五；

局郎：六；   仙郎：七；   少郎：八；

欠郎：九；   药花：十；   叔扎：十一；

叔薰：十二；   叔项：十三；   叔晓：十四；

子母：十五；   竹节：十六；   叔仙：十七；

叔考：十八；   叔欠：十九；   字号：二十；

赖扎：二十一；   重度：二十二；   赖项：二十三；

赖孝：二十四；   赖办：二十五。

6. 药摊阵法

前排：摆色纸；   后排：摆两盘药丸子；   三排：摆三瓶药；

四排：摆五瓶药； 左排：摆刀锯；   右排：摆虎掌。

色纸字号：五虎下西川，龙虎膏散，惊风化痰丸，万病寸金丹，雄黄解毒丸，琥珀蜡凡丸，千金内托散，托里定痛丸，七厘还魂丹，八仙长寿丹，跌打八仙丹，九龙接骨丹。

下编

字门伤科推拿研究汇编

浅谈伤科"二十四气"推拿法在临床中的应用 *

廖国生

中医伤科急症处理外治方法繁多，各具特色，而二十四气推拿法是流传于江西省赣中地区民间秘传"八锁十二门十八关二十四气五十三度"中的一法，俗称"二十四把还阳手"，对跌打损伤引起的昏迷、闭气、虚脱、抽搐、肿痛具有明显的疗效，现将本法内容报告如下。

1. "二十四气"推拿法的内容与部位

1.1 内容

一天门、二金锁、三心筋、四井栏、五大成、六后成、七将台、八还魂、九曲尺、十脉经、十一三关、十二晒廊、十三五腑、十四背心、十五肚角、十六上马、十七下马、十八腿峰、十九上了檐、二十弯子、二十一弯弯子、二十二下了檐、二十三鞋带、二十四勾子。

1.2 部位

1.2.1   天门：位于前额上至发际，下至两眉之间。主管督脉、足太阳膀胱经、足少阳胆经、手少阳三焦经、足阳明胃经，主要穴位有印堂、曲差、阳白、头维、太阳等。

1.2.2   金锁：位于颈项两侧至锁骨以上。主管足阳明胃经，手阳明大肠经，主要穴

---

* 中国医学非药物疗法专业委员会，《非药物疗法现代研究精要》[M]. 北京：中国中医药出版社出版，1994，328–330.

位有天窗、天牖等。

1.2.3　心筋：位于颈前两侧部位。主管足少阳胆经、足阳明胃经，主要穴位有人迎、扶突等。

1.2.4　井栏：位于两侧肩井穴及其邻近部位。主管足少阳胆经、手少阳三焦经、足阳明胃经，主要穴位有肩井、天髎、缺盆等。

1.2.5　大成：位于前胸部两侧乳旁至腋前部位。主管足少阳胆经、足太阴脾经，主要穴位有渊腋、大包、周荣等。

1.2.6　后成：位于两侧腋后线至肩胛骨外缘部位。主管手太阳小肠经，主要穴位有肩贞、后腋下等。

1.2.7　将台：位于锁骨以下至两乳腺以上部位。主管足阳明胃经、足少阴肾经，主要穴位有屋翳、神藏等。

1.2.8　还魂：位于上臂内下侧近腋窝部位。主管手少阴心经，主要穴位有极泉穴等。

1.2.9　曲尺：位于肘关节及其邻近部位。主管足太阳小肠经、手阳明大肠经、手少阳三焦经、手太阴肺经、手厥阴心包经、手少阴心经，主要穴位有曲池、三里、天井、小海、少海、尺泽、曲泽等。

1.2.10　脉筋：位于腕关节及其邻近部位。主管手少阴心经、手厥阴心包经、手太阴肺经、手少阳三焦经、手太阳小肠经、足阳明大肠经，主要穴位有神门、通里、大陵、大渊、列缺、阳池、养老、阳谷等。

1.2.11　三关：位于肩、肘、腕、合谷四个关节部位。主管手阳明大肠经、手少阳三焦经、手太阳小肠经，主要穴位有肩髃、曲池、脉筋。

1.2.12　晒廊：位于肩胛骨内侧至胸骨棘突之间部位。主管足太阳膀胱经，主要穴位有肺俞、心俞、厥阴俞、风门、膏肓等。

1.2.13　五脐：位于腹部的神阙穴以下中极穴以上部位。主管任脉、足少阴肾经、足阳明胃经，主要穴位有神厥、气海、关元、中极、中诸、气穴、天枢等。

1.2.14　背心：位于项部大椎穴以下至阳穴以上部位。主管督脉，主要穴位有大椎，神道、至阳等。

1.2.15　肚角：位于两侧浮肋以下少腹部以上部位。主管足少阳胆经、足太阴脾经，主要穴位有大横、带脉、腹结等。

1.2.16　上马：位于腹股沟偏外内侧部位。主管足阳明胃经，主要穴位有髀关穴。

1.2.17　下马：位于腹股沟偏内下侧部位。主管足厥阴肝经，主要穴位有急脉、五里等。

1.2.18　腿峰：位于大腿前侧中段部位。主管足阳明胃经，主要穴位有伏兔穴。

1.2.19　上了檐：位于大腿后侧中段部位。主管足太阴脾经、足太阳膀胱经，主要穴位有百虫窝、殷门等。

1.2.20　弯子：位于腘窝偏内侧部位。主管足厥阴肝经、足少阴肾经，主要穴位有阴谷、曲泉、血海等。

1.2.21　弯弯子：位于腘窝部稍偏外侧部位，主管足太阳膀胱经、足少阳胆经，主要穴位委阳、膝阳关等。

1.2.22　下了檐：位于小腿后侧部位，主管足太阴脾经、足太阳膀胱经，主要穴位有地机、承筋、承山等。

1.2.23　鞋带：位于结鞋带处，即踝上横纹线处。主管足少阳胆经、足阳明胃经、足厥阴肝经、足太阴脾经，主要穴位有丘墟、解溪、中封、商丘等。

1.2.24　勾子：位于足后跟腱部位。主管足太阳膀胱经、足少阴肾经，主要穴位有昆仑、太溪等。

2."二十四气"推拿法操作方法与顺序

2.1　方法：患者取坐位或仰位均可，全身自然放松，医者立于患者对面或偏右侧，心平气和地进行连贯操作手法。一般患者采用从上往下推（从天门到勾子）的操作顺序，但危重患者要采用从下往上推（从勾子到天门）的操作顺序，以防气脱而亡。

2.2　手法与顺序：常见的手法和顺序是：先在天门分理推抹至头项部，转双侧金锁做提捏手法三下并轻揉，移至两侧心筋、井栏做同样手法后，以男左女右的部位顺序推拿两侧大成、后成、将台、晒廊、曲尺、脉经等部位，并牵抖三关、点按虎口、轻揉还魂三下，医者转身立于患者后侧，双手从腋下穿过，轻拿五腑三下后，并用暗力拍击背心部位三下，再转身立于患者对侧以男左女右的部位顺序拿捏两侧肚角三下，点按上马、下马、腿峰、了檐、鞋带、勾子等穴位；最后揉按双侧涌泉穴（即闭地府），结束"二十四气"推拿手法。

3. 典型病例（略）

4. "二十四气"推拿法适应证与禁忌证

"二十四气"推拿法，适用于跌打损伤的早中期肿胀、疼痛，可作为骨折、脱位行手法前的基础手法；适用于各种原因引起的四季外感、高热、抽搐、虚脱、昏迷、闭气、休克等病症，对中暑闭痧等病症有特效。传染病、皮肤病、肿瘤、心血管、内脏挫伤禁用；对月经期、孕期妇女及骨折患者慎用。

5. 小结

"二十四气"推拿法是针灸学与推拿学相结合的一种独特的防病治病方法。其每一个部位均属现代解剖学上的重要血管、神经、肌腱循行部位。当医者在特定的部位上行有顺序的提弹手法和符合规范的肌腱强刺激，通过经络传导，内联脏腑、外络肢节，起到了积极的作用，从而达到调整阴阳平衡的目的；其理论依据有待于进一步探讨。

民间伤科《推拿口诀》整理 *

廖国生

前言：《推拿口诀》属民间伤科古籍，其抄本多流散于江西宜春、高安、丰城、樟树等地，因属秘本，多分开收藏，或颠倒杂抄、单传，在民间流传极深，尤其书中精华"开声妙诀"和"开河秘诀"更是鲜为人知，从不公开对外传授，濒临失传。其学术思想是以中医经络、气血学说为基础，以精、气、神理论为依据，将"血头行走穴道"（子午流注）的学说应用到伤科学中；其特点多以外治推拿为主，方法简便、速效，属武当伤科流派。为挖掘整理、研究出这一民间传统伤科医学遗产，笔者经多方调查访问整理出此书初稿，从而揭开了《推拿口诀》之神秘面纱。《推拿口诀》抄本是以外治手法为主，其真实作者姓名、生平考和和学术思想还有待进一步考证，因笔者对民间武术和武当伤科医学挖掘研究水平有限，在整理过程中深知其中挂漏、谬误之处，实难避免，切望同道师友不吝赐教补苴匡正，以期充实完善。

1. 说明全身

看症，男左女右，不论男女老少从中指放一箭，眼活心惊方可动手用药，眼木心死不可乱动手用药。此症大小、夫妇，周身骨节、人龙毫毛孔穴各有差别。人禀天地，命属阴阳，天用乃一大天，人乃一小天，天有日月，人有两目；天有十万八千星斗，人有十万八千毫毛孔窍。天有五行金木水火土，人有五脏心肝脾肺肾；天有日月循环，人有气

---

* 廖国生.民间伤科《推拿口诀》整理[J].宜春医专学报，2001（01）：88–90.

血周走。凡人周身血气轮流行走十二宫，星夜行走五十三度，天有十二个月，人有十二层楼，天有三百六十五日。人有三百六十五结，无人长得齐；牙齿三十六个，无人生得齐；毫毛有十万八千零四根，无人算得齐。胸肋骨八长四短，女人多有两根乘夫骨。背龙骨二十四节气血皆通，人日夜有三万六千次进出气行走五十三度；天有风云雷雨，日月星斗，一日不明则病。凡跌打有新伤、旧伤、重伤、轻伤，有扣拿之伤，有跌仆血闭、气闭、筋闭之症，此乃均属阴阳不和也。人周身之穴共有一百零八穴，名为三十六天罡，七十二地煞，俗称三十六大穴，七十二小穴，合为一百零八穴。内有三十六根正筋，十二时辰血路。另有八穴无治：龙泉穴、风窝穴、风海穴、金钱穴、仙鹅穴、笑腰穴、飞燕穴、丹田穴，此乃是死穴。唯有金钱穴轻者可救，重伤者无治。所有天下拳师良医即可用药救治，切不可乱伤人性命。若暗刀杀人大损阴德，慎记在心永不害人。

2. 推拿部位

2.1　八锁：左右上马、下马、后紧、大成。

2.2　十二门：左右上马、下马、坐马、后紧、大成，加背心、五腑。

2.3　十八关：左右勾子、弯子、坐马、下马、上马、后紧、大成，加五腑、背心、肾气、膀胱。

2.4　二十四气：一天门，二筋锁，三心筋，四井栏，五大成，六后成，七将台，八还魂，九曲尺，十脉筋，十一三关，十二晒廊，十三五腑，十四背心，十五肚角，十六上马，十七下马，十八腿峰，十九了檐，二十弯子，二十一弯弯子，二十二下了檐，二十三鞋带，二十四勾子。

2.5　五十三度：一度天心穴，二度耳门穴，三度筋锁，四度井栏，五度肺经，六度还河路，七度正梁，八度凡条，九度架梁，十度后成，十一度曲尺，十二度三关，十三度腰子，十四度胰廉，十五度正属阴，十六度七星板，十七度左边大河路，十八度三筋气血精管，十九度通对口授山穴，二十度正属阴，二十一度左涌泉，心伤者推搐几下即时回生，二十二度三阴经河路，二十三度三阴经通眉心穴，二十四度在后紧，二十五度右涌泉，伤者推搐几下即时回生，二十六度通心筋穴，二十七度三阳经河路，二十八度左右吊筋，二十九度正属阳，三十度通对口板山，三十一度三筋气血精管，三十二度左边大河路，三十三度左右七星板，三十四度左边三大河，三十五度连铁，三十六度腰子穴，三十七度后紧，三十八度挂膀肝筋，三十九度凡条穴，四十度正梁穴，四十一度还河路，四十二度肝筋，四十三度曲尺，四十四度三关，四十五度井栏，四十六度金锁，四十七度耳门穴，四十八度三心筋，四十九度是中宫，五十度胃脘，五十一度背心穴，五十二度腰气，五十三度是五腑。

2.6　前八卦：盆弦、肚角、腰子、连铁、膀胱、坐马、排骨、胰廉

2.7　后八卦：后紧、挂膀、颐梁、挽骨、板南、凤翅、还条、燕窝、

2.8　前身关路：盆弦、肚角、小肚、排骨、腰子、连铁、移连、肝筋、横插、坐马。

2.9　后身关路：天河、正梁、凤门、班栏、挂膀、凡条、紫同、还魂、气俞。

2.10　八大气门：一腰气，二中气，三左右后气门，四胃气，五心气，六左右大气门，七总气咽喉，八座气五腑。

2.11　四大阴阳手：开天门闭地府、留人门塞鬼路，推天门打涌泉、拍背心掇五腑，名为四大手。

2.12　五关八路：挽骨头路，天河二路，班栏三路，颐梁四路，凤翅五路，挂膀六路，还条七路，后紧八路；燕窝擂一关，腰眼擂上下还条，擂二关，七星板抖拿摇擂三关，尾通四关，拿两子穴五关鞋带穴。

2.13　六支血箭：头手足左右各两支。

3. 全身推法

3.1　二十四气倒推法：一推开天庭，即眉心上，两手往两边太阴太阳连推数次；二推拿闭地腑，即在粪门上，将布一块塞紧粪门，勿放屁，免气下泄；三推拿气路，即在颈筋上，将两手在颈筋上每边扣筋一下；四推开胸膛，即乳旁中，用手轻轻在胸膛周围推动数次，气血流动；五推拿两胁，即两手在两胁腋下每边扣筋一下，血脉相通；六推拿气门下，在两乳旁下，将手在左乳旁下推到背心上心窝，从背心上心窝推至右边乳旁为止；七推拿两腰筋，将手在两边腰筋上每边扣拿一下，气血流动；八推拿六宫穴，将手抵住肚脐

下一寸三分（即右边小肚）推至背上，转于左边小肚下，勿出尿；九推拿两海角，即大腿窝，将手在腿边上扣拿筋一下，气血皆活；十推拿背心窝，将手在背心轻轻拍打一掌，即可回阳；十一推拿铜壶滴漏，将手在小便下左右两侧扣筋三下，四肢活动；十二推拿五总筋上，即小便下处，往上扣拿一下，即可开声；十三推拿勾子穴，即尽力用手挡筋，即可回生；十四推拿小腿穴，将手在腰背推至丹田，气血相和；十五推按滴水翻莲，将手在尾骶骨推动四次，节节活血；十六推拿两手下节和脚寸节，最后在手中指甲和脚大趾甲内针刺一下，半分深为止；十七推拿，将病者扶起，一手在勾子穴往上顶一下，一手在背心穴拍一掌，即可回生。

3.2　二十四气顺推法

一推天门定心中，五脏六腑皆可通。二推金锁分阴阳，推拿救治保安康。

三推心筋能开窍，金秋落井转回湾。四推井栏要精通，左血右气即可通。

五推大成并气门，后紧大成如神灵。六推后紧紧背心，班栏八卦要分明。

七推将台气即止，打伤八卦要分明。八推还魂左右边，即使吐血能回生。

九推曲尺风转尖，牵牛进栏万不能。十推脉经寸关尺，两手受伤推还原。

十一三关虎口通，中指放箭眼活动。十二晒廊复手生，掌掇归位保安全。

十三五脏掇还原，闭气开声响背心。十四背心要开声，寒婆晒衣金秋劳。

十五肚角并丹田，腹痛呕屎掇还原。十六上马到盆弦，丹田肚角复回生。

十七下马滴尿症，小便来血急救人。十八腿峰擂手多，坠损急痛自能和。

十九吊然吊肾也，膀胱坐马定乾坤。二十弯弯及八卦，藏岁气热在此关。

廿一大弯加弯子，脏腑活血此一关。廿二了檐通气血，揉按经筋气脉通。

廿三鞋带螺丝骨，老龙放金为神仙。廿四勾子是总筋，全身推拿转回生。

3.3　六支放血箭法：头上血箭拿外筋锁，手上血箭拿晒廊，脚上血箭拿下马钩子，吐血不止拍中宫则止。

4. 开声妙诀

4.1　推宫：扣在上关，闭死在地，拿燕窝穴接身；扣在二关，闭死在地，拿肚角上下接转身；扣在三关，气急闭死在地，拿曲池穴两脚转身。点在肚角，吐血、呕粪、大便鲜血不止，在两子穴转身，如有不转，二十四气倒转推还阳，如还不还阳，人参汤灌之；点在肚角粪门，饮食不进，闭死在地，拿脚上两边总趾根可以还阳，如有不还者，用人参汤灌之还阳；点在仙鹤穴，眼花心跳，心如刀割，口舌乱语不知人事，拿血子穴，如有牙关紧闭不能开口，用尖刀撬开牙齿，用童便灌之，可以还阳，如仍不还阳，用金银针剔破舌下，黑血长流，即刻可以还阳。扣在两腰上，眼目紧闭，假死在地，用药方；朱砂、龙骨烧灰，和童便灌之，可以还阳。一脚踢在粪门之上、尾骨之下，大便不止，在两子穴接转，如有不转，二十四气倒推。

4.2　还阳：伤在中宫胃气命门，推背心开声，掇五腑还阳；伤在膀胱六宫，推上马下马开声，五腑还阳；伤在左右大小气门，推左右大成后内心筋开声，将台五腑还阳；伤在丹田肚角，推勾子连铁，坐肚角八层开声，五腑还阳；伤在信门血脏血池二仙传道将台，推中宫开声，五腑还阳；伤在咽喉舌燕，推胃脘开声，五腑还阳；伤在井泉井栏，推筋锁心筋开声，五腑还阳；伤在小眼排骨盆弦，推肚角八层带后紧，五腑还阳；伤在两手，推曲尺脉筋晒廊内心筋班栏翻转服药；伤在尾通七星板，推凤尾吊节吊肾后用全身移掇。

4.3　开窍：下马开窍，伤在六宫膀胱；上马开窍，伤在丹田肚角；坐马开窍，伤在盆弦过肚；后紧开窍，伤在天平还魂气胁气门净平；大成开窍，伤在中交信门血仓血气；中宫开窍，伤在咽喉；胃脘开窍，伤在胃脘；背心开窍，伤在心肝胆肺；腰气开窍，伤在金钱；五脏开窍。头上跌打受伤，推拿井栏筋锁心筋天门，搐凤尾断根；中交信门血仓穴将台金锁二仙传道等穴受伤，推拿大成五层将台还魂带后紧大成五腑还阳；心肝胆肺受伤，推拿背心五腑内心筋还阳；小眼排骨过肚盆弦受伤，推拿肚角八层上后紧，掇五腑还阳；丹田肚角受伤，推拿左右两边上马下马，掇五腑还阳；膀胱六宫受伤，推拿上马下马，掇五腑还阳；两手受伤，推拿曲池脉门晒廊三关转身；板南受伤，推拿搐腰眼上后紧，搐凤尾转身；尾通七星受伤，推拿搐凤尾七星吊弦四下转身。

4.3　转手：伤天丁大中太阳太阴眉尖风池气廊井栏井泉架梁风锁哑风动手，推拿井栏筋锁心筋天门，搐凤尾断根，如若逢中受伤，推两边；伤舌燕咽喉，推拿中宫左右井栏筋锁心筋天门，撮凤尾转身，即能断根；伤咽喉，推拿左右井栏筋锁心筋天门凤尾井栏断根；伤二仙传道中交信门血仓血池筋锁，推大成五层将台还魂后紧，掇五腑断根；伤气门，推拿净平上下还魂气胁，推大成还魂后紧五脏断根；伤天平，推大成五层将台还魂后紧，掇五腑晒廊耸肩峰断根；伤曲尺掌心虎口，推曲尺脉筋经虎口，掇三关晒廊断根；伤盆弦排骨小眼过肚，推肚角八层上后紧，掇五腑转身，即可断根；伤在丹田肚角，推肚角八层，掇五腑加膀胱肾气加掇五腑断根；伤在六宫膀胱肾气，推上马膀胱肾气丹田下马肚角上后紧断根；伤曲尺眉眼涌泉鞋带，推下马上马腿峰了檐弯子弯弯子鞋带勾子断根；伤胃脘命门左肝右肺，推背心五腑加上内心筋断根；伤金钱五腑，推拿腰气盆弦，或有呕吐者，加坐山五腑断根；伤铜壶滴漏，推下马吊弦了檐弯弯子后紧，推全身加勾子断根；伤挽骨，推天河挽骨筋锁，复推骨板南颐梁，扯五关耸肩峰断根；伤板南颐梁，推拿板南颐梁凤翅挂膀还条，复推板南颐梁天河挽骨井栏肩峰五关转身；伤笑腰，用带子一根打圈，把伤者放在高处，面对面往上移掇腰子胰廉连铁后紧，掇五腑断根；伤腰子夹墙，推拿撮腰眼坐马还魂后紧七星板，复推数次可能断根；伤在尾通，大便不止，推拿两子紧鞋带勾子二十四下，紧到勾子断根；伤天河，名为倒春寒，推拿挽骨天河板南颐梁挂膀还条后紧五关断根；伤凤翅，推挽骨五关八路翻去覆来，撮腰眼还魂耸肩峰断根。

5. 开河秘诀

开逆河有十二经心外正心一下，开顺河有二十二经外正心一下。推拿永不伤命，哪怕闭了牙关又无进出气，只要心窝有跳就可以救得活。先用生姜汁，撬开牙齿一灌，万无一失。跌打伤肝、眼目不正、口似鱼嘴，此症救命归宗。跌打伤肺，面有紫红肿，此症纵不能救。跌打进舌头，此症背上用槌子手打二下。开顺河，天庭三下，班肩二下，前河四下，腿边二下，上河回来回去五下转背上，后河四下，正心一下，后河四下，正心一下，下河肚脐横过左右三寸二下，腿眼十下，带上上河中二下至咽喉二下，凤池二下，正心一下。开逆河十二经，天顶肩头双手用掌打拍七下，跌打口出舌头缩颈，用手巾绑过下牙，从背上用槌子手十下，双手推上班二十下，开河经手托下牙，左右托到河下十二经正心一下。跌打呕屎出饭，开五脏六腑，开到河十二经骨背上用槌子手四下，双手巴掌从背上推到跌板穴上，过肚脐上回来回去二十经阴下为止。双手向上下揭中河八九下，用手抓左右脚各两三下。跌打落腰子发笑嘴歪，用双手撑住脚筋三下，到脚心拍下掌正心一下，真乃起死回生也。

6. 坐山五虎金钱五腑

坐山五虎搐掇五虎名为借五虎，掇金钱穴手要平，正气分两头走连紧几次。将左手固定金钱穴，右手推拿腰子连捻几次；再将左手固定金钱穴，右手拿丹田几次；又将右手固定金钱穴，将左手推肚角八层几次。连翻几次，对呕吐翻肠者用之妙也，再将左手固定金钱穴，右手在胰廉连捻推几次。膀胱如有黑血不活缓，搐散几次阻血即可。谨记在心，切莫乱传保之慎之。

附：七言诀

一

一推拿急最为良，随用单方逞刚强。推者推动气血路，拿者拿起回生筋。

一推天庭观浮云，二推太阳吊耳筋。三推脑后落风坡，四推山根入珠角。

一拿龙膛牙腮筋，二拿膛边雍颈筋。三拿海后颈总筋，四推腿中全口筋。

一推两肩合关筋，上母下公子苟筋。三拿两肩正膀筋，四推将台通烟火。

一拿胸膛尔后筋，二拿两膀护胸筋。三拿挂膀通气门，四拿背中凤翅筋。

一推天鹅气相连，二推挂膀通气门。三推凤尾通下气，四推腰部气消顺。

一拿两肘弯弓筋，二拿燕气通三筋。三拿虎口龙彪筋，四拿抬指通关筋。

一推挂膀通胆宫，二推胸膛胃气门。三推胆宫四路通，四推大腿栋梁筋。

一拿肚角肾子筋，二拿总筋通气海。三拿腿边琵琶筋，四拿子间坐马筋。

二

三沟六河十二经，前虎后九记在心。五脏六腑脾胃肾，上进下处要分明。

头上七孔有量度，认清穴道要谨慎。二仙传道胁腋窝，损伤何处用手摸。

三十六穴在昆心，背部龙骨平半分。头上七孔归八卦，二边将台侧爬痧。

前后正身十二经，十二经是保命筋。上有天宫前后定，山根正在眉心中。

头上七孔风火贯，二四气似瓜藤行。侧者旁身有金锁，托额上下紫金鹅。

牙下两筋痰血筋，鹅风鹅食门闭妥。头上两旁太阴阳，耳基耳枕在耳旁。

左右两肩在井泉，左右井岩贴两边。肩部各穴分明定，有伤治疗即便全。

左右两乳定气门，乳下气门定时钟。乳下气门休乱动，有伤有损药可行。

左右金钱至飞燕，飞燕本是气水贯。左右燕头护圆心，圆心气水丢胃脘。

左右燕尾下金弦，终有勾子详下边。下至腰子并肚腹，五穴分明实相连。

子午两时未肚瘫，两筋贯肾互相缠。肾筋缠珠经穴通，应知正是在心中。

医伤且在灵机变，左右海河琵琶筋。左右边栏护海心，左右口中如全唇。

裆里坐胯气水沟，两膝全脉后与中。涌泉地穴脚板中，左右踝臁侧脚损。

两旁脚背花气口，左右吊筋为闭经。前有龙卵后粪门，天平正在胯裆里。

铜壶滴漏居当中，粪门上面正凤尾。下有两筋腰子筋，背上两筋护龙筋。

此处记下十二时，三关六部血穴清。出手打人要救人，跌打受伤用药精。

上下三部汤头多，若不点清误伤人。破血破气还破膜，医师要懂三套作。

跌打伤断筋骨处，医药要明四季功。妙手治伤习吾练，广济八方四海扬。

略论字门伤科推拿术[*]

廖国生

1　概述

1.1　定义

字门伤科推拿术，属武当字门伤科流派外治法之一，古称"开窍还阳术"，俗称"开声转手推拿术"。其术有自己独特的理论和一套治疗经络气血闭塞不畅行之有效的部位及手法，这是其有别于其他中医推拿术的特征。它不仅对闭症、痧症、痛症等症甚至严重的休克有明显的醒脑开窍、回阳救逆、消肿镇痛、通经活络疗效，而且是民间武术点穴扣拿伤独门解穴术。数百年来从不外传，颇有神秘感。

1.2　源流

字门，即字门拳种名称，又称字门八法，是江西流传较广的拳种之一，字门八法又称云手法。相传宋元时期，三峰祖师在武当修炼，将少林云手精华揉进武当太极阴阳之法、浮沉消纳之技而创武当内家字门八法。自三峰之后，历代武当宗师诸如王宗、陈州同、王征南等内家拳高手皆熟谙此技。清雍正年间，浙江四明人氏余克让先生受业于四明山高僧僧耳，尤精字门拳术，后传至江西的硬门拳师吴鹤鸣后，方大行其数。晚年余师著字门《袖珍十八法》拳谱，阐述字门拳以静制动、以柔克刚、以曲压直、沾身即发、以巧

＊　廖国生. 略论字门伤科推拿术 [C]// 中华中医药学会推拿分会. 中华中医药学会推拿分会第十四次推拿学术交流会论文汇编. 宜春市蔺道人骨伤科学术研究会，2013：4.

取胜的拳理与技击原则，尤其余师所创点穴酥筋擒拿封闭术杀伤力大，只师徒承传。民间善武者多精医，中国武术与中国伤科同根同源、息息相连，武医兼顾促进了武医结合。先师余克让对自己多年武术与医道经验进行了总结，撰写出《字门推拿口诀》《跌打封闭口诀》《擒拿回生推拿还阳十二经络图》等伤科书籍，其内容丰富、操作性强，开创了字门伤科的先河，为后世研究与发展奠定了基础。由于字门伤科推拿术是民间伤科点穴解穴独门术，对外历来隐而不发、秘而不宣，只口授心传流传至今。江西宜春、高安、丰城、樟树等地民间知道有此推拿医者多，而会动手推拿能解患者痛苦者少，除民间拳师伤医能知一二外，真正懂得字门伤科全套理论与规范推拿者少之又少；故民间冠之为"江湖之秘术""推拿之绝学"的美称。

1.3　机理

字门伤科由字门武术衍生而成，属武当伤科重要组成部分，也是中国骨伤科中的瑰宝。其机理是在中医基础理论的指导下，以太极、八卦、阴阳、五行、经络、气血学说为基础，以精气神为依据，进行辨证论治。阐述机体无论新老伤损、风寒暑湿侵邪、七情忧郁内伤都会引起经络受阻、气滞血瘀、脏腑不和。尤其字门点穴酥筋术更容易引起机体经络气血运行失常，"气为血之帅、血为气之母"，气闭则血凝，不通则痛而引起疾病。从现代医学微循环机理看：凡晕厥患者属大脑一过性微循环障碍造成。而字门推拿术是在患者肢体特殊部位进行手法推拿以达到松解其闭穴、疏通其经络、调和其营卫、协调其脏腑的效果，通其气、消其瘀、顺其筋、续其骨，使机体气血畅通无阻。

2　原著节选

2.1　推拿口诀

看症，男左女右，不论男女老少从中指放一箭，眼活心惊方可动手用药。眼木心死不可乱动手用药。此症大小、夫妇、周身骨节、人龙毫毛孔穴各有差别。人禀天地，命属阴阳，天乃一大天，人乃一小天，天有日月，人有两目，天有十二个月，人有十二层楼，天有三百六十五日，人有三百六十五骨节，天有十万八千星斗，人有十万八千毫毛孔窍，无人长得齐，牙齿三十六无人生得齐。天有五行金木水土火，人有五脏心肝脾肺肾，天有日月循环，人有气血周走。凡人周身气血轮流行走十二宫，日夜行走五十三度，胸肋骨八长四短，女人多两根乘夫骨。背龙骨二十五节气皆通，二十四节正人龙，毫毛有十万八千零四根，无人算得齐。人周身之穴有一百零八穴，名为三十六罡，七十二地煞，俗称三十六大穴，七十二小穴，合为一百零八穴，内有三十六根正筋，十二时辰血路。内有八穴无治。龙泉穴、凤窝穴、凤海穴、金钱穴、仙鹅穴、笑腰穴，飞燕穴，丹田穴，此乃是死穴。如金钱穴重伤者无治，轻者可救。所有天下拳师良医，即可用药救治，切不可乱伤人性命，暗力杀人大损阴德，慎记在心永不害人。凡人周身血气轮流行走十二宫，日夜有三万六千次进出气走五十三度。天有风云雷雨，日月星斗，一日不明则变。天无日月则暗，人无气血则病。人有血气经络，穴情，血闭、气闭、筋闭，一时不调则病。凡跌打有新伤、旧伤、重伤、轻伤，有扣拿之伤，有跌仆血闭、气闭、筋闭之症，此乃是阴阳不和。点在上关，闭死在地，应拿燕窝穴接转身。点在二关，闭死在地，应拿肚角上下接转身。点在三关，气急闭死在地，拿曲池穴，两脚接转身。点在肚角，口内吐血，大便不止，在两子穴接转，如有不转，二十四气倒转。点在肚角粪门，饮食不进，闭死在地，拿脚上两边总根，可以还阳。如有不还阳者，用人参汤灌之，可以还阳。点仙鹅穴，眼花心跳，心如刀割，口舌乱语，不知人事，拿血子穴。如有牙关紧闭，不能开口，用剪刀撬开牙齿，用童便灌之，可以还阳，如仍不还，用金银针剔破舌下，黑血长流，即刻可以还阳。点在两腰上，眼目紧闭假死在地，用药方：朱砂，龙骨烧灰，和童便灌之，可以还阳，一脚踢在粪门之上，尾骨之下，大便不止，在两穴接转。如有不转，二十四气倒推。秘传八锁、十二门、一十八关、二十四气、五十三度……无义之人切莫乱传。

2.2 跌打封闭口诀

身似猛虎坐中堂，龙行虎步连还桩。开声眼似泰山强，五行一变龙出江。

两眼瞳人归肾脏，子午带劲要发桩。转粘沾打凶恶狂，匾胸侧击逃躲上。

逼吸救来虎吞羊，进生退死左右藏。涌打浮沉快打狂，彪珠摘桃提鬼掌。

开声要打口教上，谨记虎壮心胆狂。他虽急来我不忙，咬紧牙关钉紧桩。

任尔千变万化上，我心居一变化强。要打一部铁斧桩，看他上下起跌忙。

两肩一起浮沉桩，各施绝艺乾坤转。左肩起月里偷桃，右肩起蛇盘乌龟。

他打我蛇盘乌龟，我打他牵蛇转头。去手伏金丝缠腕，转手如仙人脱衣。

移步如飞饿虎盘，此打名为败山桩。

2.3　擒拿回生推拿还阳十二经络口诀

人是小天唯仙郎，阴阳二气为主脏。天为大天日月星，人为小天气血筋。

此为三宝定寸神，随人识得经络清。仙家下凡定寸神，本是开元李老君。

十二寸神走血门，神农创出十二筋。生死擒拿掌中心，擒死提生在人行。

七十二把生死筋，或生或死由人擒。生门拿到死门陵，三条半筋阴阳闭。

擒拿二十三把半，访尽天下英雄汉。四十八把阴阳筋，生门死部要分清。

四大要穴主部筋，四肢通走气血门。全身筋部通血行，四大关部藏主筋。

上下两气通走行，上三关来六腑筋。上中两膈气为肾，中三关来拿血筋。

阴阳两部救命人，气血相连五脏行。三宝血通六腑门，阴阳八卦打转身。

提拿勾手救命筋，手拿勾子五脏行。看他两目定瞳人，咽喉一开气往申。

手拿勾子通血行，阴阳还魂六腑门。十二筋络五脏神，血部要拿阴阳筋。

放把知寸死等申，不要误伤人性命。两气通走喉开声，方可放定此部筋。

再拿后天主部门，四关部通走绝筋。两边拿来日月申，从下精功取部筋。

五大旗盘定五行，神门拿来风闭家。生部拿死死救他，打伤闭死还绝气。

擒拿四关通肺部，生死之部筋要加。阴阳运转往下拿，永部朝阳双部发。

气行血走归主家，筋通八卦头门下。左右归肾为总拿……

2.4　河路推拿口诀

一推天门定心中，五脏六腑急可通；二推金锁分阴阳，推拿救治保安康；

三推心筋能开窍，金秋落井转回关；四推井栏要精通，左血右气不宜凶；

五推大成并气门，后成大成如神灵；六推后成紧背心，班栏八卦要分明；

七推将台气不止，咳嗽劳伤要防谨；八推还魂左右边，即是吐血能回生；

九推曲尺风转肩，牵牛进栏手不能；十推脉经寸关尺，两手受伤推还原；

十一推三关虎口通，中指放箭眼活动；十二推晒廊复手生，掌掇归位保安全；

十三推五腑掇还原，闭关开声叩背心；十四推背心连关透，寒婆晒衣真是痨；

十五推肚角并丹田，腹痛呕屎推还原；十六推上马到盆弦，丹田肚角复回生；

十七推下马利尿迁，小便来血保安全；十八推腿峰擂手多，坠损急痛自能和；

十九推上了檐擂手多，新旧损伤自息和；二十推弯子反八卦，藏岁气热在此关；

二十一推大弯加小弯，脏腑活血此一关；二十二推下了檐通气血，揉按经筋气血通；

二十三推鞋带螺丝骨，老龙放针是神仙；二十四推拿勾子是总筋，全身推拿复回生。

2.5 手法口诀

头面之处多抹滚，轻揉慢按巧梳头；顺筋顺穴一一理，手到头面立时清。

颈项之处多用捏，揉摩按压两相宜；两添摇摆理筋到，病者立时笑吟吟。

手上有病宜顺筋，提弹手内加提滚；揉摩抖摇正反用，气血由之自消平。

胸腹宜用小八卦，再加穴位把病除；如若病势来得急，救急锁中号紫金。

腰背宜用大八卦，搓捏推按再抖筋；抖不动时虎背牵，弯腰驼背立时平。

脚手推拿同一样，只是手重或手轻；五十三度推拿法，点穴抠伤自有灵。

3 名称推法

3.1 名称

3.1.1 八把半锁：一金锁、二还魂锁、三紫金锁、四白虎锁，四把左右皆有，共八把锁。半把锁指穿心锁（中冲穴），元关锁（关元穴），总锁（会阴穴）。

3.1.2 二十四气：（1）天门：位于前额上至发际、下至两眉之间。主管督脉、足太阳膀胱经、足少阳胆经、手少阳三焦经、足阳明胃经，主要穴位有印堂、曲差、阳白、头维、太阳等。（2）金锁：俗称八锁之一青龙锁，位于颈项两侧至锁骨以上。主管手足三阳经，主要穴位有人迎，扶突等。（3）心筋：位于前胸部俞府穴至颈项两侧人迎穴之间。主管足阳明胃经，主要穴位有人迎、扶突等。（4）井栏：位于两侧肩井穴及其邻近部位。主管足少阳胆经、手少阳三焦经、足阳明胃经，主要穴位有肩井、天缪、缺盆等。（5）大成：位于前胸部两侧乳旁至腋前部位。主管足少阳胆经、足太阴脾经，主要穴位有渊腋、大包、周荣等。（6）后成：位于两侧腋后线至肩胛骨外缘部位。主管手太阳小肠经，主要穴位有肩贞、后腋等。（7）将台：位于锁骨以下至两乳腺以上部位。主管足阳明胃经、足少阴肾经，主要穴位有屋翳、神藏等。（8）还魂：俗称八锁之一还魂锁，位于上臂内下侧近腋窝部位。主管手三阳经，主要穴位有极泉穴等。（9）曲尺：位于肘关节及其邻近部位。主管手太阳小肠经、手阳明太肠经、手少阳三焦经、手厥阴心包经、手少阴心经，主要穴位有曲池、三里、天井、小海、少海、尺泽、曲泽等。（10）脉筋：位于腕关节屈侧及其邻近部位。主管手少阴心经，手厥阴心包经、手太阴肺经、手少阳三焦、手太阳小肠经、足阳明大肠经，主要穴位有神门、通里、大陵、太渊、列缺、阳池、养老等。（11）三关：位于肩、肘、腕、合谷四个关节部位。主管手阳明大肠经、手少阳三焦经、手太阳小肠经，主要穴位有肩髃、曲池、脉筋。（12）晒廊：位于两侧肩胛骨内缘至胸椎棘突间部位。主管足太阳膀胱经，主要穴位有肺俞、心俞、厥阴俞、风门、膏肓等。（13）五腑：位于腹部的神厥穴以下、中极穴以上部位。主管任脉、足少阴肾经、足阳明胃经，主要穴位有神厥、气海、关元、中极、中诸、气穴、天枢等。（14）背心：位于项部大椎穴以下、至阳穴以上部位。主管督脉，主要穴位有大椎、神道、至阴等。（15）肚角：俗称八锁之一紫金锁，位于两侧浮肋以下、少腹部以上部位。主管足三阳经，主要穴位有大横、腹结等，上为肚带，下为小肚角，中为吊筋。（16）上马：位于腹股沟偏外侧部位。主管足阳明胃经，主要穴位髀关穴。（17）下马：俗称八锁之一白虎锁，位于腹股沟偏内侧部位。主管足三阳经，主要穴位有急脉、五里等。（18）腿峰：位于大腿前侧中段部位。主管足阳明胃经，主要穴位有伏兔穴。（19）了檐：位于大腿后侧中段部位。主管足太阴脾经，足太阳膀胱经，主要穴位有百虫窝，殷门等。（20）弯子：位于委中穴腘窝部稍偏内侧部位。主管足厥阴肝经、足少阴肾经，主要穴位有阴谷、曲泉、血海等。（21）弯弯子：位于委中穴腘窝部稍偏外侧部位，主管足太阳膀胱经、足少阳胆经，主要穴位有委阳、膝阳关等。（22）下了檐：位于小腿后侧部位，主管足太阴脾经、足太阳膀胱经；主要穴位有地机、承筋、承山等。（23）鞋带：位于结鞋带处，即踝上横纹线处。主管足少阳胆经、足阳明胃经、足厥阴肝经、足太阴脾经，主要穴位有丘墟、解溪、中封、商丘等。（24）勾子：位于足后跟腱部位。主管足太阳膀胱经、足少阴肾经，主要穴位有昆仑、太溪等。

3.2 推法

3.2.1 八把半锁推法：(1) 金锁，俗称肩锁、颈锁、青龙锁，位于颈项部胸锁乳突肌中段支点分前中后三锁，中为大筋金锁，前颈下项部小筋为心筋锁，后为颈筋，也称扁担锁；金锁、心筋锁、扁担锁，依次用蝴蝶手法力拧动两三下即可；(2) 还魂锁，俗称银锁、腋下锁，位于臂内腋窝处，腋前近胸为大成，称总筋锁；腋后近背为后成，称背筋锁；腋中为还魂锁，也称痹筋锁。用蝴蝶手法先拿腋前大成，后拿腋后后成，再拿腋下还魂痹筋；(3) 紫金锁，俗称吊筋锁、肚带锁、肚角锁、铜锁，位于腹部平脐两侧软腰大筋处。以软腰大筋为中点分上中下三沟，软腰大筋为中沟吊筋锁，中沟横向前一寸下三寸为前沟肚角锁，中沟后一寸上三寸为后沟肚带锁，民间俗称"紫金河前三把锁"。操作时医者一手托软腰，另一手掌呈半握拳式手置于软腰肌处，将腹肌兜起抹捏用力拿住吊筋，猛力拧动后顺气则松开，重复三下。(4) 白虎锁，俗称下马锁、大筋锁、上马锁、铁锁，位于大腿腹股沟处前内侧直下三寸，分前中后三沟，中间为中沟大筋，外侧为前沟上马，内侧为后沟下马。医者一手握住小腿或腘窝呈外展势，另一手呈蝴蝶手，依次拿捏大筋、上马、下马所属肌组织。以上锁左右各一把，共八把锁。每把锁中又有三把锁，即锁中又有锁，即肩上三把、肩下三把、胯上三把、胯下三把，共十二把。半把锁分别为位于关元穴的元关锁、位于前后阴之间的总锁、位于中冲穴的穿心锁，三锁均为单锁，俗称半把锁，也称生死锁。民间合称八把半锁。如何开锁，先要辨证，锁开则复苏，锁闭则病危。开生死锁时手脚能动则预后良好，生死锁一般不会闭塞，不随意开此锁，每把锁功用与适应证不同，运用时相互参合，若一锁不开，可开另一把锁，八锁中的中锁为常用，见效迅速，手到即复苏，一指定乾坤，老俵言"手法急救少人知，起死回生见奇迹"。

3.2.2 二十四气推法：一推开天庭，即眉心上，两手往两边太阴太阳连推数次；二推拿闭地腑，即在肛门上，将布一块塞紧肛门，勿放屁，免气下泄；三推拿气路，即在颈筋上，将两手在颈筋上每边扣拿一下；四推开胸膛，即乳旁中，用手轻轻在胸膛周围推动数次，气血流动；五推拿两胁，即两手在两胁腋下拿一下，血脉相通；六推拿气门下，即在两乳旁下，将手在左乳旁下推到背上心窝，再从背心上心窝推至左右乳旁为止；七推拿两腰筋，即将手在两边腰筋上每边扣拿一下，气血流动；八推拿六宫穴，即将手抵住肚脐下一寸三分（即右边小肚）推至背上，转于左边小肚下，勿出尿；九推拿两海角，即大腿窝，将手在腿边上扣拿筋一下，气血皆活；十推拿背心窝，即将手在背心轻轻拍打一掌，即可回阳；十一推拿铜壶滴漏，即将手在小便下左右两侧扣筋三下，四肢活动；十二推拿总筋，即小便下处往上扣拿一下，即可开声；十三推拿勾子穴，尽力用手挡筋，即可回生；十四推拿小腿穴，即将手在腰背推至丹田，气血相和；十五推拿滴水翻莲，即将手在尾骨推动四次，节节活血；十六推拿两手下节和脚寸，最后在手中指甲和脚大趾甲内针刺一下，半分深为止；十七推拿，将病者扶起，一手在勾子穴往上顶一下，一手在背心穴拍一掌，即可回生。

4　临床应用

4.1　肾俞穴扣拿伤

肾俞穴位于腰背部，也称腰眼穴、笑眼穴，俗称拦腰截气。谱曰："申时血气凤尾中，二十四节皆相通，打落腰子人自笑，即时三刻命归终。"伤者多因腰眼处硬砍伤或受摇风软手横砍伤后人自笑或笑不止，重者笑后大汗淋淋，脸色苍白，头晕目眩，既而昏厥。处理：轻者在腰眼两侧用平扫手法或轻平揉手法数遍，也可用复手在腰眼处上下摇动，伤者能即时缓解。如遇重者，先排除内脏损伤情况下，患者平卧或侧躺（或平坐），医者立于患侧，先用平扫法或复手从上到下，从左向右，揉擦数遍后，上拿大成、后成、金锁、晒廊、背心、还魂，下拿内弯子、外弯子、上了檐、腿峰、上马、下马，中揉肚角、肚带、五湖即解。

4.2　燕窝穴扣拿伤

燕窝穴位于腋窝下，也称还魂穴，俗称白蛇入洞。谱曰："午时血气同入腋，白蛇入洞横向行，如若对时点中此，血气受伤医不灵。"伤者多因进攻时单臂或双臂展开时，被对方用双龙手直插单侧或双侧燕窝穴。伤者多自感上肢麻痹无力，双手或单手难提，腋窝处疼痛难忍。重者全身冒汗，头晕眼花，晕倒在地。处理：轻者用复手在伤处平扫，推拿大成、后成、晒廊、内心筋、背心、曲池、脉经，抖三关，来回数遍、重者先拿胯下三锁、胯上三锁，转肩上三锁休息片刻，二十四气推拿。配中药调理。

4.3 天突穴扣伤

天突穴位于颈部，也称闭气穴，俗称金秋下海。谱曰："喉咙穴上气门关，标手打得咽喉翻，任凭妙药解救难，推拿回阳还生丹。"伤者无防备被对方用金枪手击中天突穴时，轻者咽喉发痒，咳嗽不止，说话不出，呼吸不顺；重者咳嗽带血，呼吸困难，坐卧不安，甚至闭气倒地。处理：轻者自己用空心拳拍上胸或背心数下，或原地跳动，平扫前颈部、胸部数遍，重者先拿胯下三锁、胯上三锁，转而肩上三锁和肩下三锁，后掇五腑、拍背心，休息片刻后，二十四气倒推二遍即解。

4.4 中极穴撞伤

中极穴位于下腹部，也称铜壶滴漏穴，俗称海底捞针。谱曰："铜壶滴漏忌戌时，腰间偷桃也不宜，此伤不宜先服药，炒熟早谷暖小阴。"伤者多因下腹部被他人用脚踢伤；轻者脸色苍白、冒汗、坐立不稳，重者大小便失禁，当即昏倒在地，不省人事。处理：先掐压穿心锁（中冲穴），患肢能抽动，即用力拿肚角锁（即紫金锁）三把锁和白虎三把锁，后掇五腑、拍背心，待患者能开声言语后行腹部复手按摩，休息片刻，再顺河路二十四全身推拿两遍即可。

4.5 中暑

也称闭痧，俗称发痧病。患者多因夏天在烈日下劳作时间过长，自感头痛，头晕，高热，无汗，口渴乏力，突然昏倒在地，人事不省。处理：先将患者移至阴凉通风处：（1）开锁法：推拿双侧勾子，下了檐、腿峰后，推拿双侧白虎中锁，当听到患者"哎哟"声即苏醒，再行二十四气顺河路推拿两遍；（2）拧痧法：先让患者内服稀盐凉开水一碗（约200毫升）后，用30%～40%乙醇在颈，腋、腿大血管擦浴，进行物理降温，同时在二十四气部位从下往上重手法推拿一遍后。也可进行拧痧，每处拧1～3条痧斑瘀痕，用硬币蘸冷水在胸背部顺刮，以刮出紫红色为度，头痛拧颈部痧筋（金锁），胸闷拧胸部痧筋大成，气喘拧背心带内心经痧筋。此法有疏泄痧气、醒胸固脱的作用。

5　小结

字门伤科推拿术是民间救治因跌打损伤而突然昏厥的外治急救手法，也是武术界与伤科界的点穴扣拿伤独门解穴术，此法除救治因跌打损伤外，还可用于临床其他各科，尤其是受刺激突然昏迷者，祖国医学认为"厥者，逆者。气逆则乱，故忽为眩仆脱绝，是命为厥"。厥为气机突然逆乱，而字门八把半锁推拿术和二十四气推拿术是按照机体一定的体表线路，以不同的部位手法来达到协调阴阳、疏通经络、调和气血、开窍醒神之功。临床应用时也要辨虚实而实施补泻手法。气盛有余为泻法，即从上而下推拿，谓顺河路法；气虚不足为补法，即从下而上推拿，谓逆河路法。顺河则宣泄郁闭之处，逆河则敛耗散之气。现代医学认为，字门推拿施术部位大都是神经较敏感部位，好比机体开关，采用急速而重的手法能兴奋中枢神经，使心跳加快、加强，冠状动脉舒张，皮肤与内脏小动脉收缩，从而改善病变部位血液循环与新陈代谢，促进病变部位组织细胞的恢复与再生而达到"总筋一根，起死回生"的目的，当机体腧穴扣伤后而出现体征时，也可通过医者的手法在其特定解穴部位进行良性刺激而反射到内脏，使其改变有关系统功能状态，以达到调理脏腑功能作用。本文只介绍字门推拿术中的八把半锁法和二十四气推拿法，还有开窍、推宫、转手、还阳术另行讨论，文中不妥之处请同道师友赐教。

江西字门伤科推拿术概述 *

廖国生 廖仲铭 廖闽铭 钟国英 钟六英 廖丰林

摘　要： 目的：介绍一种流传于江西民间的字门伤科推拿技术。方法：对起源于武当字门拳功夫中的八把半锁、二十四气推拿方法进行剖析。结果：该推拿技术不仅对跌损闭症、痛症和内科痧症等病症有醒脑开窍、回阳救逆、消肿镇痛、通经活血的疗效，而且是民间点穴扣拿伤独门解穴术。结论：挖掘、整理、研究、使用这一优秀传统武医文化遗产具有较高的历史价值及社会经济效益。

关键词： 中医疗法；字门伤科；八把半锁；二十四气推拿术

字门伤科推拿术属武当字门伤科流派外治法之一，其术有自己独特理论依据和一套行之有效的治疗部位与方法，这是其有别于其他推拿的特征；它不仅对闭症、痧症、痛症甚至急症昏厥患者有明显的醒脑开窍、回阳救逆、消肿镇痛、通经活络功效，也是民间武术点穴扣拿伤独门解穴术。此绝技多掌握在流派掌门人和民间伤医手中，只师徒口授流传至今，颇有神秘感。在江西宜春、高安、丰城、樟树等地民间知道此医者多，但真正懂得全套理论与规范操作者少；故民间将此术冠之为"江湖之秘术""推拿之绝学"的美称。鉴于此绝技时时有失传之虞，故做些抢救性整理以飨同道，文中难免有不妥之处，望同道师

　　* 廖国生，廖仲铭，廖闽铭，等 . 江西字门伤科推拿术概述 [J]. 宜春学院学报，2014，36（09）：47–50+87.

友雅正。

1　渊源

字门伤科推拿术起源于宋代，盛行于清代，是流传于江西较广的字门拳术。相传宋元时期三峰祖师在武当山修炼时，将少林云手精华糅进武当太极阴阳之法和浮沉消纳之技而创武当内家字门八法；三峰之后历代武当宗师诸如王宗、陈州同、王征南等内家拳高手皆熟谙此技，清代雍正年间浙江四明人氏余克让先生受业于四明山高僧僧耳，精字门拳术，后其迁居江西宜春一带。余师在中年时期著有《袖珍字门十八法》拳谱，阐述了字门拳以静制动、以柔克刚、以曲压直、沾身即发、以巧取胜的拳理与技击原则，尤其余师所创点穴酥筋擒拿封闭术分大小两手，其杀伤力大、医治难，故仅内门承传。晚年时期，余师对自己毕生的武术与医道经验进行了总结，整理出《袖珍字门十八法》的姐妹篇《推拿口诀》《跌打封闭口诀》《擒拿回生推拿还阳十二经络图》和《跌打损伤救治》等伤科医籍，其内容丰富操作性强，从而开创了字门伤科流派的先河，为后世研究与发展此术奠定了基础。家母钟国英（生于 1928 年，健在）受外公钟家栋影响（祖籍江西萍乡市老关乡。生于 1890 年，卒于 1950 年，享年 61 岁，早期从事磨刀修伞业，入宜春鲁班茅山帮会，拜宜春城鼓楼街口黄颇亭老中医黄师傅为师，得字门伤科拳脚功夫和茅山法术，每逢赶集时节设摊卖药、表演武术，场面热闹，晚年以口授手教方式将字门伤科方药与退惊术传于后人），家母得此真传，惠于邻里，流传至今。

2　原著节选

2.1　推拿总论

看症，男左女右，不论男女老少从中指放一箭，眼活心惊方可动手用药，眼木心死不可乱动手用药……天有风云雷雨日月星斗、一日不明则变，人有气血、经络、穴位、血闭、气闭、筋闭，一时不调则病，凡跌打有新伤、旧伤、重伤、轻伤，有扣拿之伤，跌仆有血闭、气闭、筋闭之症，此乃是阴阳不和也。点在上关，闭死在地，应拿燕窝穴接转身。点在二关，闭死在地，应拿肚角上下接转身。点在三关，气急闭死在地，拿曲池穴，两脚接转身。点在肚角，口内吐血，大便不止，在两子穴接转，如有不转，二十四气倒转。秘传八锁、十二门、十八关、二十四气、五十三度法，无义之人切莫乱传……

2.2 跌打封闭口诀

身似猛虎坐中堂，龙行虎步连还桩；开声眼似泰山强，五行一变龙出江。

两眼瞳人归肾脏，子午带劲要发桩；转粘沾打凶恶狂，匾胸侧击逃躲上。

逼吸救来虎吞羊，进生退死左右藏；涌打浮沉快打狂，彪珠摘桃提鬼掌。

左肩起月里偷桃，右肩起蛇盘乌龟。他打我蛇盘乌龟，我打他牵蛇转头；

去手伏金丝缠腕，转手如仙人脱衣……

2.3 擒拿回生推拿还阳十二经络图口诀

人是小天唯仙郎，阴阳二气为主脏，天为大天日月星，人为小天气血筋；

此为三宝定寸神，随人识得经络清，仙家下凡定寸神，本是开元李老君。

十二寸神走血门，神农创出十二筋，生死擒拿掌中心，擒死提生在人行；

七十二把生死筋，或生或死由人擒，生门拿到死门陵，三条半筋阴阳闭。

擒拿二十三把半，访尽天下英雄汉……

2.4 二十四气河路推拿口诀

一推天门定心中，二推金锁分阴阳；三推心筋能开窍，四推井栏要精通；

五推大成并气门，六推后成要分明；七推将台气能上，八推还魂左右边；

九推曲尺风转肩，十推脉经寸关尺；十一三关带虎口，十二晒廊保安康；

十三五腑掇还原，十四开声叩背心；十五肚角有八层……

2.5 手法口诀

头面之处多抹滚，轻揉慢按巧梳头；顺筋顺穴一一理，手到头面立时清。

颈项之处多用捏，揉摩按压两相宜；两添摇摆理筋到，病者立时笑吟吟。

手上有病宜顺筋，提弹手内加提滚；揉摩抖摇正反用，气血由之自消平。

胸腹宜用小八卦，再加穴位把病除；如若病势来得急，救急锁中号紫金。

腰背宜用大八卦，搓捏推按再抖筋；抖不动时虎背牵，弯腰驼背立时平。

手脚推拿都一样，只是手重或手轻；五十三度推拿法，点穴抠伤自有灵。

3 部位方法

3.1 部位名称

3.1.1 八把半锁：一金锁（俗称肩锁、颈锁、青龙锁）位于颈部胸锁乳突肌中段，分前中后三锁，中为大筋即金锁，前下小筋为心筋锁，后上肩扳扁担锁。二还魂锁（俗称银锁、腋窝锁）位于腋下，腋前线胸大肌为大成，称总筋锁；腋后线近背阔肌为后成，称背筋锁；近腋窝下三寸为痹筋，称还魂锁。三肚带锁（俗称吊筋锁、肚带锁、肚角锁、紫金锁、铜锁）位于腹部平脐旁开四寸两侧软腰大筋处，以软腰大筋为中沟，中沟前一寸下四寸为前沟肚角锁，中沟后一寸上四寸为后沟肚带锁，民间俗称"紫金河前三把锁"。四下马锁（俗称白虎锁、大筋锁、坐马锁、铁锁）位于大腿腹股沟前侧直下三寸，分前中后三沟，中间为中沟大筋下马，外侧为前沟上马，内侧为后沟坐马。以上锁位于身体左右两侧（肩、腋、腰、腿）共八个部位八把锁，每把锁中又有三把锁，即锁中有锁（肩上三把、肩下三把、胯上三把、胯下三把），共十二把。半把锁也称锡锁，多指穿心锁（中冲穴）、跟腱锁（勾子）、元关锁（关元穴）、总锁（会阴穴），三沟锁（指上沟人中、中沟会阴、下沟勾子）。除中冲锁、跟腱锁外均为单锁（俗称半把锁），也称"生死锁"，或叫"开声锁"。

3.1.2 二十四气：（1）天门：位于前额眉心上；（2）金锁：位于颈项两侧；（3）心筋：位于前颈部人迎穴位；（4）井栏：位于肩井穴；（5）大成：位于腋前线锁骨以下部位；（6）后成：位于腋后线至肩胛骨外缘；（7）将台：位于锁骨以下至两乳腺以上部位；（8）还魂：位于上臂内侧近腋窝处下三寸部位；（9）曲尺：位于肘关节屈侧邻近部位；（10）脉筋：位于腕关节屈侧邻近部位；（11）三关：位于肩、肘、腕、合谷四个部位；（12）晒廊：位于两侧肩胛骨之间与棘突间部位；（13）五腑：位于腹部的神厥穴以下中极穴以上部位；（14）背心：位于背部大椎穴以下至阳穴以上部位；（15）肚角：位于脐旁四寸两侧浮肋以下至少腹部以上，即上为肚带、下为肚角、中为吊筋；（16）上马：位于腹股沟中段下一寸偏外侧部位；（17）下马：位于腹股沟中段下一寸偏内侧部位；（18）腿峰：位于大腿中段前侧部位；（19）上了檐：位于大腿中段后侧部位；（20）内弯子：位于膝窝部稍偏内侧部位；（21）外弯子：位于膝窝部稍偏外侧部位；（22）下了檐：位于小腿中段后侧部位；（23）鞋

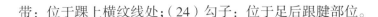

带：位于踝上横纹线处；（24）勾子：位于足后跟腱部位。

3.2 操作方法

3.2.1 八把半锁推法：医者起始面对患者，第一步先用蝴蝶手法依次用力拧动金锁、心筋锁、扁担锁两三下；第二步拿还魂锁，但拿还魂锁时，宜先拿腋前大成，后拿腋后后成，再拿腋下还魂锁；第三步捏拿肚角锁时，医者要一手托起软腰，另一手呈半握拳式手置于软腰肌处，将腹肌兜起抹捏，拧动后顺气松开重复三下；第四步拿下马锁时，要一手握住小腿呈外展势，另一手用蝴蝶手法依次拿捏下马、上马、坐马所属软组织。医者弹拿八把半锁时要做到：每个部位弹拿一定要有力有效，双手交叉弹拿两侧下马锁时操作动作既要快而重，又要求医者双手不要随意松手，必须待患者睁开眼睛或发出"哎哟"声，医者方可松手，如此才能使昏闭者苏醒，如遇不醒者可加重或反复弹拿左右勾子、下马、吊筋、大成等开声部位；每次开锁时间一般3～4秒，停2秒，连续反复6～10次；如遇临床不同症候患者，医者运用八锁时要辨症施治，若一锁不开可开另锁，但遇危重患者急救时千万不能从上往下开，要先从勾子锁开始继而胯下、胯上、肩上、肩下向心方向依次打开各锁，否则因离心方向有散神之弊而加速死亡；开生死锁时手脚能动则预后良好，否则另取急救方法不可耽误；生死锁一般患者不会闭塞；八锁当中以中锁和总锁最常用，见效最为迅速，医者要重点开准中锁和总锁，开总锁时医者的食指指腹要在会阴穴上持续点压2至3分钟；开下马锁时因靠近会阴（总锁），其手法要准而重，方可达到"一手开两锁""手到即复苏，一指定乾坤"的疗效。

3.2.2 二十四气推法：患者取坐位或仰卧位，全身放松，一般患者以从上到下顺序开始，第一步医者双手拇指指腹紧贴患者天门处皮肤，其余四指夹抱头颅，以眉心为中心做向上下左右方向分理5至7次，后转两侧太阴、太阳、颞部和枕后绕一圈后推抹数遍；第二步闭地府，即揉按两侧涌泉穴，后在患者肛门处夹软布一块，勿放屁，以免气下泄；第三步医者双手抱住患者头部，拇指从百会穴开始疏推头顶至后枕和两颞部5至7次，并在风池穴揉捏数遍；第四步医者双手呈蝴蝶手，拇指桡侧揉按两侧眼眶、鼻翼、耳前、嘴角、下颌角和耳后诸筋；第五步医者用埋指手法拿捏左右金锁、心筋、扁担筋、大椎穴一圈 3 至 5 次，后用大鱼际滚动数遍；第六步医者面对患者拿捏两侧井栏并拧动 3 至 5 次，后用小鱼际滚动数遍；第七步医者转身以男左女右顺序一手抬起患者前臂，另一手顺腋前线大成、腋后线后成、内心筋、背心一圈拿捏 3 至 5 次，后手收回，在将台部位揉按数下，用掌背滚动数遍；第八步医者抬起患者上臂成 90 度，拇指翘上，另一手掌平扫腋窝顶端折回 3 寸，拇指与食指相对，用拇指桡侧缘平进挡捏还魂 3 次，后用手掌尺侧滚动数遍；第九步医者一手握患者手腕，另一手从肩、肘（曲尺）、腕（脉筋）到掌指关节推擦、捏按 3 次，沿关节搓揉 3 圈，后进行抖落、摇摆、屈伸，最后点按合谷穴扳动小关节，后转身揉按晒廊、内心筋数下，用复手滚动 3 至 5 下；第十步医者转身用同样方法推拿患者另一侧；第十一步医者右侧向患者将左手掌置于患者背心穴上，由轻到重右手顺时针揉按五腑，最后右手稍加力量往里往上冲一下，同时叫患者咳嗽 2 声；第十二步医者转身立于患者左侧，左手置于患者五腑部位，右手先在背心揉按数遍，后呈空心拳拍击患者 3 下；第十三步医者斜对患者，一手托软腰另一手呈半握拳式，先捏拿吊筋、肚角，再捏拿肚带，做到吸气拿起拧动，呼气则松手，重复 3～5 下，同时医者再用右手掌心从左腹开始经腰到右腹擦摩 3 圈；第十四步医者转身以男左女右顺序捏拿上马、下马、坐马，掌心围绕大腿根部推摩 3 圈；第十五步医者一手托起患者小腿，另一手捏擦腿峰、上了檐 3～5 遍；第十六步医者一手托小腿另一手捏拿内弯子、外弯子、点按足三里，推擦膝关节 3 圈；第十七步医者蹲下一手托于患者足部，另一手捏拿下了檐 3 遍，复手 3 遍；第十八步医者一手托患者足跟，另一手用四封手捏拿鞋带、勾子，掌心围绕踝关节推擦 3 圈，拿勾子穴时要尽力挡拨跟腱大筋；第十九步医者一手托住足部，另一手扶住髋、膝、踝部，进行摇抖、屈伸、扳拉诸关节 3 遍；第二十步医者转身用同样方法推拿患者另一侧；第二十一步医者左手握患者右足，右手握患者左足，双手拇指指腹贴紧双侧涌泉穴做揉按 7 至 9 次，即闭地府，结束二十四气推拿手法。医者使用此推拿法时必须做到：手法由轻到重、循序渐进，捏心筋时注意颈动脉窦，拿还魂时禁用掐法以免伤腋神经，拍背心时要轻托五腑，拿肚角时注意顺呼吸，下肢踝、膝、髋，上肢腕、肘、肩，躯干头、颈、胸、腹，要推拿一圈。每完成一个部位推拿后要用复手滚动，尤其推拿围肢体一圈的部位。凡遇危重或（气血不足）者手法应从下往上顺序推拿，称逆河路法；一般患者从上往下推拿，谓顺河路法。每日1～2次，每次30分钟，1周为1个疗程，遇昏厥者先点三沟、中冲、大敦穴，或用八把半锁推拿苏醒后再行逆河路法推拿。

4 临床举例

中暑也称闭痧，患者多因高温下劳作时间过长，自感头痛、头晕、高热、无汗、口渴乏力，突然昏倒在地，人事不省。处理：先将患者移至阴凉通风处：（1）开锁推拿法：先捏拿双侧勾子、鞋带、下了檐、弯子、上了檐、腿峰，后捏拿双侧白虎中锁（下马锁），当听到患者"哎哟"声即苏醒后，喝适量淡糖盐温开水，休息5分钟，再从下而上打开八把锁，再休息10分钟左右，再行二十四气逆河路法推拿2遍，此时手法要轻而慢，推完后让患者卧床休息；（2）拧痧法：先让患者内服稀糖盐凉开水一碗后，约200毫升，用30%～40%乙醇在颈，腋、腿大血管处擦浴进行物理降温，同时在二十四气部位从下往上重手法推拿一遍后；然后在金锁、还魂、曲尺、上马、弯子等处进行拧痧，每处拧出1～3条痧斑瘀痕，一般是奇数；胸背部顺脊柱、肋间隙方向用硬币蘸冷水刮，以刮出紫红色痧筋为度，视情行辨证施治手法，头痛拧颈部痧筋金锁、胸闷拧胸部痧筋大成、气喘拧背部痧筋背心带内心经等。此法有疏泄痧气、醒胸固脱的作用，以上方法可每日或隔天1次，1周为1个疗程。

5 小结

字门伤科推拿术由武当字门武术衍生而成，属武当字门伤科流派重要组成部分，是中国推拿技术史和中医急救医学史中的宝贵遗产，其历史渊源实属难以考证。该术在民间多用于救治气血闭塞引起的闭症、痧症、痛症、厥症等，其手法具有浓厚的地域文化特征；它不仅是武术界与伤科界治疗点穴扣拿伤的独门解穴术，也可用于临床其他科病症，尤其机体受到某种刺激引起的突然昏厥或内外科症候，其疗效肯定，深受欢迎。机理是在中医基础理论和中国武术的指导下，以武当伤科太极八卦阴阳五行经络气血学说为基础，以精气神为依据进行辨证论治，认为机体无论新老伤损、风寒暑湿侵袭、七情忧郁都会引起气滞血瘀经络受阻、脏腑不和，尤其机体重要脏器要穴被点、被打、被扣拿伤更容易造成经络气血运行失常，气闭则血凝、不通则痛而出现内伤症状甚至昏厥。《黄帝内经·素问·调经论篇》曰："血之与气并走于上，则为大厥，厥则暴死，气复反则生，不反则死。"现代医学认为：凡损伤性闭气晕厥患者多因高处坠下或外力打击等急性刺激诱因引起机体外周血管反射性扩张，使大脑一过性缺血，导致大脑皮质（总闸门）系统部分关闭而突然意识不清昏倒，而字门伤科推拿术有别于其他中医推拿疗法，它的每个推拿部位（穴位）均是神经敏感点，医者在患者肢体进行八把半锁、二十四气推拿法能有效能启开大脑皮质内的（总闸门），激发中枢神经系统（闸门）兴奋，使心跳加快加强、能有效地调节其外周血管张力，改善大脑供血流量，将关闭的（闸门）自动开启，使极度抑制的大脑兴奋，助昏厥者苏醒，具有"总筋一根，起死回生"的疗效。同时字门推拿术能有效地加速被点穴扣拿伤病变部位的血液循环与新陈代谢，促进已闭塞的经络、穴位处的组织细胞恢复与再生，达到开其穴、通其气、消其瘀、调其脏、和其腑、顺其筋、续其骨、润其肤、荣其肌的防病治伤的目的。字门推拿术具有较广的疾病谱，如内外科多种急性症候、外感痧症、跌打肿痛、闭气、点穴扣拿伤等，但心血管病、皮肤病、传染病、血液病、精神病、开放性创伤、内脏损伤大出血等病患者及酒醉者、处于月经期、孕期的妇女禁用，其他疾患也亦谨慎应用。

浅谈江西字门伤科推拿急救术 *

廖国生　廖仲铭　钟国英　廖闽铭　廖丰林　钟六英

摘　要： 目的：介绍一种流传于江西民间较广的传统推拿疗法；方法：推拿部位、名称、手法独特；结果：对跌打损伤痛症、闭症、厥症甚至内科痧症有醒脑开窍、回阳救治、活血镇痛功效；结论：推广这项中医传统文化遗产有较高的历史价值和社会经济效益。

关键词： 中医传统疗法；字门伤科；推拿急救术

字门伤科推拿急救术由清代著名字门拳先师余克让先生所创，属武当字门伤科流派；在江西宜春、萍乡、新余、樟树、丰城、高安一带民间盛行。其抄本散落在字门流派掌门人和民间伤医、拳师手中，以师徒口授方式承传，尤其推拿急救精华"推宫还阳术"和"转手开窍术"更是鲜为人知，从不对外传授，即使在民间见到其抄本也是颠倒杂抄，非本门师傅点拨难以弄清其奥秘；故民间将此技术冠之为推拿之绝技，鉴于有时失传之虞，笔者将祖辈珍藏多年的技法做些抢救性整理以飨同道，不妥之处望同道师友雅正。

1　部位名称

1.1　八把半锁

一金锁（俗称肩锁、颈锁、井锁、青龙锁），位于颈部两侧胸锁乳突肌中段，分前中

──────────

　* 廖国生，廖仲铭，钟国英，等 . 浅谈江西字门伤科推拿急救术 [C]// 中华中医药学会第十五次中医推拿学术年会 .2014.

后三把锁，中为大筋即金锁，前下小筋为心筋锁，后上扁担筋为井锁；二还魂锁（俗称银锁、腋窝锁），位于腋前线胸大肌外侧，为大成锁，也称总筋锁，腋后线近背阔肌为后成锁，也称背筋锁，近腋窝下三寸为痹筋锁，称还魂锁；三肚带锁（俗称吊筋锁、肚角锁、紫金锁、铜锁），位于腹部平脐旁开四寸两侧软腰大筋处，以软腰大筋中沟为吊筋锁，前一寸下四寸谓前沟肚角锁，中沟上一寸外四寸谓后沟肚带锁，民间俗称紫金河前三把锁；四下马锁（俗称白虎锁、大筋锁、坐马锁、铁锁），位于大腿腹股沟中段直下三寸，分前中后三沟，中间大筋谓中沟下马锁，外侧谓前沟上马锁，内侧谓后沟坐马锁。以上各锁均位于机体左右两侧（肩、腋、腰、腿），共八个部位八把锁，每把锁中又有三把锁，即锁中有锁（肩上三把、肩下三把、胯上三把、胯下三把），共十二把。半把锁也称锡锁，多指穿心锁（中冲穴）、跟腱锁（勾子）、元关锁（关元穴）、总锁（会阴穴），三沟锁（指上沟人中、中沟会阴、下沟弯子）。除中冲锁、跟腱锁外均为单锁（俗称半把锁），也称生死锁，或叫开声锁。

1.2　二十四气

（1）天门：位于前额眉心；（2）金锁：位于颈项两侧；（3）心筋：位于前颈部人迎穴位旁；（4）井栏：位于肩井穴；（5）大成：位于腋前线锁骨以下部位；（6）后成：位于腋后线至肩胛骨外缘；（7）将台：位于锁骨以下至两乳腺以上部位；（8）还魂：位于上臂内侧近腋窝处下三寸部位；（9）曲尺：位于肘关节屈侧邻近部位；（10）脉筋：位于腕关节屈侧邻近部位；（11）三关：位于肩、肘、腕关节带合谷穴四个部位；（12）晒廊：位于两侧肩胛骨与棘突之间部位；（13）五腑：位于腹部的神厥穴以下中极穴以上部位；（14）背心：位于背部大椎穴以下至阳穴以上部位；（15）肚角：位于脐旁四寸两侧浮肋以下至少腹部以上，即上为肚带、下为肚角、中为吊筋；（16）上马：位于腹股沟中段下一寸偏外侧部位；（17）下马：位于腹股沟中段下一寸偏内侧部位；（18）腿峰：位于大腿中段前侧部位；（19）上了檐：位于大腿中段后侧部位；（20）内弯子：位于膝窝部稍偏内侧部位；（21）外弯子：位于膝窝部稍偏外侧部位；（22）下了檐：位于小腿中段后侧部位；（23）鞋带：位于踝上横纹线处；（24）勾子：位于足后跟腱部位。

2 操作方法

2.1 八把半锁推法

医者起始面对患者，第一步先用蝴蝶手法依次用力拧动金锁、心筋锁、扁担锁两三下；第二步拿还魂锁，但拿还魂锁时，宜先拿腋前大成，后拿腋后后成，再拿腋下还魂锁；第三步捏拿肚角锁时，医者要一手托起软腰，另一手呈半握拳式手置于软腰肌处，将腹肌兜起抹捏，拧动后顺气松开重复三下；第四步拿下马锁时，要一手握住小腿呈外展势，另一手用蝴蝶手法依次拿捏下马、上马、坐马所属软组织。医者弹拿八把半锁时要做到：每个部位弹拿一定要有力有效，双手交叉弹拿两侧下马锁时，操作动作既要快而重，又要求医者双手不要随意松手，必须待患者睁开眼睛或发出"哎哟"声医者方可松手，才能使昏闭者苏醒，如遇不醒者可加重或重复弹拿左右勾子、下马、吊筋、大成等开声部位；每次开锁时间一般3～4秒，停2秒，连续反复6～10次；如遇临床不同症候患者，医者运用八锁时要辨症施治，若一锁不开可开另锁，但遇危重患者急救时千万不能从上往下开，要先从勾子锁开始继而胯下、胯上、肩上、肩下，以向心方向依次打开各锁，否则因离心方向有散神之弊而加速死亡；开生死锁时手脚能动则预后良好，否则另取急救方法不可耽误；生死锁一般患者不会闭塞；八锁当中以中锁和总锁最常用，见效最为迅速，医者要重点开准中锁和总锁，开总锁时医者的食指指腹要在会阴穴上持续点压2至3分钟；开下马锁时因靠近会阴（总锁），其手法要准而重，达到"一手开两锁""手到即复苏，一指定乾坤"疗效。

2.2 二十四推法

起手时患者取坐位或仰卧位于全身放松，一般患者从上到下顺序开始，重症患者要从下往上推拿。第一步，医者双手拇指指腹紧贴患者天门皮肤，其余四指夹抱头颅，以眉心为中心做向上下左右方向推拿分理手法9把；后转两侧太阴、太阳、颞部和枕后绕一圈后推抹6把；第二步，闭地府，即揉按两侧涌泉穴后在患者肛门处夹坐软布一块，勿放屁，以免气下泄；第三步，医者双手抱住患者头部，拇指从百会穴开始疏推头顶至后枕和两颞部7把，并在风池穴揉捏数遍；第四步，医者双手呈蝴蝶手，拇指绕侧揉按两侧眼眶、鼻翼、耳前、嘴角、下颌角和耳后诸筋；第五步，医者用埋指手法拿捏左右金锁、心筋、扁担筋、大椎穴一圈 3～5 次，后用大鱼际滚动数遍；第六步，医者面对患者拿捏两侧井栏，并拧动 3～5 次后用小鱼际滚动数遍；第七步，医者转身，以男左女右顺序，一手抬起患者前臂，另一手顺腋前线大成、腋后线后成、内心筋、背心一圈拿捏 3～5 次后手收回，在将台部位揉按数下用掌背滚动数遍；第八步，医者抬起患者臂成 90 度，拇指翘上，另一手掌平扫腋窝顶端折回三寸，拇指与食指相对，用拇指桡侧缘平进挡捏还魂 3 次，后用手掌尺侧滚动数遍。第九步，医者一手握患者手腕，另一手从肩、肘（曲尺）、腕（脉筋）到掌指关节推擦、捏按 3 次，沿关节搓揉 3 圈后进行抖落、摇摆、屈伸，最后点按合谷穴，扳动小关节后转身揉按晒廊、内心筋数下，用复手滚动 3～5 下；第十步，医者转身用同样方法推拿患者另一侧；第十一步，医者右侧向患者，左手掌置于患者背心穴上，右手顺时针揉按五腑，由轻到重，最后右手稍加力量往里往上冲一下，同时叫患者咳嗽 2 声；第十二步，医者转身立于患者左侧，左手置于患者五腑部位，右手先在背心揉按数遍后呈空心拳拍击患者 3 下；第十三步，医者斜对患者，一手托软腰，另一手呈半握拳式，先捏拿吊筋、肚角，再捏拿肚带，做到吸气拿起拧动，呼气则松手，重复 3～5 下，同时医者再用右手掌心从左腹开始经腰到右腹按摩 3 圈；第十四步，医者转身以男左女右顺序捏拿上马、下马、坐马，掌心围绕大腿根部推摩 3 圈；第十五步，医者一手托起患者小腿，另一手捏擦腿峰、上了檐 3～5 遍；第十六步，医者一手托于患者足部，另一手捏拿下了檐 3 遍，复手 3 遍；第十八步，医者一手托患者足跟，另一手用四封手捏拿鞋带、勾子掌心围绕踝关节推擦 3 圈。拿勾子穴时要尽力挡拨跟腱大筋；第十九步，医者一手托住足部，另一手扶住髋、膝、踝部进行摇抖、屈伸、板拉诸关节 3 遍；第二十步，医者转身用同样方法推拿患者另一侧；第二十一步，医者左手握患者右足，右手握患者左足，双手拇指指腹贴紧双侧涌泉穴做揉按 7～9 次，即闭地府，结束二十四气推拿手法。医者使用此推拿法时必须做到：手法由轻到重、循序渐进；捏心经时注意颈动脉窦；拿还魂时禁用掐法以免伤腋神经；拍背心时要轻托五腑；拿肚角时注意顺呼吸；下肢踝、膝、髋，上肢腕、肘、肩，躯干头、颈、胸、腹要推拿一圈，每完成一个部位推拿后要用复手滚动，尤其推拿围肢体一圈的部位；凡遇危重或（气血不足）者手法应从下往上顺序推拿，称逆河路法，一般患者从上往下推拿，谓顺河路法，每日 1～2 次，每次 30 分钟，1 周为 1 个疗程；遇昏厥者先点三沟、中冲、大敦穴，或用八把半锁拿，苏醒后再行逆河路法推拿。

3 古法开声还阳术

3.1 推宫术

扣在头关上闭死在地拿燕窝穴接转身；扣在二关上闭死在地拿肚角上下接转身；扣在三关气急闭死在地拿曲池勾子接转身；点在肚角吐血呕粪大便鲜血不止在两子穴接转身，如有不转二十四气倒转推还阳，如还不还阳人参汤灌之；点在仙鹅穴眼花心跳乱语不知人事拿两子穴，如有牙关紧闭不能开口用剪刀撬开牙齿用童便灌之可以还阳，如仍不还阳用针剔破舌下黑血长流即可还阳，扣伤两腰眼目紧闭假死在地用药方：朱砂龙骨烧灰和童合灌之可以还阳。一脚踢在粪门之上尾骨之下大便不止在两子穴接转，如有不转二十四气倒推。

3.2 还阳术

伤在中宫胃气命门推背心掇五腑开声还阳；伤在膀胱六宫推上马下马掇五腑开声还阳；伤在左右大小气门推左右大成后成内心筋将台五腑开声还阳；伤在丹田肚角推勾子连铁坐马肚角八增开声掇五腑还阳；伤在信门血脏血池二仙传道将台推中宫掇五腑开声还阳；伤在咽喉舌咽推胃脘掇五腑开声还阳；伤在金钱五腑推井栏筋锁心筋掇五腑开声还阳后用手全身移掇；伤在井栏推筋锁心筋掇五腑开声还阳；伤在小眼排骨盆弦推肚角八增带后紧掇开声五腑还阳；伤在两手推曲尺脉筋晒廊内心筋班栏翻转服药；伤在五关八路两腰推腰气还阳带后成播七星板；伤在尾通七星板推凤尾吊节吊肾后用全身移掇。

3.3 开窍术

下马开窍伤在六宫膀胱；上马开窍伤在丹田肚角；坐马开窍伤在盆弦过肚；后紧开窍伤在天平还魂气胁气门净平；大成开窍伤在中交信门血仓血气；中宫开窍伤在咽喉；胃脘开窍伤在胃脘；背心开窍伤在心肝胆肺；腰气开窍伤在金钱；五腑开窍……。头上跌打受伤推拿井栏筋锁心筋大门播凤尾断根；中交信门血仓穴将台金锁二仙传道等穴受伤推拿大成五层将台还魂带后紧掇五腑还阳；气门净平穴受伤推拿还魂带后紧大成五腑还阳；心肝胆肺受伤推拿背心五腑内心筋还阳；小眼排骨过肚盆弦受伤推拿肚角八层上后紧掇五腑还阳；丹田肚角受伤推拿左右两边上马下马掇五腑还阳；膀胱六宫受伤推拿上马下马掇五腑还阳；两手受伤推拿曲尺脉门晒廊三关转身；板南五关受伤推拿全身要翻来覆去五关八路转身；两腰受伤推拿或搐腰眼上后紧搐凤尾转身；尾通七星受伤推拿或搐凤尾七星吊弦四下转身。

3.4　转手术

伤天丁大中太阳太阴眉尖风池气廊井栏井泉架梁风锁哑风推拿井栏筋锁心筋天门搐凤尾断根；如若逢中受伤推两边；伤咽喉推拿中宫左右井栏筋锁心筋天门搐凤尾转身即能断根；伤食管推拿左右井栏筋锁心筋天门凤尾弯子弯弯子断根；伤对口穴推拿左右筋锁心筋天门搐凤尾井栏断根；伤二仙传道中交信门血仓血池筋锁推大成五层将台还魂后紧掇五腑断根；伤气门推拿净平上下还魂气胁推大成还魂后紧五腑断根；伤天门推大成五层将台还魂后紧掇五腑晒廊耸肩峰断根；伤曲尺掌心虎口推曲尺脉经虎口掇三关晒廊断根；伤盆弦排骨小眼过肚推肚角八层后紧掇五腑转身即可断根；伤丹田肚角推肚角八层掇五腑加膀胱肾气加掇五腑断根；伤六宫膀胱肾气推上马膀胱肾气丹田下马肚角上后紧断根，伤曲尺涌泉鞋带推下马上马腿峰了檐弯子弯弯子鞋带钩子断根；伤胃脘命门左肝右肺推背心五腑加上内心筋断根；伤金钱五腑推拿腰气盆弦或有呕吐者加坐马五腑断根；伤铜壶滴漏推下马吊弦了檐弯弯子后紧或推拿全身加勾子断根；伤挽骨推天河挽骨筋锁复推挽骨板南颐梁扯五关耸肩峰断根；伤板南颐梁推拿板南颐梁凤翅挂膀还条复推板南颐梁天河挽骨井栏肩峰五关转身；伤笑腰用带子一根打圈把伤者放在高处面对面往上移掇推腰子胰连贴后紧掇五腑断根；伤腰子搐腰眼坐马还魂后紧七星板复推数次断根；伤尾通大便不止推拿两子紧鞋带勾子二十四下紧到勾子断根；伤天河名为倒春寒推拿挽骨天河板南颐梁还条后紧五关断根；伤凤翅推挽骨五关八路翻转复来搐腰眼还魂耸肩峰断根。

4　小结

字门伤科推拿急救术由武当字门武术衍生而成，属武当字门伤科流派重要组成部分；

是中国推拿技术史和中医急救医学史中宝贵遗产，该术在民间多用于救治气血闭塞引起的闭症、痧症、痛症、厥症等其手法具有浓厚的地域文化特征；它不仅是武术界与伤科界治疗点穴扣拿伤的独门解穴术，也可用于临床其他科病症，尤其机体受到某种刺激引起突然昏厥或内外科症候，其疗效肯定深受欢迎。现代医学认为：凡损伤性闭气晕厥患者多因高处坠下或外力打击等急刺激诱因引起机体外周血管反射性扩张，使大脑一过性缺血缺氧导致大脑皮质（总闸门）系统部分关闭而突然意识不清昏倒，而字门伤科推拿术有别于其他中医推拿疗法，它的每个推拿部位（穴位）均是神经敏感点，医者只要在患者肢体进行八把半锁、二十四气和推宫还阳及转手开窍术推拿法便能有效启开大脑皮质内的（总闸门），激发大脑皮质及延髓口中枢神经系统（闸门）兴奋，使心跳加快加强、能有效地调节其外周血管张力，改善大脑供血流量，使关闭的"闸门"自动开启，使极度抑制的大脑兴奋，使昏厥等症解除，从而使机体从无序化的失衡状态转变为有序化的动态平衡，昏厥者苏醒。同时字门推拿术能有效地加速被点穴扣拿伤病变部位的血液循环与新陈代谢，促进已闭塞的经络、穴位处的组织细胞恢复与再生，达到开其穴、通其气、消其瘀、调其脏、和其腑、顺其筋、续其骨、润其肤、荣其肌的防病治伤的目的，使机体瞬间处于应激状态，引起生物物理及生物化学等变化。

江西字门伤科推拿术的渊源及其价值[*]

廖国生　钟国英　廖仲铭　廖闽铭　廖丰林　钟六英

摘　要： 目的：挖掘整理字门伤科推拿术，该技术是由武当字门武术衍生而成的一门疗伤保健技术　属民间绝技。方法：由宋代丹士、武当派武术创始人张三峰所创，经历代宗师如：王宗、张松溪、单思南、张继槎、王征南、僧耳、僧尾、余克让、杨敏斋、黄双坤、钟家栋等先师不断发展逐渐成熟。结果：总结出八把半锁、开声上气、推宫还阳、二十四气、脏腑推拿术等　多种疗伤保健方法。结论：它生于民众，隐于民间，草根传承，流传百年未被消亡，证明它有强盛的生命力与科学价值。

关键词： 字门伤科；民间绝技；历史渊源；重要价值

字门伤科推拿术，亦称民间推拿术。是江西本土最为古老、最具特色、最有影响力、流布最为广泛的民间传统推拿术，它由江西字门武术拳种衍生而成，在我国武当伤科流派中一枝独秀，也是江西中医推拿技术史上的一朵奇葩。由于方法独特、疗效卓著、适用广泛、深得民众欢迎，在现代中西医学发达的今天仍需要后人继承，尤其他的历史渊源及重要价值值得探讨。现将此术的粗浅体会以飨同道，文中有错误和不妥之处，望同道师友

　*　廖国生，钟国英，廖仲铭，等.江西字门伤科推拿术的渊源及其价值 [J].宜春学院学报，2015，37（06）：55-59.

廖国生，钟国英，廖仲铭，等.江西字门伤科推拿术的渊源及其价值 [C]// 中华中医药学会；北京中医药学会.中华中医药学会；北京中医药学会，2016.

雅正。

1 主要内容

1.1 推拿名称 八锁、十二门、十八关、二十四气、五十三度、前身八卦、后身八卦、上身八卦、下身八卦、前身关路、后身关路、八大气门、四大阴阳手、五关八路、六支血箭等。

1.2 推拿部位 天门、金锁、心筋、井栏、大成、后成、将台、还魂、曲尺、脉筋、三关、晒廊、五腑、背心、肚角、上马、下马、腿峰、上了檐、内弯子、外弯子、下了檐、鞋带、勾子、天心、耳门、肺筋、内心筋、正心筋、架梁、肾气、膀胱、七星板、涌泉、肝筋、肾气、坐马、盆弦、凤翅、还条、燕窝等。

1.3 推拿治法 八把半锁急救推拿法、开声上气还阳推拿法、推宫还阳转手推拿法、点穴扣伤解穴推拿法、二十四气推拿法、字门伤科脏腑推拿法等。

1.4 推拿手法 常用的手法有抹、滚、抖、摇、提、弹、按、压、搓、推、拿、揉、捏、扳、拨、擂、切、扣、擦、拍、托、摩、搯等单式和伸屈、摇摆、推捏、托揉、抖落、弹拿、旋转、旋拿、平扫等复式手法，其中一些手法可单用也可双用。

1.5 推拿手势 起手、悬手、抖手、蝴蝶手、虎尾手、柳叶手、螃蟹手、八字手、人字手、顺手、反手、托手、复手、收手等。

1.6 推拿桩把 站桩、坐桩、前桩、后桩、侧桩、马步桩、虎步桩、丁字桩、收桩等。

2 渊源分布

2.1 渊源

2.1.1 张三峰考 《辞源》载：张三峰为宋代道士、丹士、技击家、精拳法；据明清之际黄宗羲的《王征南墓志铭》中云："有所谓内家者，以静制动；犯者迎手即仆，故别少林为外家。盖起于宋之张三峰，为武当丹士，微宗召之，道梗不得进；夜梦元帝授之拳法，厥明，以单丁杀贼百余。三峰之术，百年以后，流于陕西，而王宗为最著，温州陈州同，从王宗授之，以此教其乡人；由是流传于温州。"《道教大辞典》中云："张三峰所创之拳法，名内家拳，其法有打法、穴法、练手、练步等名目。"三峰在穴法上创制了七十二穴点按术，在明代甚为流行，因点穴致伤要进行解救，故而产生了点穴疗法。张三峰是武当内家拳功法和穴道技击的创始人，也是武当伤科的奠基者。

2.1.2 王征南考 王征南（1617—1669）四明人（今浙江宁波市），据黄宗羲之子黄百家的《王征南先生传》载："征南名来咸，姓王氏，征南其字也。"，又据黄宗羲的《王征南墓志铭》中云："三峰之术，百年以后，流于陕西，而王宗为最著，温州陈州同，从王宗授之，以此教其乡人，由是流传于温州。嘉靖间张松溪为最著。松溪之徒三四人，而四明叶继美近泉为之魁，由是流传于四明。四明得近泉之传者为吴昆山、周云泉、单思南、陈贞石、张继槎，皆各有授受。继槎传柴玄明、姚石门、僧耳、僧尾。而思南之传，则为王征南。"又云："征南为人机警，得传之后，绝不露圭角，非遇甚困则不发。……凡搏人皆以其穴：死穴、晕穴、哑穴、一切如铜人图法。有恶少侮之者，为征南所击，其人数日不溺，踵门谢过，乃得如故。牧童窃学此法，以击伴侣，立死。征南视之曰：此晕穴也，不久当苏。"又据黄百家的《王征南先生传》载："穴法若干：死穴、哑穴、晕穴、咳穴、膀胱、虾蟆、环跳、曲池、镇喉、解颐、合谷、内关、三里等穴。"王征南在点穴与解穴方面造诣很深，特别注重时辰与经络、穴道的关系，这与"血头行走穴道"的武当伤科基本理论相吻合。

2.1.3 余克让考 余克让（1665—1735），绣谷先生字克让，四明人（今浙江宁波市），据《袖珍十八法》载"三峰之后，有王姓讳宗者，盖关中人也，得此技而传之温州陈州同焉，皆前明嘉靖间人。顺治时，有王来咸字征南者，以此道最著。有僧耳、僧尾皆僧。余克让受业于僧耳（1620—1700），陈翁（陈文显）受业于僧尾焉"。据考僧耳、僧尾、王征南为同时代的人。余克让师承内家拳高手僧耳，是武当内家拳法的继承者。而江西东溪人（今高安市）吴鹤鸣先生，号松岗者，为"余（余克让）、陈（陈文显）首徒也"。自余克让、陈翁定居于江西后将内家拳改称字门拳传给硬门拳先师吴鹤鸣等宜春人，"吾江右之地，则自此乃大行其数焉"。从此字门武术在江西民间得到了很好的传承，如清代末年"赣江三龙"之一的宜春临江字门拳传人郭子龙，其拳技已臻上乘而威震武林。从而宜春、高安、清江、丰城等地民间更加盛行练字门拳术。临江人为纪念余克让先师的字门功夫将字门拳改称为余家拳。余师除遗存《袖珍十八法》拳谱外，还有字门《推拿口诀》《擒拿回生推拿还阳十二经络图》《推拿手法》《擒拿封闭口诀》《伤科秘旨》等遗籍传世，余师一生深谙武当内家拳法精髓，尤以字门拳、轻功和字门伤科医术为最著，经考证现在流传于宜春的字门拳与三峰祖师的武当内家拳一脉相承，经过创新后有"新八法"和"老八法"两种。余师克让是一位武艺、医术、品德高超，勤于总结、善于传授、思想开明的大家，是武当字门武术与伤科的奠基石，他为江西的字门武术与伤科流派的创立与发展作出了杰出的贡献。

2.1.4 杨敏斋考 杨敏斋（1836—1906），宜春清江大桥人，晚清著名十三镖师之一，著名拳师、跌打伤科医师；得"赣江三龙"之一郭子龙内门弟子真传。为字门先师余克让嫡系传人，擅长跌打伤科、正骨、针灸、推拿术，晚年常往来于袁州，并将字门武术和伤科医术传给外甥黄双坤等人，从而使字门武术和伤科流入宜春民间。

2.1.5 宜春市志考 据《宜春市志》载：明末清初宜春民间练武者多，习武者精，尤以南庙乡武术最盛，"硬门拳"宋朝末年流传于宜春；"字门拳"清末民初入宜春，抗日期间宜春人盛行练"字门拳"，字门拳，又称字门八法，是一种练拳与练气相结合的拳术。字门八法者：残、推、援、夺、牵、捺、逼、吸，后来又在八法的基础上演化出贴、窜、圈、插、抛、托、擦、撒、吞、吐等十法合为十八法；讲究是以静制动、以柔克刚、以曲压直、贴身即发、点穴酥筋，忌用蛮力与敌搏斗，凭机智与功力克敌制胜。

2.1.6 祖上谱系考 黄双坤（1868—1946）字福祥，民国伤医，祖籍宜春临江人，其母为钟先听之妹，清末民初随母钟氏移居宜春，早年得舅公杨敏斋字门武术与伤科真传，民初在宜春五眼井旁开伤科诊所，后迁宜春老鼓楼西门城墙旁（旧称公益里）开跌打伤科药铺（外号称"临江打师"），黄双坤不仅精通字门武术和字门伤科，还懂茅山法术，因终生未婚而孤寡一生，遗有《伤科秘旨》手抄本传世，晚年收娘舅钟先听之子钟家栋表弟为徒，传于字门武术与伤科推拿术。钟家栋（1888—1951）民国伤医，祖籍萍乡少年聪颖，弱冠之年入制刀业，在赣西各县窜家走巷，外号称"剪刀佬"。1926 年定居宜春城西黄顾亭李家（现今袁州区凤凰街黄顾居委会旁），而立之年拜姑父之子号称"临江打师"的表哥黄双坤老中医为师，得字门武术与伤科推拿术后在民间治伤，现存伤科手抄本数本传世，钟家栋晚年将字门伤科传长子钟国乔（1918—1994）、次女钟国英（1926 年—）；钟国乔为民间伤医、拳师，遗有多本伤科手抄本传世。钟国乔晚年将字门推拿术传于外甥廖国生。

2.2 分布

江西字门伤科推拿术，主要流传在江西省的西部境内包括宜春市全境，和萍乡市、新余市。 在宜春市相毗邻的南昌市、抚州市、吉安市、九江市和较远的上饶市、赣州市也存留着字门伤科推拿术独门绝技的踪迹。

3 基本特征 特色手法

3.1 历史悠久

自古武术与伤科同根同源关系密切，由字门拳术派生出的字门伤科，伴随着字门武术的演变而不断丰富与发展。自宋代张三峰创武当内家拳到现流行的字门武术，在历史的长河里已得到很好的发展与传承；尤其是字门伤科推拿术流传至今已有数百年的历史，其经过了张三峰的萌芽期，王征南的发展期，余克让、杨敏斋、钟家栋的成熟期和现代的隐秘期，各代传承脉络清晰可见。其流行分布从湖北的武当山到陕西，过黄河，越长江，入浙江，进江西，住宜春，它以师承、家传、自学等方式内门传承，从而使字门伤科和武术深深地扎根于宜春民间及周边各县市乡间开花结果。

3.2 内涵丰富

字门伤科推拿疗法是字门伤科中一外治法，经历了历代宗师数百年的创新与发展，创造出一套行之有效的特殊推拿部位与方法，有别于其他推拿术，它不仅对闭症、痧症、痛症甚至昏厥者有明显的醒脑开窍、回阳救逆、消肿止痛、通经活络功效，还是民间点穴扣拿伤独门解穴术，并拓展出多种治法。此绝技隐于民间内门承传，其原因是它有特殊的推拿部位和技法能给患者带来特殊的疗效，遗憾的是该术到现在还未形成系统的自身传统理论体系，也未被中医推拿典籍和教科书所记载，它是典型的、独具特色的民间传统推拿医术；现隐于民间成为民间伤医和拳师在民间治病疗伤的谋生之技。故冠以"江湖之秘术，推拿之绝学"的美称。

3.3 疗效可靠

字门伤科推拿术具有取材方便、方法简单、应用灵活、操作安全、疗效可靠的特点。它不讲究医疗环境、设施，只凭医者的双手在患者肢体特殊部位进行连贯性、规范性、有序性的弹拿、托摩手法，使气血流动、精神振奋，昏厥者得到复苏、患病者得到康复，起到"拿总筋一根、能起死回生"的疗效。此术不仅适宜于院前急救，还能治疗和康复多种常见病、多发病，有较广的疾病谱。

3.4 珍稀罕见

字门伤科推拿术是历代宗师的集体结晶，伴随着字门武术而生，历经数百年的漫长洗礼，现仍然散落在民间拳师、伤医和本门传承人手中，它生于民众隐于民间，其推拿方法实属罕见，与现在流行的中医各流派推拿术有明显的区别，就是长期从事推拿专业的临床医生也只闻有其术而不知其法，在信息化高度发达的今天，也无法检索到字门伤科推拿技法相关文献信息，使得字门伤科推拿术仍处于原始的草根文化传承中，其重要价值未得到官方的重视与保护。面对经济全球化、现代化、工业化文明冲击下，字门伤科推拿术这一具有地区性、民众性、朴素性、隐蔽性、家传性、保守性、单传性、口授性、非系统性、非理论性并只在特殊范围内知晓流传的中医技术，已面临着不被人发现的消亡与失传之虞或自然断代，有些绝技已成为老一辈人残缺的记忆，一旦这些民间瑰宝陨落，将愧对子孙后代。

4 重要价值

4.1 保健价值

字门伤科推拿术是一门古老的"医术"，是武当字门伤科的重要组成部分。最初的字门推拿术雏形是练武者受伤后，进行本能性质的简单原始抚摸动作来缓解疼痛，而后逐渐形成一种疗伤保健方法。其机理是通过医者的双手在患者体表点、线、面、体（经络、穴道）上做些规范性、程序化的手技，使其的气血贯通于机体全身、行而无阻，帮助已闭塞的经络、穴道组织细胞得到恢复与再生；从而达到调其脏、和其腑、开其穴、通其气、消其瘀、顺其筋、续其骨、润其肤、荣其肌的防病治伤目的。早期的字门伤科推拿术主要用于武术技击伤的抢救与保健，后经过历代字门武术家、伤医家不断地取其精华、去其糟粕、创新与发展，使推拿疗伤技法的准确性、有效性得到了进一步提高，据统计能有效地治疗和康复 100 多种病症，适应证还在不断扩大。实践已证明：其推拿术的临床疗效和应用范围，取决于自身理论和独特手技、推拿部位与时间，而后者是前者的作用机理、疗效评定与拓展范围；此术如能进一步挖掘整理与开发利用，定能产生较高的社会与经济效益。

4.2　科学价值

字门伤科推拿术由八把半锁、开声上气，推宫还阳、解穴术，二十四气、脏腑推拿术等多种治法组成。在治病疗伤技术上有其独特的风格，其学术思想是以中医的气血、经络、穴道学说为理论基础，以经络、穴道、部位、手法为辨伤依据，强调"以意行手，以手调形，形不动则精不流、精不流则气郁"的气一元论的整体观和调整观，通过医者的特殊手技作用于患者特殊部位，达到调形治病保健的目的。字门伤科推拿术中的每一个推拿部位都是在经络、穴道敏感点，推拿中的二十种手法都是在托揉、推拿、弹拿的手法基础上施术；其技术要点是急救推拿用逆河路（从远心端到近心端）推拿法、脏腑推拿则用顺河路（从近心端往远心端）推拿法，整个套路能"突出局部、统筹全身"，符合中医学整体观的治疗原则。现代医学表明：字门推拿术在特殊部位进行推拿能反射性兴奋大脑皮质及脑髓中枢，通过神经反射、体液调节及经络、穴道的作用，引起机体继发性反应产生一系列的病理生理变化，如弹拿肚角锁、因腹部聚集大量胃肠神经元，构成第二大脑，也称腹脑，通过激活第二大脑（腹脑）来改善第一大脑，使昏厥者得到复苏，五脏六腑不和、四肢关节不利、气滞血瘀、筋络、穴道阻塞不开、精神不振者得到调整。这种托揉、推拿、弹拿手法作用机理符合传统中医学与现代医学的一般科学规律，如能做深入研究定能让中医急救的作用发生全新变化，在临床急救领域占一席之地。

4.3　文化价值

道教对武术文化的影响远远大于其他宗教，武当派武术历代宗师都崇尚道家文化，而字门伤科推拿术的实践经验和理论来自于"道在养生"哲学思想，并以此为追求目标，将这种理念与中国武医文化相融合，而逐渐形成了字门伤科医术的指导思想和基本理论，其核心技术就是达到"打通经络、松解闭穴、调和营卫、协调脏腑"的治伤防病目的；其二是武术与伤科的文化价值在于"有武必致伤、有伤必求医，跌打跌打、重在推拿"的前提下产生，起初习武者受伤后靠师傅医治，而后习武者靠师傅传授的技术给自己治，同时又在民间帮他人治，随着武术的发展和伤科诊疗技术在民间的影响力扩大，逐渐形成了习武者一边习武，一边以正骨疗伤为业。既是武术界的技击家，又是民间的伤科医生，正因为有武术与伤科这对"孪生双胞"的缘故，使得武术与伤科得到了空前的发展；出现了以王征南、余克让、杨敏斋为代表的既是著名拳师又是著名的伤科医生，他们来自民间、发展于民间、成名于民间，从而开始改变过去那种靠赶集、摆地摊、练武、卖膏药、江湖郎中的经营模式，逐渐形成了以正骨、推拿为主业的前堂医馆、后堂武馆，有固定场所、设备的民间武医堂，并建立了以"正骨、推拿、针灸、中药、功法"五位一体的字门伤科流派体系，使民间跌打医逐渐成为专业的正骨、推拿伤科医生；如推拿八把半锁、二十四气、开声上气、推宫还阳、解穴术、脏腑推拿术等绝技的形成与应用，就是字门伤科推拿医生的医术在民间行医的佐证，也是字门伤科在民间长期临床实践、经验积累、总结与升华的结晶。总之，武术与伤科的融合是历史文化的结合，在今后的道路上仍将有力地推动两者共同发展。

4.4　社会价值

字门伤科推拿术在民间已流传了数百年之久，到今天亦未全部消亡，证明这种技艺与其他术相比具有强劲的挑战力和较高的科学价值。随着人类社会的进步，人民对健康的需求愈加关注，想延长寿命的欲望愈来愈强烈，特别想通过非药物的医疗、保健、康复、养生等手段来提高人的生命质量。而字门推拿术恰好具备医疗、保健、养生服务功能，能满足不同消费者的需求；它不受环境、设备、时间、形式的限制，其疗效可靠、老幼皆宜，其方法可免除手术、针刺之痛和住院、服药之苦，它不但不会扰乱人体正常生理功能的舒适感，而且具有消除疲劳、延缓衰老和防治一些常见病、慢性病的功效。它能争取抢救时间、缩短治疗疗程、减少费用开支，具有简、便、廉、验和安全、舒适、实用、可操作性的优点，它是一种自然的非药物的绿色疗法，是目前治"未病"的最佳选项，能为老百姓解决看病难、看病贵，发挥积极作用。

5　小结

字门伤科推拿术，起源于宋代，发展于明代，流行于清代，隐秘于现代；据传宋元时期三峰祖师在武当山修炼时，将少林云手精华糅进武当太极阴阳之法和浮沉消纳之技而创武当内家拳；三峰之后历代武当宗师诸如王宗、陈州同、王征南等内家拳高手皆熟谙此技，清代雍正年间浙江四明人氏余克让先生受业于四明山高僧僧耳精内家拳术，后迁居江西宜春一带创新为特色手法字门拳后方大行其数。中年余师著有《袖珍字门十八法》拳谱，阐述了字门拳以静制动、以柔克刚、以曲压直、沾身即发、以巧取胜的拳理与技击原则，尤其余师所创点穴酥筋擒拿封闭术分大小两手，其杀伤力大、医难治，故创立了自己的疗伤急救医术，而这种医术仅内门承传颇有神秘感。晚年余师对自己毕生的武术与医道经验进行了总结，整理出《袖珍字门十八法》的姐妹篇《推拿口诀》等伤科医籍，其内容丰富操作性强，从而开创了字门伤科流派的先河，为后世研究与发展此术奠定了基础。字门伤科推拿术流传至今，在于它有较高的治伤疗效和科学实用价值，如对内外妇儿科急性症候、外感头痛、头晕、痧症、闭症、心慌、心烦、失眠、胸闷、腹胀、全身乏力、脑梗、厌食症，跌打损伤引起的疼痛、肿胀、慢性骨性关节痛和点穴扣拿伤等病症，皆能有效地调节机体气血循环和病变部位的新陈代谢，使已闭塞的经络、穴道组织细胞得到再生与恢复，将机体无序化的失衡转变为有序化的动态平衡。此术如能进一步加以挖掘，并科学地进行整理，相信这门古老的医术定能迅速发展，彰显出其历史价值和医疗、保健、养生功能，使这一优秀传统武医文化遗产得到弘扬与传承，为中国骨伤科的发展作出贡献。

字门推拿技术 *

廖国生　李敏峰　廖仲铭　王大伟　廖琴　廖茹　张方园

摘　要： 目的：字门派推拿医术是民间特色推拿术，主要流传于江西赣西地区，已拓展出多种治法。方法：规范其术名称部位、治法手法、作用机理、适应证、禁忌证及注意事项。结果：该术是中医治"未病"较好的选项。结论：推广应用能产生较好的社会与经济效益。

关键词： 字门伤科；推拿疗法；医疗技术；挖掘整理

2011 年起国家中医药管理局启动了中医医疗技术的整理工作，中医推拿医疗技术的整理工作由国内 10 余家知名中医高校及中医院牵头负责，目前已确认了第一批 9 种推拿医疗技术，既皮部经筋推拿技术、脏腑推拿技术、关节运动推拿技术、关节调整推拿技术、经穴推拿技术、导引推拿技术、小儿推拿技术。器械辅助推拿技术、膏摩推拿技术。而字门推拿技术属于上述 9 种之内的皮肤经筋推拿技术或脏腑推拿技术之内，还是独立于 9 种之外的推拿技术，期待推拿界专家、学者规范认证认可。现就此术做些粗浅的介绍以飨同道，不妥之处请见谅。

---

* 廖国生，李敏峰，廖仲铭，等 . 字门推拿技术 [C]// 全国中医外治学术年会 . 2015.

1　概述

1.1　定义：字门推拿医术是字门伤科中一外治法，已有 400 多年的历史，经历代宗师传承与发展总结出一套行之有效的推拿特殊部位、手法与治法，有别于其他推拿术的特征，它不仅对闭症、痧症，痛症、痹症甚至昏厥者有明显的醒脑开窍、回阳救逆、消肿止痛、通经活络功效，还是民间武术打伤独门解救术，并拓展出多种推拿治法。

1.2　渊源：据黄宗羲的《王征南墓志铭》中云："有所谓内家者，以静制动；犯者迎手即朴，故别少林为外家。盖起于宋之张三峰，三峰之术，百年以后，流于陕西，而王宗为最著，温州陈州同，从王宗授之，以此教其乡人；由是流传于温州，而四明叶继美近泉为之魁，由是流传于四明。四明得近泉之传者为吴昆山、周云泉、单思南，陈贞石、张继槎，皆各有授受。继槎传柴玄明、姚石门、僧耳、僧尾。而思南之传，则为王征南。"又云："征南为人机警，得传之后，绝不露圭角，非遇甚困则不发。……凡搏人皆以其穴：死穴、晕穴、哑穴。""张三峰所创之拳法，名内家拳，其法有打法、穴法、练手、练步等名目。"王征南（1617—1669），四明人，据黄百家的《王征南先生传》载："穴法若干：死穴、哑穴、晕穴、咳穴、膀胱、虾蟆、环跳、曲池、镇喉、解颐、合谷、内关、三里等穴。"余克让（1665—1735），绣谷先生字克让，四明人，据《袖珍十八法》载："三峰之后，有王姓讳宗者，盖关中人也，得此技而传之温州陈州同焉，皆前明嘉靖间人。顺治时，有王来咸字征南者，以此道最著。有僧耳、僧尾皆僧。余克让受业于僧耳（1620—1700），陈翁（陈文显）受业于僧尾焉。"江西宜春高安人氏吴鹤鸣先生，号松岗，为"余（余克让）、陈（陈文显）首徒也"，"吾江右之地，则自此乃大行其数焉"。如清末的宜春临江传人郭子龙威震武林。从而宜春各地民间更加盛行练字门拳术；经考证流传于宜春的字门拳与三峰祖师的武当内家拳一脉相承。余师为江西的字门武术与伤科流派的创立与发展作出了杰出的贡献。杨敏斋（1836—1906），宜春清江大桥人，晚清著名拳师、跌打伤科医师，得郭子龙真传后晚年传给外甥黄双坤等人，从而使字门武术和伤科流入宜春袁州民间。据《宜春市志》载："字门拳"清末民初入宜春，抗日期间宜春人盛行练"字门拳"。黄双坤（1868—1946），民国伤医，早年得舅公杨敏斋字门武术与伤科真传，民初在宜春袁州开跌打伤科药铺，晚年收钟家栋表弟为徒，传于字门武术与伤科推拿术。钟家栋（1888—1951），民国伤医，祖籍萍乡，1918年移住袁州，1926年拜姑父之子黄双坤老中医为师，晚年将字门伤科传长子钟国乔（1918—1994）、次女钟国英（1926年—）。

1.3　机理：字门伤科推拿医术机理是以中医学的气血、经络、穴道学说为基本理论，以经络、穴道、部位、手法为辨证论治方法。经络遍布全身，沟通内外，穴道是气血输注体表的门路，是伤病反应点与治疗点，部位是机体损伤处或压痛点、也是内脏疾病变化在体表的过敏点，手法是医者双手作用于患者体表或伤痛部位诊断和治疗的手技。字门推拿术则通过医者双手在患者体表经络、穴道、部位上行规范性、程序化的手技，能使患者闭塞的经络、穴道及伤损部位的组织细胞得到恢复与再生，使机体无序化的失衡转变为有序化的动态平衡，而达到调其脏、和其腑、开其穴、通其气、消其瘀、顺其筋、续其骨、润其肤、荣其肌的防病治伤目的。这种"以意行手、以手调形，形不动则精不流、精不流则气郁"气一元论的整体观、调整观手法能使患病的经络、穴道、部位起到调形目的。研究表明：在特殊部位（穴道）推拿能反射性兴奋大脑皮质及脑髓中枢，通过神经反射、体液调节及经络、穴道的作用，引起机体继发性反应而产生一系列的病理生理变化，如弹拿肚角锁、因腹部聚集大量胃肠神经元构成第二大脑，也称"腹脑"，通过激活第二大脑（腹脑）来改善第一大脑，使昏厥者得到复苏、五脏六腑不和、四肢关节不利、气滞血瘀、筋络、穴道阻塞不开、精神不振者得到调整，这推拿机理符合传统医学与现代医学的一般科学规律。字门推拿术的临床疗效和应用范围，取决于自身理论和独特手法、推拿部位与时间，而后者是前者的作用机理、疗效评定与拓展范围。推拿的每个部位都在经络、穴道、伤痛敏感点上，整个推拿套路"突出局部、统筹全身"，符合中医学的整体观和治疗观原则。

2　名称与部位

2.1　名称：八锁、十二门、十八关、二十四气、五十三度、前身八卦、后身八卦、上身八卦、下身八卦、前身关路、后身关路、八大气门、四大阴阳手、五关八路、六支血箭等。

2.2　部位

2.2.1　八把半锁：（1）金锁：位于颈部胸锁乳突肌中段，分前中后三锁，中为大筋即金锁，前下小筋为心筋锁，后上肩扳扁担锁；（2）还魂锁：位于腋前线为大成，也称总筋锁，腋后线近背阔肌为后成，称背筋锁，近腋窝下三寸为痹筋，称还魂锁；（3）肚带锁：位于腹部平脐旁开四寸两侧软腰大筋处，以软腰大筋为中沟，中沟前一寸下四寸为前沟肚角锁，中沟后一寸上四寸为后沟肚带锁；（4）下马锁：位于大腿腹股沟前侧直下三寸分前中后三沟，中间为中沟大筋下马，外侧为前沟上马，内侧为后沟坐马。以上锁位于身体左右两侧（肩、腋、腰、腿）共八个部位八把锁，每把锁中又有三把锁，即锁中有锁（肩上三把、肩下三把、胯上三把、胯下三把）共十二把；（5）半把锁也叫"开声锁"，多指穿心锁（中冲穴）、跟腱锁（勾子）、元关锁（关元穴）；（6）总锁（会阴穴）；（7）三沟锁（指上沟人中、中沟会阴、下沟勾子）。

2.2.2　二十四气：（1）天门：位于前额眉心上；（2）金锁：位于颈部胸锁乳突肌中段；（3）心筋：位于前颈部人迎穴位；（4）井栏：位于肩井穴；（5）大成：位于腋前线锁骨以下部位；（6）后成：位于腋后线至肩胛骨外缘；（7）将台：位于锁骨以下至两乳腺以上部位；（8）还魂：位于上臂内侧近腋窝处下三寸部位，另一指肩胛下角外侧；（9）曲尺：位于肘关节屈侧邻近部位；（10）脉筋：位于腕关节屈侧邻近部位；（11）三关：位于肩、肘、腕带合谷穴四个部位；（12）晒廊：位于两侧肩胛骨之间与棘突间部位；（13）五腑：位于腹部的神厥穴以下中极穴以上部位；（14）背心：位于背部大椎穴以下至阳穴以上部位；（15）肚角：位于脐旁四寸两侧浮肋以下至少腹部以上，即上为肚带、下为肚角、中为吊筋；（16）上马：位于腹股沟中段下一寸偏外侧部位；（17）下马：位于腹股沟中段下一寸偏内侧部位；（18）腿峰：位于大腿中段前侧部位；（19）上了檐：位于大腿中段后侧部位；（20）内弯子：位于膝窝部稍偏内侧部位；（21）外弯子：位于膝窝部稍偏外侧部位；（22）下了檐：位于小腿中段后侧部位；（23）鞋带：位于踝上横纹线处；（24）勾子：位于足后跟腱部位。

2.3　所管：一天门所管，太阳少阳阳明；二金锁所管，太阴少阴厥阴，下通五脏六腑；

三心经所管，通心肺两家；四井栏所管，通左肝右肺经；五大成所管，一通肝，二通肺，三通横心经；六后成所管，上通井栏后八卦和反背；七将台所管，上通（咽喉、肚角、七星板）三穴、下通背部气血；八还魂所管，上通五脏六腑，下通肚角三焦；九曲池所管，上通心筋晒廊，下通三关指甲；十脉筋所管，通肝与五脏六腑；十一三关虎口所管，通腰背腰眼；十二晒廊，所管，通心肝二肺；十三五腑所管，通大小肠膀胱三焦；十四背心所管，通背龙骨二十四节，各归左右梅花穴，名为盆眩小眼排骨过肚腰子连血路血仓胰连坐马；十五肚角所管，上通五脏六腑，下通肚肠；十六上马所管，上通腰，下通大腿；十七下马所管，通脚筋；十八腿峰所管，运通大腿脉根；十九上了檐所管，通脚上脉根；二十湾子所管，上通上了檐，下通下了檐；二十一弯弯子所管，左通气血右通脚底；二十二下了檐所管，通螺丝骨眼；二十三鞋带所管，通五仔脚跟到脚趾甲，包括花盘在内；二十四勾子所管，通肝肺经螺丝骨涌泉穴。

2.4　手法：常用的手法有：摸、抹、滚、抖、摇、提、弹、按、压、搓、推、拿、揉、捏、扳、拨、擂、勾、切、扣、擦、拍、托、摩、掐等单式和伸屈、摇摆、推捏、托揉、抖落、弹拿、旋转、旋拿、平扫等复式手法，其中一些手法可单用也可双用；手势有：起手、悬手、抖手、蝴蝶手、虎尾手、柳叶手、螃蟹手、八字手、人字手、顺手、反手、托手、复手、收手等；桩把有：站桩、坐桩、前桩、后桩、侧桩、马步桩、虎步桩、丁字桩、收桩等。

2.5　治法：八把半锁急救推拿法、开声上气开窍推拿法、推宫还阳转手推拿法、武术击伤解救推拿法、二十四气推拿法、字门伤科脏腑推拿法等。

3　方法与技术

3.1　推拿方法

3.1.1　八把半锁推法：第一步拿金锁：用蝴蝶手拧动金锁、心筋锁、扁担锁两三下；第二步拿还魂锁：先拿腋前大成，后拿腋后后成，再拿腋下还魂锁；第三步捏拿肚角锁：一手托起软腰，另一手呈半握拳式手置于软腰肌处，将腹肌兜起抹捏、拧动后顺气松开，重复3下；第四步拿下马锁：用蝴蝶手法依次拿捏下马、上马、坐马所属软组织。

3.1.2　二十四气推法：第一步医者双手拇指指腹紧贴患者天门皮肤其余四指夹抱头颅，以眉心为中心，做向上下左右方向，分理 5 至 7 次，后转两侧太阴、太阳、颞部和枕后绕一圈，后推抹数遍；第二步医者双手抱住患者头部，拇指从百会穴开始，疏推头顶至后枕和两颞部 5 至 7 次，并在风池穴揉捏数遍；第三步医者双手呈蝴蝶手，拇指桡侧揉按两侧眼眶、鼻翼、耳前、嘴角、下颌角和耳后诸筋；第五步医者面对患者，拿捏两侧井栏并拧动 3 至 5 次，后用小鱼际滚动数遍；第六步医者转身以男左女右顺序，一手抬起患者前臂，另一手顺腋前线大成、腋后线后成、内心筋、背心一圈拿捏 3 至 5 次后手收回，在将台部位揉按数下用掌背滚动数遍；第七步医者抬起患者上臂成 90 度，拇指翘上，另一手掌平扫腋窝顶端折回 3 寸，拇指与食指相对，用拇指桡侧缘平进挡捏还魂 3 次，后用手掌尺侧滚动数遍；第八步医者一手握患者手腕，另一手从肩、肘（曲尺）、腕（脉筋）到掌指关节推擦、捏按 3 次，沿关节搓揉 3 圈后进行抖落、摇摆、屈伸，最后点按合谷穴，扳动小关节，后转身揉按晒廊、内心筋数下，用复手滚动 3 至 5 下；第九步医者转身用同样方法推拿患者另一侧；第十步医者右侧向患者将左手掌置于患者背心穴上，右手顺时针揉按五腑由轻到重，最后右手稍加力量往里往上冲一下，同时叫患者咳嗽 2 声；第十一步医者转身左侧左手置于患者五腑部位，右手先在背心揉按数遍，后呈空心拳拍击患者 3 下；第十二步医者斜对患者一手托软腰，另一手呈半握拳式，先捏拿吊筋、肚角，再捏拿肚带；第十三步医者转身以男左女右顺序捏拿上马、下马、坐马，掌心围绕大腿根部推摩 3 圈；第十四步医者一手托起患者小腿，另一手捏擦腿峰、上了檐 3～5 遍；第十五步医者一手托小腿，另一手捏拿内弯子、外弯子，点按足三里，推擦膝关节 3 圈；第十六步医者蹲下一手托于患者足部，另一手捏拿下了檐 3 遍，复手 3 遍；第十七步医者一手托患者足跟，另一手用四封手捏拿鞋带、勾子穴；第十八步医者一手托住足部，另一手扶住髋、膝、踝部，摇抖、屈伸、扳拉诸关节 3 遍；第十九步医者转身用同样方法推拿患者另一侧；第二十步医者左手握患者右足，右手握患者左足，双手拇指指腹贴紧双侧涌泉穴做揉按 7 至 9 次，即闭地府。结束二十四气推拿手法。

3.2 核心技术：推拿操作时要因人辨证施治，体质差的用轻手法慢节奏，体质好的用重手法快节奏；体质强、四肢发达、肌肉紧张痉挛者先用柔和软绵手法，待肌肉松弛无痉挛时用刚劲有力快节奏以取速效；如伤处肿胀、瘀紫、疼痛甚者，要顺经络穴道方向用托揉疏导手法推按，不要按肌腱走向推按，因传统伤科的穴道是指脉门与脉路，只有疏通闭塞门路的瘀血，才能使闭塞门路重新开启。字门推拿一般患者顺河路推拿，危重患者逆河路法、脏腑推拿顺河路法；遇昏厥者先用八把半锁推拿，待苏醒后再行逆河路法。弹拿两侧下马锁时动作要快而重，医者双手不要随意松手，必须待患者睁开眼睛或发出"哎哟"声医者方可松手，如遇不醒者可加重或重复弹拿左右勾子、下马、吊筋、大成等开声部位；每次开锁时间一般3～4秒，停2秒，连续反复6～10次；若一锁不开可开另锁，但遇危重患者急救时千万不能从上往下开，要先从勾子锁开始，继而胯下、胯上、肩上、肩下，以向心方向依次打开各锁，否则因离心方向有散神之弊而加速死亡；开锁时手脚能动则预后良好，否则另取他法不可耽误；八锁当中以中锁和总锁最常用，见效最为迅速，医者要重点开准中锁和总锁，开总锁时医者的食指指腹要在会阴穴上持续点压1至2分钟；开下马锁时因靠近会阴（总锁）其手法要准而重，捏心经时注意颈动脉窦，拿还魂时禁用掐法以免伤腋神经，拍背心时要轻托五腑，拿肚角时注意顺呼吸，每完成一个推拿动作后要用复手滚动。

4 适应证与禁忌证

4.1 适应证：临床应用较为广泛，主要治疗的疾病有：头痛、头晕、失眠、胸痛、胸闷、心烦、腹痛、腹胀、腹泻、呕吐、呃逆。肠功能紊乱、肠粘连、痛经、闭经、围绝经期综合征、面瘫、偏瘫、小儿伤风、惊风、夜啼、小儿疳积、髋关节滑囊炎、桡骨小头半脱位、各种关节及软组织扭挫伤、脱位、岔气、骨折后遗症、颈腰腿痛、风湿性关节炎等疾病；对一些急性证候（闭证、痛证、痧证、抽搐）有明显的急救效果。同时有预防保健、延年益寿的作用。

4.2 禁忌证：临床上的禁忌证主要有：感染性开放性疾病如脓肿、蜂窝织炎、脓毒血症、化脓性骨关节炎、各种皮肤病、水火烫伤、开放骨关节及软组织损伤未愈合、内脏出血或穿孔、各种急慢传染病活动期、有出血倾向性疾病、各种恶性肿瘤的局部。过饥、过饱、酒醉、精神病或不合作者、妇女经期、孕妇腰骶臀部禁推拿、年老体弱、骨质疏松者慎用重手法。

5　临床应用

5.1　八把半锁急救推拿法（略）

5.2　开声上气开窍推拿法：咽喉受伤开窍推拿：轻者托五腑拍背心，重者掐三勾，点人中，拿金锁、勾子、上马、下马、心筋、大成、后成、还魂、内心筋，最后用逆河路法推拿 3 遍。

5.3　推宫还阳转手推拿法：会阴受伤转手推拿：轻者原地跳，或慢跑，或拍打腿峰、上了檐，重者拿勾子、上马、下马、坐马、肚角，揉捏五腑、六宫手法由上向下擦抹，沿腹部、大腿根一圈擦动数遍，最后行二十四气手法连推 2 遍。

5.4　武术击伤解救推拿法：乳根穴受伤解救推拿：轻者推拿大成、后成、将台、还魂、肩峰、井栏、晒廊、内外心筋，重者人中、勾子、下马锁，最后二十四气顺河路法推 2 遍。

5.5　二十四气推拿法（略）

5.6　字门伤科脏腑推拿法：胃脘胀痛脏腑推拿：轻者推拿金锁、心筋、大成、后成、五腑、背心、肚角，重者推拿上马、下马、肚角、六宫、勾子、还魂、内心筋、五腑、背心，二十四气顺河路 2 遍，围胸腹大腿擦抹 3 圈。

6　小结

江西字门派伤科推拿医疗技术属民间推拿绝技，主要流传于江西省的西部境内宜春市全境含萍乡、新余市。在宜春市相毗邻的南昌、抚州、吉安、九江上饶、赣州市和较远的湖南、湖北、安徽、浙江等省也存留着此推拿术独门绝技的踪迹。它经历了张三峰的萌芽期，王征南的发展期，余克让成熟期、杨敏斋、钟家栋的盛行期和现代的隐秘期，均以师承、家传、自学等方式传承至今已有数百年的历史，并拓展出八把半锁、开声上气，推宫还阳、解穴术，二十四气、脏腑推拿术等多种治法，其各种治法的名称、部位、手法、机理、适应证、禁忌证及注意事项清楚，经临床验证对常见病、慢性病的防治均有较好的疗效；该疗法操作方法简单、易学、易懂、安全、实用，有中医其他特色疗法共有的简、便、廉、验的优点，也是目前中医治未病较好的选项；如能将这种非药物的自然绿色疗法纳入农村（社区）中医保健实用技术推广，定会深受百姓欢迎而产生出较高的社会与经济效益。

江西字门派特色推拿术挖掘整理研究 *

廖国生　钟国英　李敏峰　廖仲铭　廖琴　廖茹　廖闽铭　廖丰林　钟六英

摘　要：目的：挖掘整理具有明显的地区性、隐蔽性、口授性的民间绝技——字门派特色推拿医术。方法：探讨渊源分布、名称部位、治法手法、作用机理、适应证、禁忌证及注意事项。结果：该术是中医跌打损伤所引起的昏厥、惊悸、痛证较好的选项。结论：推广应用该术能产生较好的社会与经济效益，对弘扬和传承传统武医文化遗产具有重要的历史和现实意义。

关键词：江西字门；民间绝技；推拿疗法；挖掘整理

字门伤科推拿医术由江西字门武术拳种衍生而成，有 400 多年的传承积淀与祖传底蕴，现仍隐于民间，仅内门承传。其原因：一是推拿部位和方法与传统中医各流派推拿有明显的区别，其术只见民间口传未见官方文传；二是学术上自身理论体系未形成，临诊案例散乱、技术操作未规范化；三是未得到推拿专家认证、官方认可，也未被中医推拿典籍和教材所记载，可检索的信息少；使得这一具有明显的地区性、民众性、朴素性、隐蔽性、单传性、口授性、非系统性、非理论性的医疗技术只在特殊范围内知晓，流传的绝技

* 《江西字门派特色推拿术挖掘整理研究》基金项目：2015 年度江西省卫生和计生委中药科技计划重点项目编号（2015A00）

廖国生，钟国英，李敏峰，等 . 江西字门派特色推拿术挖掘整理研究 [J]. 井冈山大学学报（自然科学版），2016，37（05）：98–103.

面临不被人发现的消亡与失传之虞，有些民间绝技已成为老一辈人残缺的记忆。笔者将祖上传承技法，做些粗浅的抢救性挖掘整理以飨同道。文中难免有错误和不当之处，望同道师友雅正。

1 历史渊源与流行分布

1.1 历史渊源

字门推拿术为字门伤科外治法之一，由字门武术衍生而成，而字门武术源于武当内家。据考明清之际国学大师黄宗羲的《王征南墓志铭》中云："有所谓内家者，以静制动；犯者迎手即仆，故别少林为外家。盖起于宋之张三峰，……三峰之术，百年以后，流于陕西，而王宗为最著。"清末雍正年间余克让的《袖珍十八法》序载："三峰之后，有王姓讳宗者，盖关中人也，得此技而传之温州陈州同焉，皆前明嘉靖间人。顺治时，有王来咸字征南（1617—1669）者，以此道最著。有僧耳、僧尾皆僧，余受业于僧耳，陈翁受业于僧尾焉。"余克让（1665—1735）为武当内家拳的继承者字门拳先师，其术由浙江四明传入江西高安后改称为字门拳，"吾江右之地，则自此乃大行其数焉"。江西宜春高安人氏吴鹤鸣为"余（克让）、陈（文显）首徒也"。清末"赣江三龙"之一临江郭子龙其字门拳技上乘而威震武林，于是从高安传入临江民间。临江后人为纪念余克让先师的字门功夫将字门拳改称为余家拳。杨敏斋（1836—1906），临江人，晚清著名镖师，得郭子龙内门弟子真传，常押镖往来于赣江袁河，并将字门武术和伤科医术传给外甥黄双坤等人，由此该技术从临江传入宜春民间。据《宜春市志》载：明末清初宜春民间练武者多，尤以南庙武术最盛，"字门拳"清末民初入宜春，抗日期间宜春人盛行练"字门拳"。黄双坤（1868—1946），民国伤医，在宜春城内五眼井旁开跌打伤科药铺，晚年收钟家栋为徒，传推拿术，钟家栋（1888—1951）则传钟国乔、钟国英，再传廖国生。

1.2 流行分布

江西字门派伤科推拿术主要流传于江西省的西部境内宜春地区全境含萍乡、新余。在宜春相毗邻的吉安、南昌、抚州、九江、上饶、赣州等地和较远的湖南、湖北、安徽、浙江等省也存留着字门派推拿术独门绝技的踪迹。

2　推拿名称与部位

2.1　推拿名称

八锁、十二门、十八关、二十四气、五十三度、前身八卦、后身八卦、前身关路、后身关路、八大气门、五关八路、六支血箭等。

2.2　推拿部位

八把半锁：（1）金锁：位于颈部胸锁乳突肌中段；（2）还魂锁：位于上臂内侧近腋窝处下三寸部位，另一指肩胛下角外侧；（3）肚带锁：位于脐旁四寸两侧浮肋以下至少腹部以上，即上为吊筋、下为肚角、中为肚带；（4）下马锁：位于腹股沟中段下三寸偏内侧部位；以上锁位于身体左右两侧。共八个部位。称八把锁；（5）半把锁，叫"开声锁"，指穿心锁（中冲穴）、跟腱锁（勾子）、元关锁（关元穴）；（6）总锁（会阴穴）；（7）三沟锁（指上沟人中，中沟还魂、会阴，下沟勾子）。

二十四气：（1）天门：位于前额眉心上；（2）金锁：位于颈部胸锁乳突肌中段；（3）心筋：位于前颈部人迎穴位；（4）井栏：位于肩井穴；（5）大成：位于腋前线锁骨以下部位；（6）后成：位于腋后线至肩胛骨外缘；（7）将台：位于锁骨以下至乳腺以上部位；（8）还魂：位于上臂内侧近腋窝处下三寸部位，另一指肩胛下角外侧；（9）曲尺：位于肘关节屈侧邻近部位；（10）脉筋：位于腕关节屈侧邻近部位；（11）三关：位于肩、肘、腕带合谷穴四个部位；（12）晒廊：位于两侧肩胛骨之间与棘突间部位；（13）五腑：位于腹部的神厥穴以下中极穴以上部位；（14）背心：位于背部大椎穴以下至阳穴以上部位；（15）肚角：位于脐旁四寸两侧浮肋以下至少腹部以上，即上为吊筋、下为肚角、中为肚带；（16）上马：位于腹股沟中段下三寸偏外侧部位；（17）下马：位于腹股沟中段下三寸偏内侧部位；（18）腿峰：位于大腿中段前侧部位；（19）上了檐：位于大腿中段后侧部位；（20）内弯子：位于膝窝部稍偏上内侧部位，也称弯子；（21）外弯子：位于膝窝部稍偏下外侧部位，也称弯弯子；（22）下了檐：位于小腿中段后侧部位；（23）鞋带：位于踝上横纹线处；（24）勾子：位于足后跟腱部位。

2.3 二十四气所管

一天门所管，太阳少阳阳明；二金锁所管，太阴少阴厥阴，下通五脏六腑；三心筋所管，通心肺两家；四井栏所管，通左肝右肺经；五大成所管，一通肝，二通肺，三通横心筋；六后成所管上通井栏、后八卦和反背；七将台所管，上通指三穴，下通气穴；八还魂所管，上通五脏六腑，下通肚角三焦；九曲池所管，上通心经晒廊，下通三关指甲；十脉筋所管，通五脏六腑；十一三关虎口所管，通腰背腰眼；十二晒廊所管，通心肝两肺；十三五腑所管，通大小肠膀胱三焦；十四背心所管，通龙骨二十四节与左右花穴，名为盆眩小眼排骨过肚腰子连血路血仓胰连坐马；十五肚角所管，上通五脏六腑，下通肚肠；十六上马所管，上通腰眼，下通大腿脉根；十七下马所管，通脚筋脉根；十八腿峰所管，通大腿脉根；十九上了檐所管，通脚上脉根；二十弯子所管，上通上了檐，下通下了檐；二十一弯弯子所管，左通气血，右通脚底；二十二下了檐所管，通螺丝骨眼；二十三鞋带所管，通五仔脚跟到脚趾甲，包括花盘在内；二十四勾子所管，通肝肺经螺丝骨与涌泉穴。

3 推拿治法与手法

3.1 推拿治法

八把半锁急救推拿法、开声上气还阳推拿法、推宫还阳转手推拿法、点穴扣伤解穴推拿法、二十四气推拿法、字门伤科脏腑推拿法等。

3.2 推拿手法

手法有：摸、托、拍、播、滚、切、摇、擦、按、勾、压、推、拿、伸屈、摇摆、推捏、托揉、抖落、弹拿、平扫等；

手势有：悬手、蝴蝶手、虎尾手、柳叶手、螃蟹手、托手、复手等；

庄把有：站桩、坐桩、后桩、侧桩、马步桩、丁字桩、收桩等。

3.3 手法作用

摸法（新旧老伤、肿痛瘀紫、皮粗肉厚、筋腱硬软或骨关节损伤，通过摸皮肤、肌肉、肌腱、筋膜、韧带等便知受伤程度与范围）；托法（托法即一手托住患者肢体陷下部分，另一手帮助推拿复位，起帮衬作用）；擂法（医者紧握拳，拳心向外，四指第一指关节接触治疗部位，有通关开窍、舒筋活络作用）；拍法（操作时一手托扶五脏，另一手呈空心拳。以中等强度拍击背心，有强心醒脑、缓解肌肉紧张、解除肌肉疲劳作用）；滚法（动作要松肩、沉肘，接触部位要紧贴皮肤，用力均匀、轻重适宜，有舒筋活络、行气活血、解筋镇痛作用）；切法（操作时小鱼际如切菜一样，动作要领快慢得当，节律强度适中，有疏风散血、提神醒脑作用）；摇法（医者或助手固定患者一端，拉住另一端左右、上下摇旋有整复骨错缝筋离槽作用）；擦法（用掌在受伤部位上下、左右擦动，有祛风散寒、镇静安神、舒筋活络作用）；按法（用拇指指腹的阴劲按动患处，有疏通经络、散寒止痛、调和气血作用）；勾法（用中指尖勾动经络，如勾外心筋，有祛风散寒、降逆止呕、明目止痛作用）；压法（用手掌按压掌关节使其复位，有解痉止痛、祛风散寒、行气活血作用）。

3.4 手法要领

手法轻重目的是要让患者感到舒适，愿意接受治疗。但轻手法奏效慢，只能起辅助作用，重手法用力大，奏效较快，但不容易被患者接受，所以用重手法时要做到出其不意，不等患者叫痛时手法已经结束。遇到患者肌肉痉挛紧张时，要使用刚柔相济手法，先用柔和绵软手法，待肌肉松弛无痉挛状态时，用刚劲有力的重手法以取速效。要做到以柔克刚、以刚克柔，具体操作时须全面观察患者的动态表情，在发挥手法治疗效果的同时防止意外事故发生。

3.5 手法原则

要因人辨证施治，体质差的患者以轻手法为主，体质好的人则以重手法为主，否则因为肌肉发达难以达到预期疗效；对肿胀瘀紫明显患者用疏导手法，风寒湿痹患者用通经活络手法；重点部位要用重点手法，注意循经络、穴道、部位走向，不能完全把肌腱走向理论用于伤科推拿手法治疗上。如反背损伤手法重点在手三阳经和受伤局部，而不是背阔肌或其他肌群；如有肋骨损伤者，以远距离点穴推拿为主；无肋骨损伤手法重点则在损伤局部；手法做到由表及里、力度适当，忌漂表无里、浅而不透。发力收力动作要快，要把握时机，做到出其不意而恰到好处。

4 推拿方法与注意事项

4.1 推拿方法

（1）八把半锁推法：第一步拧金锁；第二步拿还魂锁；第三步捏拿肚角锁；第四步拿下马锁。

（2）二十四气推法：一，推天门，以眉心为中心做向上下左右方向分理 5 至 7 次，后转两侧太阴、太阳推抹数下；二，闭地腑，软布一块塞肛门，勿放屁，防气下泄；三，推用蝴蝶手拿捏两侧金锁心筋；四，拿捏两侧井栏滚动数下；六，转身以男左女右顺序弹拿大成、后成、内心筋，在将台部位揉按数下，用掌背滚动数下；七，医者抬起患者上臂成 90 度，拇指翘上，另一手掌平扫腋窝顶端折回 3 寸，拇指与食指相对用拇指桡侧缘平进挡捏还魂 3 次，后用手掌尺侧滚动数下；八，一手握患者手腕，另一手从肩、肘（曲尺）、腕（脉筋）到掌指关节推擦、捏按 3 圈，后进行抖落、摇摆、屈伸，最后点按合谷穴，扳动小关节，后转身揉按晒廊、内心筋数下，用复手滚动 3 至 5 下；九，医者转身用同样方法推拿患者另一侧；十，医者左手掌置于患者背心，右手顺时针揉按五腑；十一，医者左手托五腑，右手先在背心揉按数遍，后呈空心拳拍击患者 3 下；十二，医者侧对患者，一手托软腰，另一手呈半握拳式，先捏拿吊筋、肚角，再捏拿肚带；十三，医者转身，以男左女右顺序捏拿上马、下马、坐马；十四，医者一手托起小腿，另一手捏擦腿峰、上了檐；十五，医者一手托小腿，另一手捏拿内弯子、外弯子，点按足三里；十六，医者一手托足部，另一手捏拿下了檐；十七，医者一手托足跟，另一手用四封手捏拿鞋带、勾子穴；十八，医者托足部，另一手扶住髋、膝、踝部，摇抖、屈伸、扳拉诸关节；十九，医者转身用同样方法推拿患者另一侧；二十医者左手握患者右足，右手握患者左足，贴紧双侧涌泉穴做揉按 7 至 9 次，即闭地府，结束二十四气推拿手法。

（3）点穴扣伤解法：肾俞穴位于腰背部，也称腰眼、笑腰、拦腰截气，谱曰："申时血气凤尾中，二十四节皆可通；打落腰子人自笑、即时三刻命归终。"伤者多因腰眼处硬砍伤或摇风软手砍伤后自笑或大笑不止，重者笑后大汗淋漓、脸色苍白、头晕目眩而晕倒。处理：轻者在腰眼两侧用平扫手或平揉手法数遍，也可用复手摇动数遍即拿；如遇重者，先排除内脏损伤情况下让患者平卧或侧躺，医者立于患侧先用平手或复手从上到下、从左到右揉擦数遍后，上拿大成、后成、金锁、晒廊、背心、还魂，下拿内外弯子、上下了檐、上马、下马，中揉肚角、肚带、五腑即解。

（4）开声上气推法：伤在中宫胃气命门，推背心开声，掇五腑还阳；伤在膀胱六宫，推上马下马开声，掇五腑还阳；伤在信门血脏血池二仙传道将台，推中宫开声，掇五腑还阳；伤在金钱五腑，推井栏金锁心筋开声，掇五腑还阳，后全身推拿……

（5）推宫转手法：伤太阴太阳眉尖凤池，推井栏金锁心筋天门，擂凤尾断根；伤对口，推左右金锁心筋天门，擂凤尾井栏断根；伤气门，推拿净平上下还魂大成后成五腑断根；伤丹田肚角，推肚角八层膀胱肾气，掇五腑断根……

（6）脏腑推拿法：胃脘痛：托五腑，推背心，拿后成大成将台，掇五腑，抹肚角胃脘，抹胸膛，再顺河路推全身。尿潴留：推左右六宫膀胱上马下马丹田肚角，如不通，拿涌泉肾气坐马侧掌筋即解……

4.2　注意事项

一般患者从上往下推拿，谓顺河路法，危重患者则用逆河路推拿法。而脏腑推拿时则用顺河路推拿法。遇昏厥者先点三沟、中冲、大敦穴，或用八把半锁推拿，苏醒后再行逆河路法推拿。弹拿八把半锁时要做到：每个部位弹拿有力，弹拿两侧下马锁时要快而重，医者双手不要随意松手，必须待患者睁开眼睛或发出"哎哟"声医者方可松手。如遇不醒者可加重或重复弹拿左右勾子、下马、吊筋、大成等开声部位；每个部位开锁时间一般3～4秒，停2秒，连续反复6～10次。若一锁不开可开另锁，遇危重患者急救时千万不能从上往下开，要先从勾子锁开始，继而胯下、胯上、肩上、肩下，以向心方向依次打开各锁，否则因离心方向有散神之弊而加速死亡。开生死锁时，手脚能动则预后良好，否则另取急救方法不可耽误；开总锁时医者的食指指腹要在会阴穴上持续点压1至2分钟；开下马锁时因靠近会阴（总锁）其手法要准而重，全身推拿必须做到：手法由轻到重、循序渐进，捏心筋时注意颈动脉窦，拿还魂时禁用掐法以免伤腋神经，拍背心时要轻托五腑，

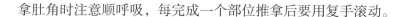

拿肚角时注意顺呼吸，每完成一个部位推拿后要用复手滚动。

5 适应证与禁忌证

5.1 适应证

临床应用较为广泛，不仅适用于内、外、妇、儿科常见病，更适合用于一些内伤性慢性功能性疾病的辅助治疗，对一些跌打损伤所致的急性证候（如昏厥、惊悸、痛证、闭证、痧证、抽搐）病症有明显的急救效果。其治疗的主要疾病有：头痛、头晕、失眠、胸痛、胸闷、心烦、腹痛、腹胀、腹泻、呕吐、呃逆。肠功能紊乱、肠粘连、痛经、闭经、围绝经期综合征、面瘫、偏瘫、小儿伤风、惊风、夜啼、小儿疳积泄、桡骨小头半脱位、滑囊炎、关节错缝、错位及软组织扭挫伤、岔气、骨折脱位后遗症、颈肩腰腿痛、风湿性关节炎等疾病；还具有预防保健、增强体质、延年益寿的作用。

5.2 禁忌证

临床上的禁忌证主要有：感染性开放性疾病如脓肿、蜂窝织炎、脓毒血症、化脓性骨关节炎，各种皮肤病，水火烫伤，开放性骨关节及软组织损伤未愈合，内脏出血或穿孔，各种急慢传染病活动期，有出血倾向性疾病，各种恶性肿瘤的局部。过饥、过饱。酒醉、精神病或不合作者。妇女经期、孕妇腰骶臀部禁推拿。年老体弱、骨质疏松者慎用重手法。

6 作用机理

字门推拿术是以传统医学的气血、经络、穴道学说为理论基础，以经络、穴道、部位、手法、体征为辨证论治原则。主张"以意行手，以手调形，形不动则精不流，精不流则气郁"的气一元论整体观和调整观，在患者体表点、线、面、体（穴道、部位、经络、机体）做规范性、程序化的调形手法，使机体闭塞的经络、穴道、伤损部位的组织结构得到恢复与再生，从无序化的失衡转为有序化的动态平衡，达到调其脏、和其腑、开其穴、通其气、消其瘀、顺其筋、续其骨、润其肤、荣其肌的防病治伤目的。现代医学表明：在特殊部位推拿能反射性兴奋大脑皮质及延髓中枢，通过神经反射、体液调节引起机体继发性反应而产生一系列的病理生理变化，如弹拿肚角锁、因腹部聚集大量胃肠神经元，构成第二大脑，也称"腹脑"，通过激活第二大脑（腹脑）来改善第一大脑，使昏厥者得到复苏，使五脏六腑不和、四肢关节不利、气滞血瘀、筋络、穴道阻塞不开、精神不振者得到调整。字门套路推拿"突出局部、统筹全身"，符合传统医学与现代医学一般规律，其术的临床疗效和应用范围，取决于自身理论和独特手法、推拿部位与时间，而后者是前者的作用机理、疗效评定与拓展范围，如能深入研究，定能在临床急救和康复保健领域占一席之地。

7　典型病案

患者万某某，男、36 岁、建设工人，袁州区天台山乡人，2015 年 3 月 26 日上午初诊。据现场同伴代述：患者在工地抹墙时不慎从 5 米高脚手架坠下已半小时，当即昏倒在地不省人事，无昏厥病史。就诊时患者脸色苍白、口唇发绀、呼叫无应答而求诊，查体：脉搏细缓，62 次 / 分、呼吸弱，26 次 / 分、血压 82/56 mm Hg，牙关紧闭、额部有冷汗，头颅、面部未见肿块瘀斑，无皮肤裂伤，双侧瞳孔等大等圆，未见呕吐物，耳鼻口腔无血性分泌物渗出；颈软，胸背部未见肿胀瘀斑，无皮肤擦伤。听诊：呼吸音稍弱，心律齐，无杂音，腹部平软，肝脾未及，未见包块瘀斑，无皮肤挫裂伤，肠鸣音弱，无大小便失禁，脊椎、四肢无畸形、骨折，左膝关节前侧及小腿前外侧可见分别为 8 cm×6 cm、12 cm×18 cm 的皮肤擦伤，软组织轻度肿胀、瘀紫，四肢肌肉无力厥冷。拟诊：外伤性昏厥（属虚症），病机：因高处坠下肢体剧烈疼痛而致经气逆乱、清窍受阻。治则：疏通气机，调和气血，回阳固脱，开窍醒脑。方法：采用八把半锁加二十四气逆河路推拿法，取患者仰卧位或扶起盘坐位，先用一块软布塞住患者肛门以防气下泄，医者用右手拇指甲以男左女右的顺序点刺患者左右穿心锁（中冲、大敦、勾子、人中各 3 下），患者手足有抽动则预后尚好，然后将患者下肢张开，微屈膝，医者两手交叉用力弹拿患者左右上马、下马各 3 把，患者下肢有伸屈动作，医者以右手依次弹拨患者左右侧肚角、金锁、扁担锁、大成、后成锁，患者则发出了"哎哟"叫声，医者随即左手托扶患者五腑，右手呈空心拳击拍背心 3 下，患者脸色渐渐转红，额部和四肢转温有汗，双眼微开，嘱患者喝温糖开水少许休息片刻；再行二十四气逆河路推拿法 2 遍后，患者头脑已逐渐清醒，答问自如，能叙述受伤经过，但有全身胀痛伴头晕不舒感。复测：脉搏 75 次 / 分，呼吸 21 次 / 分，血压 110/68 mm Hg，医者建议到医院做进一步观察。第 2 天患者再行二十四气顺河路推拿法全身推拿 2 遍后，全身肿痛感觉基本消失，第 3 天患者回工地上班。

按语：《素问·调经论》认为"血之与气、并走于上，则为大厥，厥则暴死。气复反（返）则生、不反（返）则死。"《灵枢·经脉》则指出"盛则泻之、虚则补之"。明·张介宾《类经·第十五卷》载："厥者，逆也。气逆则乱，故忽为眩仆脱绝，是名为厥。"清·钱秀昌《伤科补要》云："凡坠伤者……则气塞不通、口噤反张、身强如死，过不得三个时辰，若气从大便出者立毙，凡遇此症，不可慌张，候其气息有无，如无气者，……令患人盘坐，……敲击其背心，使气从口出得苏。"而医者所采用的自下而上逆河路推拿法为补法，能敛患者耗散之气，使气血归经。现代医学认为：此症为损伤性肿痛气闭昏厥，多因高处坠下或外力打击等急性刺激引起机体外周围血管反射性扩张，使大脑产生一过性缺血致内皮系统部分关闭而意识不清昏倒，而字门伤科推拿医术中的每个特殊推拿部位都是神经敏感点，能有效地激发大脑皮质延髓中枢兴奋点，通过神经反射和体液调节使心跳加快加强以改善大脑供血，助昏厥者苏醒，有"跌打跌打，重在推拿，拿总筋一根、能起死回生"之功。

8　小结

字门伤科源于字门武术，由余克让先师所创，发源于江西宜春；而字门武术则起源于武当武术内家拳，由张三峰所创，发源于湖北与陕西交界处武当山，武当派历代宗师均崇尚道教文化，以"道在养生"为追求目标。据考清雍正年间浙江宁波人氏余克让先生早年拜四明山高僧张松溪之徒僧耳为师学内家拳，后云游武当山、峨眉山练拳，当游至江西宜春高安时与当地硬门拳高手吴鹤鸣交手后，授吴师之礼遇，在宜春一带民间开传字门拳功夫而名重一世。余师所授字门功夫因杀伤力大、医治难，故创字门伤科医术，并撰写出《字门十八法》《出手口诀》《精奇手法》《推拿口诀》《擒拿回生推拿还阳十二经络图》《擒拿封闭口诀》《伤科秘旨》《伤科全书》等多本伤科医籍，散落民间流传。字门伤科推拿医术的形成首先受"有武必致伤、有伤必求医""跌打跌打、重在推拿"的"道在养生"哲学思想影响，融合于字门武术与字门伤科实践经验，核心思想是"打通经络，松解闭穴，调和营卫，协调脏腑"；其二，是随着字门武术与伤科在民间空前地发展，出现了一批以王征南、余克让、杨敏斋为代表的继承者，他们既是著名拳师、伤科医师，又是字门伤科的见证人、传承人与创新者，为字门伤科流派的创立与形成起着承前启后、继往开来的作用，使字门武术与伤科在民间得到了继承与发展，逐渐形成了具有独创性的"正骨、推拿、中药、针灸、练功"五位一体的字门伤科流派体系，如推拿八把半锁、二十四气、开声上气、推拿转手、解穴术、脏腑推拿术等绝技的形成与应用，就是字门伤科流派传承人的医术和在民间行医的佐证，也是历代宗师长期临床实践与经验的总结，遗憾的是这独创性特色推拿医术，目前还未得到官方公认与保护，只能在民间小范围内应用。总之，字门伤科推拿医术的形成是历史、宗教、民俗、养生等文化的融合，是人类社会繁衍生息的需要，它为维护老百姓的健康发挥了积极的作用；相信会随着科技的进步与人民的认识，会揭开字门伤科推拿医术的神秘面纱，从口传转入文传、从民间走向官方、为中国推拿事业的发展做出积极的贡献。

江西字门派推拿医术规范化初步研究 *

廖国生　廖仲铭　张方圆　廖嘉懿　廖闽铭　廖丰林　易善迫

摘　要： 目的：探讨江西字门派推拿医术名称、部位、手法、手势、桩把和推拿操作特点。方法：以江西字门派推拿医术为研究对象，走访收集查阅字门推拿文献进行比对。结果：各地伤（乡）医、草医、药郎、拳师的口述与已有文献表述存在较大差异。结论：规范此流派推拿名称、部位、手法、推法和要点有利于普及推广。

关键词： 字门推拿；名称部位；操作流程；规范化

字门推拿医术，俗称"开声转手急救推拿术"，是江西本土最为古老、最具特色、最富影响力的民间传统推拿术。在我国中医推拿流派中独树一帜，也是江西推拿技术史上一朵奇葩；此术流传局限于江西宜春地区和相邻的吉安、南昌、九江地区，靠师徒口授心传相互珍秘，对外常隐而不发、秘而不宣，文字记载内容很少，已发现的手抄本多颠倒杂抄很难解开其神秘面纱，在数字化快速发展的今天也很难检索到其相关信息，致使"字门推拿技术"长期沉沦于民间。而从事推拿临床的学者，注重于国家公布的中医医疗推拿技术研究，而对民间传统"字门推拿技术"缺乏了解与研讨，从而使这门技术得不到专家的认可与官方的保护，已陷于严重流失之中，缺乏弘扬的机遇，其应有的医疗保健价值和健康

　　*　廖国生，廖仲铭，张方圆，等.江西字门派推拿医术规范化初步研究 [C]// 中华中医药学会；北京中医药学会.中华中医药学会；北京中医药学会，2016.

服务潜能未得到发挥，以至于濒临消亡的境地。笔者以抢救性挖掘这份中医宝贵文化遗产为己任，拜师访友潜心查阅比对此术的基本内容，目的是使其规范化有利于推广普及，文中有不妥之处，望同道师友匡正。

1 推拿名称部位

1.1 名称 （1）天门：别名天庭、印堂、眉心；（2）金锁：别名井锁、井南、筋锁、颈锁、颈窦穴、桥弓穴；（3）心筋：别名俞府穴；（4）井栏：别名肩井、颈栏、井南、肩筋；（5）大成：别名大臣、大承、大群、大定、大亭、腋前筋、总筋、腋灵穴；（6）后成：别名背筋、后臣、后承、后群、后定、后亭、腋后筋；（7）将台；（8）还魂：别名痹筋、极泉穴、腋沟、中沟子、飞燕入洞；（9）曲尺：别名曲池；（10）脉筋：别名筋门；（11）三关带合谷（带虎口）；（12）晒廊；（13）五腑：别名五湖、五虎；（14）背心：别名背筋；（15）肚角：别名腰筋、笑腰；（16）上马：别名胯筋；（17）下马：别名海底筋、大筋、胯筋、鼠溪部；（18）腿峰：别名腿缝、腿丰；（19）上了檐：别名上檐巴；（20）弯子：别名内弯子；（21）弯弯子：别名外弯子；（22）下了檐：别名下檐巴、承山穴；（23）鞋带：别名脚腕、解溪穴、脚背穴；（24）勾子：别名金勾子、脚根；（25）内心筋：别名还魂穴、痹筋；（26）外心筋：别名小海穴。

1.2 名称 （1）老八锁：一大成、二后成、三上马、四下马，以上四锁（别名同前）左右对称，共八把。（2）新八锁：①青龙锁：别名金锁、颈锁、井锁、心筋、颈筋、扁担锁、肩筋锁；②还魂锁：别名银锁、总锁、痹筋、大成、后成、背筋、腋筋；③紫金锁：别名铜锁、吊筋、肚带、肚角、腹筋、腰筋；④白虎锁：别名铁锁、上马、下马、坐马、海底筋，以上四锁左右对称，共八把。（3）关，即锁中之锁：①青龙（关）锁（前沟心筋、中沟金锁、后沟颈锁，也称扁担锁），谓肩上三关；②还魂（关）锁（前沟大成、中沟还魂、后沟后成），谓肩下三关；③紫金（关）锁（前沟肚带、中沟吊筋、后沟肚角），谓胯上三关；④白虎（关）锁（后沟坐马、中沟下马、前沟上马），谓胯下三关。（4）内八锁（心筋、大成、肚角、坐马，以上四锁，左右对称，共八把）。（5）中八锁（金锁、还魂、吊筋、下马，以上四锁，左右对称，共八把）。（6）外八锁（颈锁、后成、肚带、上马，以上四锁，左右对称，共八把）。（7）半把锁，俗称"开声锁"（锡锁）：①元关锁：别名关元锁、关元穴、井田锁、下气海、原气锁；②总锁：别名内沟锁、眼沟、下沟子、下阴穴、明经两角仔、老鼠偷粪、会阴穴；③扳龙锁：别名带脉穴；④穿心锁：别名通心锁、中冲穴、十宣穴、老龙穴。（8）勾子锁：别名金勾子、脚腱锁、昆仑锁、铁锁。（9）通天锁：别名涌泉穴、地空穴、脚心穴。（10）内家三沟锁：分别指上沟人中、中沟还魂、下沟会阴。（11）大敦锁：别名足大趾头、锡锁。（12）上勾子：别名唇沟、人中穴。

1.3 （1）天门：位于双眉至前额发际；（2）金锁：位于颈部胸锁乳突肌中段；（3）心筋：位于前颈部人迎穴位；（4）井栏：位于大椎与肩峰连线之中点；（5）大成：位于腋前胸大肌至锁骨以下部位；（6）后成：位于腋后冈下肌至肩胛骨外缘；（7）将台：位于锁骨以下至两乳腺以上部位；（8）还魂：位于上臂内侧近腋窝处下三寸部位，另一指肩胛下角外侧；（9）曲尺：位于肘关节屈侧（曲池穴）邻近部位；（10）脉筋：位于腕关节屈侧邻近部位；（11）三关带合谷：位于肩、肘、腕、带合谷穴（虎口）四个部位；（12）晒廊：位于两侧肩胛骨之间与棘突间部位；（13）五腑：位于腹部的神厥穴以下中极穴以上部位；（14）背心：位于背部大椎穴以下至阳穴以上部位；（15）肚角：位于脐旁四寸两侧浮肋以下至少腹部以上，即上为肚带、下为肚角、中为吊筋；（16）上马：位于腹股沟中段下一寸偏外侧部位；（17）下马：位于腹股沟中段下一寸偏内侧部位；（18）腿峰：位于大腿前侧中段最高部位；（19）上了檐：位于大腿后侧中段最低部位；（20）弯子：位于腘窝上端两侧部位；（21）弯弯子：位于腘窝下端两侧部位；（22）下了檐：位于小腿后侧中段最低部位；（23）鞋带：位于踝上横纹线处解溪穴；（24）勾子：位于足后跟腱部位。（25）内心筋：指腋窝还魂穴，另一指肩甲内角背筋；（26）外心筋：指肘部外侧小海穴；（27）三关：指肩、肘、腕关节。

1.4 锁关部位 （1）大成（同前）；（2）后成（同前）；（3）上马（同前）；（4）下马（同前）；（5）心筋（同前）；（6）金锁（同前）；（7）颈锁：位于颈部两侧斜方肌；（8）还魂（同前）；（9）肚带（吊筋、肚角），吊筋位于脐旁四寸两侧浮肋以下至少腹部以上，即上为肚带、下为肚角、中为吊筋；（10）坐马：位于下马后侧方；（11）元关锁：位于脐下三寸处关元穴；（12）总锁：位于肛门与会阴之间，即会阴穴；（13）人中穴：位于鼻唇沟上 1/3～下 2/3 之间处；（16）穿心锁：位于手指中节端中央即中冲穴；（17）跟腱锁：位于小腿后侧足跟与小腿肌之间的肌腱，长约 15 厘米；（18）扳龙锁：位于季肋下一寸八分脐上二分，两旁各七分半，即带脉穴；（19）大敦锁：位于足大趾末节外侧，即大敦穴。

2　手法桩把推法

2.1　手法名称　（1）抹：用手指或手掌在体表做上下左右直线推动或弧形往返抹动；（2）滚：用手背近小指部位通过腕关节的屈伸和前臂的旋转运动持续不断地作用于体表；（3）摇：帮助关节做被动的环转运动；（4）按：以指或掌按压体表一定部位和穴位；（5）搓：用双手掌心对称地夹住肢体作一前一后的快速搓动；（6）推：用指、掌、拳或肘部在体表作直线推动；（7）拿：用拇指与其他手指在体表作相对用力有节律性的提捏或揉捏；（8）揪：用拇指和屈曲的食指，或屈曲的食指与中指，夹住所施部位皮肤进行扯、揪、拧动作；（9）揉：用手指或手掌的大小鱼际于体表做轻揉和缓的环旋转动；（10）捏：用拇指与其他手指在体表作对称性挤压；（11）拨：利用拇指端着力部位横拨筋腱或条索状组织；（12）擦：用手指或手掌于体表作较快的直线往返运动；（13）拍：用虚掌或空心拳拍击体表；（14）摩：用手指或手掌在体表做环形或直线往返摩动；（15）揩：用拇指罗纹面或拳作用于体表作往返旋转动作；（16）勾：用食指或中指勾动筋结或穴位；（17）切：用手掌尺侧作用于体表像刀切菜一样做节律性切击动作；（18）托：医者一手衬托患肢，另一手做手法；（19）摸：是一种触诊法；（20）送：是与牵拉相反方向运动；（21）掐：用拇指末端沿经络或穴位向下点压；（22）抖：单手或双手握住肢体远端用缓力连续上下抖动肢体；（24）扳：医者用巧力对患者脊柱和四肢关节进行扳动；（25）摇摆：医者牵拉患肢远端进行左右内外摇晃摆动；（26）推捏：医者单手或双手作用于患部一推一捏连续不断做往返运动；（27）托揉：四指在衬托起患部软组织的基础上做揉捏手法；（28）抖落：医者在牵拉患者肢体时同时做抖落手法；（29）旋转：医者在牵拉患者肢体时同时做环摇旋转运动；（30）平扫：医者四指并拢伸直在患处平擦或顺经络走向进行平擦等。

2.2　推法手势　（1）起手：医者在桩把的基础上聚精会神，做到上桩与下桩始终粘靠患者，在调整手法时医者的上下桩也不能游离患者，以防发生意外；（2）悬手：即埋指手，医者不能直接利用指端的力量做点、掐、拿，应先用食指桡侧将患处托起后用拇指桡侧按揉，以免造成暗伤；（3）顺手：医者一手提拉肢体远端，另一手掌从肢体近端或远端向另一远端或近端直线往返擦动；（4）反手：医者一手提拉肢体远端，另一手利用手掌背侧部位从肢体近端或远端向另一远端或近端直线往返擦动；（5）复手：医者利用手背掌骨部位在患处，作旋转或直线往返擦动；（6）蝴蝶手：医者拇指伸直指在前，其余四指屈曲指在后，形成蝴蝶状；（7）虎尾手：医者拇指伸直其余四指屈曲，以拇指和食指的桡侧面相对拿捏；（8）柳叶手：医者拇指伸直其余四指屈曲，以拇指掌面和其余四指相对用力拿捏；（9）螃蟹手：医者五指屈曲呈螃蟹爪形和其余四指相对用力，用食指末端扣拿穴位和筋结、经络；（10）八字（封）手：医者双掌平放于肚脐两侧两拇指呈八字形，拇指与其余四指对捏拿；（11）四（双）功手：手掌五指尽力并拢伸直，尺侧或食指、中指、无名指作用于患者体表（12）收手：即结束部分推拿套路或全部套路由重到轻的收功手法和桩把姿势。

2.3　推法桩把　（1）站桩：医者面对患者两脚尖向前，平立与肩同宽自然放松，立腰、挺胸、收腹；（2）坐桩：医者自然平和面对患者，双肩放松、立腰、挺胸、收腹，医者的左膝或右膝粘靠患者右膝或左膝部内侧；（3）前桩：医者取站立位或坐位面对患者两脚尖向前，平立与肩同宽，全身自然放松，立腰、挺胸、收腹，左膝或右膝粘靠患者右膝或左膝部内侧；（4）后桩：医者取站立位面对患者背部，全身自然放松，立腰、挺胸、收腹，医者左膝或右膝粘靠患者右侧或左侧臀部外侧；（5）侧桩：医者取站立位左侧或右侧，面对患者全身自然放松，立腰、挺胸、收腹，医者左膝或右膝粘靠患者右侧或左侧大腿外侧；（6）马步（飞骑）桩：两脚平行开立相约三倍，脚尖朝前全脚着地，呈屈膝半蹲位，其中一膝粘靠患者右膝或左膝部内侧；（7）虎步桩：在丁字桩的基础上，前脚跟与后脚跟间距加大呈虎跃势；（8）丁字桩：两脚垂直站立，前脚跟靠在后脚窝处，两脚尖对斜角，其中一膝粘靠患者右膝或左膝部内侧；（9）收桩：完成全身推拿需时间约20～30分钟，医者必须保持沉肩垂肘正立姿势，做到站桩稳、起手稳、操作稳、收桩稳，以男左女右擂涌泉、闭地府、拍背心，使患者心神归位，医者两掌相合搓揉掌心数遍后双脚并拢收桩结束手法。

2.4　普通推法　（1）天门：用两拇指直推法或擦法；（2）金锁：用拇指、食指做拿法或捻捏法；（3）心筋：用拇指、食指做拿法或擦法；（4）井栏：用拇指、食指、中指用力做提拿法或拿捏法；（5）大成：用拇指、食指做拿法或拿捏法；（6）后成：用拇指、食指做拿法或拿捏法；（7）将台：用拇指、食指、中指做拿法或拿捏法；（8）还魂：用拇指、食指做拿法或拿捏法；（9）曲尺：用拇指、食指做捏拿法；（10）脉筋：用拇指、食指做拨弹法或拿捏法；（11）三关带合谷（带虎口）：用拇指、食指做掐揉法或拿捏法；（12）晒廊：用拇指、食指做揉按法或拿捏法；（13）五腑：用双掌端法；14）背心：用空心掌拍击法或用金枪手法；（15）肚角：用拇指、食指做拿法；（16）上马：用拇指、食指、中指用力提拿法；（17）下马：用拇指、食指、中指用力提拿法；（18）腿峰：用拨络法；（19）上了檐：用拇指、食指、中指做对称捏拿法；（20）内弯子：用拇指、食指做捏拿法；（21）外弯子：用拇指、食指做捏拿法；（22）下了檐：用拇指、食指做捏拿法；（23）鞋带：用拇指、食指做拨络法；（24）勾子：用拇指、食指做捏拿法，如医者手力不足者可用口咬压（用纱布包裹跟腱），俗称"老虎吞食"。

2.5　特殊推（开锁）法　（1）青龙锁采用蝴蝶手法，医者面向患者站马步桩或飞骑桩，医者四指并拢微屈与拇指相对，用食指第一、二节指外侧缘与拇指外侧缘分别捏拿金锁、心筋、扁担筋由轻到重拧动数把，后擦动数遍；（2）还魂锁采用蝴蝶手法，医者侧桩或丁字桩一手握住患者前臂使患者前臂呈外展姿势，医者另一手用蝴蝶手法在患者腋前、腋后、腋中捏拿总筋、背筋和痹筋，拿痹筋患者手指有麻痹感才有效；（3）紫金锁采用蝴蝶手法：医者面向患者站马步桩，两掌心相对，中指、食指与拇指相对置于腹部两侧，同时捏拿腹部左右相对应部位，如前沟肚带、中沟吊筋、后沟肚角，每个部位上下用力拧动1～2次或多次。（4）白虎锁用蝴蝶手法操作时，医者站丁字桩或飞骑桩，两手交叉，掌背相对，同时捏拿腹股沟左右相对应部位，或一手握住患者小腿部或腘窝处，使患者大腿成外展姿势，另一手在患者大腿根部用蝴蝶手法，依次握捏下马、上马、坐马所属肌肉组织；（5）元关锁：患者仰卧医者站于患者右侧，用四功手手法推拿，即左手四指并拢，掌心朝下，掌内侧缘平脐，向下盖一掌并稍用力向下压，右手掌心向上，四指并拢，与腹部成45度，沿左手食指的下缘（相当于关元穴）缓缓插入，当用力到一定程度时维持1～2分钟或用拇指点刺。（6）总锁：医者立于患者右侧方，一手按在患者下腹部耻骨联合上方，另一手拇指或食或中指用力向会阴穴位深处推进点刺，持续1～3分钟。另有民间流传开总锁四法：①"一指钩拿法"：医者食指在前阴和后阴之间寻摸"筋条"，使"暗劲"勾拿数遍；②"两指对拿法"，又名"取内勾子法"：医者食指（裹绢布）伸入肛门内，拇指置于肛门外靠前阴处，两指对勾"筋条"数把；③"三指提拿法"：医者食指、中指、拇指三指在前阴和后阴之间深处寻找"筋条"，寻到后提拿数把；④"足趾顶踢法"：医者用足大趾头对准前阴和后阴之间，突然一踢。这是中医伤科医生救治跌仆昏厥患者使用的特技，可使患者迅速苏醒，但此法慎用，非熟练者或病情急需者不可轻施，否则有损两阴部组织。（7）通天锁：一手握住患者小腿下端，另一手拇指指端用力向涌泉穴深处按压、掐捏、拳搡或拳击；（8）穿心锁采用拇指掐法，患者坐位或仰卧位，医者左手中指、食指并拢与拇指相对握住患者的中指（男左女右），然后用医者右手拇指甲用力掐患者中指甲下一分处（即中冲穴）1～3次即可。

3 推法流程要点

3.1 推法流程　二十四气推法，患者取坐位（病重者亦可卧位）全身放松，医者心平气和面对患者呈虎步站桩势或丁字桩势，以男左女右从"开天门"开始（即一天门）起手，医者双手拇指指腹紧贴患者天门印堂穴处皮肤，其余四指夹抱头颅以眉心为中心，拇指对力揉按山根片刻，随即往上下左右方向交叉分理天门周边诸穴5至7次，后转两侧太阴、太阳、颞部和枕后绕一圈，后推抹数遍；第二步医者双手抱住患者头部，拇指从百会穴开始疏推头顶至后枕和两颞部5至7次，并在风池穴揉捏数遍；第三步医者双手呈蝴蝶手拇指桡侧揉按两侧眼眶、鼻翼、耳前、嘴角、牙腮、牙背、下颌角，牵拉耳后诸筋，后鸣天鼓；第四步医者面向患者站马步桩，四指并拢微屈与拇指相对呈蝴蝶状，用食指第一、二节指外侧缘与拇指外侧缘分别捏拿左右金锁、心筋锁、扁担锁，由轻到重拧动数把，复手数遍，双手点按风池穴、大椎穴数下，一圈 3～5 次，后用复手擦动数下；第五步医者面对患者拿捏两侧井栏，并拧动 3 至 5 次，后用小鱼际滚动数遍；第六步医者转身呈丁字桩，以男左女右顺序，一手抬起患者前臂，另一手顺腋前线大成、腋后线后成、背心一圈拿捏 3 至 5 次，后手收回，在将台部位揉按数下用掌背滚动数遍；第七步医者抬起患者上臂成 90 度，拇指翘上，另一手掌平扫腋窝顶端折回三寸，拇指与食指相对，用拇指桡侧缘平进挡捏还魂（内心筋）3 次，后用手掌尺侧滚动数遍；第八步医者呈侧桩一手握患者手腕另一手从肩、肘（曲尺）、腕（脉筋）到掌指关节推擦、捏按 3 次，沿关节搓揉 3 圈，后进行抖落、摇摆、屈伸，最后点按合谷穴，扳动小关节，后转身揉按晒廊、外心筋数下，用平扫手或复手滚动 3 至 5 下；重患者手法要轻，宜轻轻相握；第九步医者转身用同样方法推拿患者另一侧；第十步医者呈后桩位，面向患者托五腑，后将左手掌置于患者背心穴上，右手顺时针揉按五腑，力度由轻到重，最后右手稍加力量往里往上冲一下，同时医者左手呈空心掌拍击患者背心并叫患者咳嗽 2 声；第十一步医者转身左侧，左手置于患者五腑部位，右手先在背心揉按数遍，后呈空心拳拍击患者 3 下；第十二步医者呈侧桩斜对患者，一手托软腰，另一手呈半握拳式，先捏拿吊筋、肚角，再捏拿肚带；第十三步医者转身呈前桩，以男左女右顺序捏拿上马、下马、坐马，掌心围绕大腿根部推摩 3 圈；第十四步医者一手托起患者小腿，另一手捏擦腿峰、上了檐 3～5 遍；第十五步医者一手托小腿，另一手捏拿弯子、弯弯子，点按足三里，推擦膝关节 3 圈；第十六步医者坐桩或蹲下，一手托于患者足部，另一手捏拿下了檐 3 遍，复手 3 遍；第十七步医者一手托患者足跟，另一手用四封手捏拿鞋带、勾子穴；第十八步医者一手托住足部，另一手扶住髋、膝、踝部，摇抖、屈伸、扳拉诸关节 3 遍；第十九步医者转身用同样方法推拿患者另一侧；第二十步医者左手握患者右足，右手握患者左足，双手拇指指腹贴紧双侧，用力在涌泉穴上做揉按 7 至 9 次，或用拳按或拳击，即闭地府，结束二十四气推拿手法，收桩。

　　3.2　推法要点　（1）一般患者从上往下推拿，谓顺河路法，危重患者则用逆河路（从远心端往近心端）推拿法、而脏腑推拿时则用顺河路（从近心端往远心端）推拿法；遇昏厥者先点三沟、中冲、大敦穴，或用八把半锁推拿，苏醒后再行逆河路法推拿。医者弹拿八把半锁时要做到：每个部位弹拿一定要有力有效，双手交叉弹拿两侧下马锁时，操作动作既要快而重，又要求医者双手不要随意松手，必须待患者睁开眼睛或发出"哎哟"声医者方可松手，如此才能使昏闭者苏醒。（2）如遇不醒者可加重或重复弹拿左右勾子、下马、吊筋、大成等开声部位；每次开锁时间一般3～4秒，停2秒，连续反复6～10次；若一锁不开可开另锁，但遇危重患者急救时千万不能从上往下开，要先从勾子锁开始继而胯下、胯上、肩上、肩下，以向心方向依次打开各锁，否则因离心方向有散神之弊而加速死亡；开生死锁时手脚能动则预后良好，否则另取急救方法不可耽误；八锁当中以中八锁和总锁最常用，见效最为迅速，医者要重点开准中八锁和总锁，开总锁时医者的食指指腹要在会阴穴上持续点压1～2分钟；开下马锁时因靠近会阴（总锁），其手法要准而重。（3）全身推拿必须做到：手法由轻到重、循序渐进，捏心经时注意颈动脉窦，拿还魂时禁用掐法以免伤腋神经，拍背心时要轻托五脏，拿肚角时注意顺呼吸，每完成一个部位推拿后要用复手滚（擦）动，尤其推拿围绕肢体一圈的部位。

5 小结

江西字门派伤科推拿医术属民间推拿绝技，源于武当内家字门拳，由余克让先师所创，主要流行于江西赣西、赣中地区，数百年来受"练武必伤、有伤必医，跌打跌打、重在推拿"的道在养生哲学思想影响，经历代宗师不断创新与发展，已拓展出八把半锁、开声上气、推宫还阳、解穴术、二十四气推拿、脏腑推拿等多种治法。其医术特征表现为：其一，它似乎是经络穴位推拿，却又包含神经、肌肉、皮部；它似乎是经筋脏腑推拿，却又不局限于某些特定部位或某些敏感点。它似乎是从头至足连成一个整体并贯穿于全身的顺河路推拿法，却又可以是从足至头并贯穿于全身的逆河路推拿法；它似乎可以进行全身套路推拿治疗，却又可以进行半身或局部推拿治疗。其二，它似乎是一种通经活血镇痛的伤科推拿，却又能一气领多气的开锁推拿；它似乎是一种慢性病防治的康复疗法，却又是一种能治疗多种疾病的中医医疗实用技术，甚至是抢救生命的一种绝活；它似乎是跌打损伤患者在接受药物治疗之前的一项重要治疗手段，来"打通经络、松解闭穴、调和营卫、协调脏腑"，提高疗效；它似乎可以对某些常见病、多发病在药物治疗的基础上，通过全身套路推拿以提高疗效。其三，它似乎有一套完整的推拿部位、名称、手法、操作流程和治疗手段，却又找不到此医术确实可信的理论依据与古籍专著来源；它似乎没将此术载入官方中医推拿典籍和中医实用推拿技术文献中，可在流传区内伤医、乡医、药郎、拳师如遇到突然闭气昏倒在地的患者，随时能体会到"拿筋一根、能起死回生"的神奇效果，即使碰到上了年纪的普通百姓也略懂一二，而以前向老一辈拜师学艺的中医骨伤（推拿）医生更是行家里手，普遍知晓此绝技。遗憾的是此"草根"医术已濒临断代；这具有简、便、廉、验，隐于民间的传统绝技已成为"稀有资源"。本次整理是想让同道有个共识，引起各位推拿专家、学者的兴趣与研讨，如能得到认同与官方的保护、开发、研究、普及与推广，相信会有中医急救推拿一席之地，能为人类的健康与繁衍作出应有的贡献。

江西字门推拿术治疗感冒 56 例疗效观察[*]

廖国生 廖仲铭

摘　要： 目的：观察字门推拿手法治疗感冒的临床疗效。方法：将 112 例感冒患者随机分成治疗组及对照组各 56 例，对照组采用常规中西医内科药物内服治疗，治疗组采用民间传统字门"二十四气"推拿手法治疗，均以 5 天为 1 个疗程，1 个疗程后两组对比判定疗效。结果：治疗组痊愈 23 例，好转 30 例，无效 3 例，总有效率 99.64%；对照组痊愈 17 例，好转 27 例，无效 12 例，总有效率 78.57%；两组比较（$P < 0.05$），有显著差异。结论：字门"二十四气"推拿手法治疗感冒疗效高于药物疗法，且安全性高，副作用少，易被患者接受，值得推广。

关键词： 字门推拿；二十四气；手法治疗；感冒疗效

感冒，中医称"伤风"，多为感受风邪或时行疫毒引起，重者称"重伤风"，时行伤风者称流行性感冒，具有较强的传染性，多在冬春发病，是中西医内科常见病之一，其治疗方法多数学者认为以中西医药物内服调治为主，而笔者自 2014 年 2 月 ～2015 年 6 月采用字门"二十四气"推拿手法治疗 56 例患者取得较好的疗效，现报道如下：

---

　　* 　廖国生，廖仲铭 . 江西字门推拿术治疗感冒 56 例疗效观察 [C]// 中国民族医药学会 . 中国民族医药学会第二届全国推拿学术交流会论文集, 2016.

1　临床资料

1.1　一般资料　选择2014年2月至2015年6月收治的112例患者，按随机数字法分为对照组和治疗组各56例；对照组56例，其中男35例，女21例，年龄15～30岁，平均22岁，治疗组56例，其中男40例，女性16例，年龄16～26岁，平均22岁。两组一般资料比较，差异无统计学意义（$P > 0.05$），具有可比性。

1.2　诊断标准　参照2012年版中华人民共和国中医药行业标准《中医病症诊断疗效标准》（ZY/T001.9-94）拟定：感冒主要症状 ①鼻塞流涕，喷嚏，咽痒或咽痛、咳嗽；②恶寒发热、无汗或少汗、头痛肢体酸楚；③四时皆有，以冬春季节为多；④症候分风寒束表型（恶寒发热、无汗、头痛身痛、鼻塞、流清涕、喷嚏、舌苔薄白、脉浮紧或浮缓），风热袭表型（发热恶风、头胀痛、鼻塞流黄涕、咽痛咽红、咳嗽、舌边尖红、苔白或微黄、脉浮数），暑湿袭表型（多见于夏季、头晕眩重、鼻塞、流涕、恶寒、发热或热势不畅、无汗或少汗、胸闷泛恶、舌苔黄腻，脉濡数）。

1.3　纳入标准　①符合感冒上述诊断标准，病程在2天以内患者；②年龄在15岁～30岁，性别男女均有；③在接受本法治疗期间停用其他治疗；④ 治疗前未服用其他相关治疗药物或采用其他相关治疗方法；⑤血常规提示白细胞正常或偏低，中性粒细胞低或淋巴细胞偏低；⑤患者自愿接受治疗并同意签署知情同意书。

1.4　排除标准　①不符合上述诊断标准者；②体温 ≥ 39.3 ℃，上呼吸道感染症状重者，治疗前已经服其他药物治疗者；③合并有心、脾、肝、肾功能原发性病和肺部急性感染者，④妇女的月经期、妊娠期、哺乳期或有血液病、皮肤病、传染病、精神病及过敏体质者 ⑤血常规提示白细胞计数高或中性粒细胞高者 ⑥未签署知情同意书、无法坚持治疗或不能依从研究者。

1.5　脱落标准　①中途使用其他治疗方法或药物治疗无法判断疗效者；②依从性差、不能按时接受治疗者；③不可预料的原因中断治疗。或有不良反应停止治疗者，不纳入疗效分析，但计入不良反应统计。

2 治疗方法

2.1 对照组 风寒束表型：风热感冒颗粒（云南白药厂），联邦伤风胶囊（北京同仁堂厂）；风热犯表型：风热感冒冲剂（云南白药厂），银翘解毒片（北京同仁堂厂）；风热夹暑型：藿香正气水（广西慧宝源厂），十滴水（北京同仁堂厂）；伤风时疫型：利巴韦林颗粒冲剂（中国药科大厂），复方氨酚那敏颗粒冲剂（河北长天厂）。服用方法及注意事项遵医嘱，每个证型选其中药品一个品种。

2.2 治疗组 患者取坐位或平卧位，医者面对患者双手拇指指腹紧贴患者天门皮肤，其余四指夹抱头颅，以眉心为中心做向上下左右方向分理5至7次，后转两侧太阴、太阳、颞部和枕后绕一圈，后推抹数遍；拇指从百会穴开始疏推头顶至后枕和两颞部5至7次，并在风池穴揉捏数遍；医者呈蝴蝶手揉按两侧眼眶、鼻翼、耳前、嘴角、下颌角和耳后诸筋；拿捏两侧金锁、心筋、井栏3至5次，后用小鱼际滚动数遍；医者转身以男左女右顺序一手抬起患者前臂，另一手顺腋前线大成、腋后线后成、内心筋、背心一圈拿捏3至5次，后手收回，在将台部位揉按数下，用掌背滚动数遍；医者一手握患者手腕，另一手从肩、肘（曲尺）、腕（脉筋）到掌指关节推擦、捏按3次，沿关节搓揉3圈，后进行抖落、摇摆、屈伸，点按合谷穴，扳动小关节，后转身揉按晒廊、内心筋数下，用复手滚动3至5下；转身用同样方法推拿患者另一侧；医者转身左侧左手置于患者五腑部位，右手先在背心揉按数遍，后呈空心拳拍击患者3下；斜对患者一手托软腰，另一手呈半握拳式先捏拿吊筋、肚角，再捏拿肚带，医者转身以男左女右顺序捏拿上马、下马、坐马，掌心围绕大腿根部推摩3圈；医者一手托起患者小腿，另一手捏擦腿峰、上了檐、内弯子、外弯子，点按足三里，推擦膝关节3圈；托患者足跟，另一手用四封手捏拿鞋带、勾子穴；医者一手托住足部，另一手扶住髋、膝、踝部，摇抖、屈伸、扳拉诸关节3遍；医者转身用同样方法推拿患者另一侧；最后医者左手握患者右足，右手握患者左足，双手拇指指腹或握空心拳贴紧双侧涌泉穴做揉按7至9次，即闭地府，结束二十四气推拿手法。体质实者从上往下推为顺河路法，体质虚者从下往上推为逆河路法。结合症状体征辨证推穴，如夹暑湿者，胸背腰腹、任督两脉、膀胱经要分推合推刮揉数遍；推拿介质，风寒者用姜汁，风热者用薄荷汁，夹暑者用清凉油、凉水或乙醇擦推；一般患者每日 1 次，每次 2 遍，中间休息 20 分钟；发汗后及时补充电解质。

3 疗效观察

3.1 疗效判定标准 参照中华人民共和国中医药行业标准《中医病症诊断疗效标准》（ZY/T001.9-94）。结合症状、体征等进行综合评定。5 天为 1 个疗程，5 天后进行疗效评定；治愈：症状消失；好转：发热消退，临床症状减轻；未愈：临床症状无改善或加重。

3.2 统计学处理 采用 SPSS17.0 软件进行统计学处理，数据以均数标准差，数据资料采用 χ^2 检验，结果 χ^2=6.41，$P < 0.05$，有显著性差异。说明字门二十四气推拿治疗组优于对照组。

3.3 疗效分析 治疗组：痊愈 23 例，好转 30 例，无效 3 例，总有效率为 94.64%，对照组：痊愈 17 例，好转 27 例，无效 12 例，总有效率为 78.57%。经 χ^2 检验（χ^2=6.41）两组差异有统计学意义（$P < 0.05$）。具体见表 1：

表 1 两组疗效比较

组别	例数	痊愈	好转	无效	加重	有效率（%）
治疗组	56	23	30	3	0	94.64
对照组	56	17	27	8	4	78.57

4 讨论

中医认为感冒因起居不慎、寒温失调、过度疲劳、冒风淋雨致机体卫外机能不固，外邪乘虚侵入机体引起。风为百病之长，外邪入侵常以风邪为先，当时疫之邪入侵后，常随季节变化，患者外感兼夹寒、热、暑、湿、燥等时邪，故有风寒、风热、夹暑、夹湿、夹燥之别。肺主皮毛开窍于鼻，上系咽喉，病邪自皮毛、口鼻侵入首先犯肺，致卫气闭郁肺气失宣，故证见恶寒、发热、无汗、鼻塞、咳嗽、全身酸痛、乏力、食欲不振、脉浮等表现。治则宜祛风散寒、清热解表、清泄暑热、利湿解表、疏风润燥。夏季时节体质较弱患者，对暑热或暑湿秽气易侵袭而发病，暑热郁于肌表由表入里、热极动风，气血两伤，证见汗出肢冷、唇甲青紫、手足抽搐等虚证，甚至昏厥。而江西伤科字门推拿医术是流传于江西民间数百年的传统推拿术，不论对任何类型感冒只要掌握好推拿要点、方法、用力得当均可获得较好的治疗效果；其手法是通过医者的双手在患者体表部位上做些规范性、程序化的手技，使患者全身肌肉得到放松，血管扩张，紧闭的毛孔打开，加速气血流速，使体内郁积多余的热量得到散发，增强内脏器官的供血供氧量，促进体内代谢产物的排泄和组织细胞的恢复，调整机体功能的动态平衡，达到祛风散寒、清热解表、清泄暑热、利湿解表、疏风润燥的治疗目的。故此推拿方法笔者用于临床治疗感冒每每获效，具有操作简便、运用安全、无副作用的特点，是目前中医治未病较好的选择。

参考文献

[1] 姚春鹏 . 黄帝内经 [M]. 北京：中华书局，2010：491.

[2] 贾宝和，高飞 . 秘传点穴神功 [M]. 北京：北京体育学院出版社，1992：54.

[3] 谭大江 . 武当内家派述秘 [M]. 北京：人民体育出版社，1998：19-20.

[4] 唐豪 . 少林武当考 [M]. 山西：山西科技出版社，2008：94-95.

[5] 宜春市志编纂委员会 . 宜春市志 [M]. 海南：南海出版公司，1990：823.

[6] 宜春市卫生志编纂委员会 . 宜春地区卫生志 [M]. 北京：新华出版公司，1993：232.

[7] 范志勇，谢兵 . 查和平治疗筋伤经验集 [M]. 北京：军事医学科学出版社，2012：100-104.

[8] 赵府居敬堂刊刻本 . 灵枢经 [M]. 北京：人民卫生出版社，1982：30.

[9] 张介宾 . 类经 [M]. 北京：人民卫生出版社，1964：481.

[10] 钱秀昌，阙再忠 . 伤科补要 [M]. 上海：上海科学技术出版社，1981：34.

[11] 喻德元 . 中国传统伤科 [M]. 南昌：江西科学技术出版社，1992：41-56.

[12] 王春林，孙庆 . 伤科推拿治疗学 [M]. 北京：科学出版社，2021：2-30.

[13] 王金贵，付国兵 . 脏腑推拿治疗学 [M]. 北京：科学出版社，2021：40-70.

[14] 赵毅，季远 . 推拿手法学 [M]. 北京：中国中医药出版社，2016：67-115.

[15] 于天源 . 按摩推拿学 [M]. 北京：中国中医药出版社，2015：198-300.

[16] 廖国生 . 浅谈伤科"二十四气"推拿法在临床中的应用 [C]// 中国医学非药物疗法专业委员会，《非药物疗法现代研究精要》. 北京：中国中医药出版社，1994，328-330.

[17] 廖国生 . 民间伤科《推拿口诀》整理 [J]. 宜春医专学报，2001，13（1）：88-90.

[18] 廖国生 . 略论字门伤科推拿术 [C] // 中华中医药学会推拿分会第十四次推拿学术交流会

论文汇编，2013：144-147.

[19] 周晶. 八把半锁之还魂锁在临床上治疗神经根型颈椎病的运用 [J]. 湖北中医杂志，2011，33（5）：30-31.

[20] 聂文斌. 中医伤科二十四气推拿初探 [J]. 中医外治杂志，2010，19（1）：52-53.

[21] 廖国生，廖仲铭，廖闽铭，等. 浅谈江西字门伤科推拿急救术 [C] // 中华中医药学会推拿分会第十五次推拿学术交流会论文汇编，2014：101-104.

[22] 廖国生，江西字门伤科推拿术概述 [J]. 宜春学院学报，2014，36（9）：47-50.

[23] 廖国生，钟国英，廖仲铭等. 江西字门伤科推拿术的渊源及其价值 [J]. 宜春学院学报，2015，37（6）：55-59.

[24] 宜春市人民政府. IX-1 宜春字门伤科推拿医术，第四批市级非物质文化遗产保护名录公告（宜市府字 [2015]78 号）. 2015-12-4.

[25] 廖国生. 宜春"民间推拿"今安在 [N]. 赣西晚报，2014-12-17（11）.

[26] 廖国生，廖仲铭，廖闽铭. 字门推拿技术 [C] // 第十一次全国中医外治学术年会暨陈实功外治法学术思想传承及临床应用学习班论文集，2015，10：113-118.

[27] 罗冬生. 回生手法治昏厥体会 [J]. 江西中医药，1995，26（5）：36.

[28] 袁德礼. 伤科急救法"八大锁"及其在临床的应用 [J]. 上海中医药杂志，1984，（4）：2.

[29] 聂健林. 民间八把半锁法的探讨及临床应用 [J]. 江西中医药，1982，13（1）：54-56.

[30] 王昭荣. 民间推拿中"八把半锁"的探讨 [J]. 按摩与导引，1992，6（47）：1-3.

[31] 黄群勇. 手法开锁通闭治疗损伤性昏厥 [J]. 按摩与导引，1997，（03）：32-33.

[32] 邹冬保. "二十四气"推拿法治疗气闭的体会 [J]. 江西中医药，1990，21（2）：35.

[33] 张仔富. "二十四气"推拿法在暑症中的应用 [J]. 江西中医药，1989，20（2）：29-30.

[34] 廖国生，钟国英，廖仲铭等. 江西字门伤科推拿术挖掘整理研究 [C] // 中华中医药学会推拿分会第十六次推拿学术交流会论文汇编，2015：473-480.

[35] 廖国生，钟国英，廖仲铭等. 江西字门派推拿术挖掘整理研究 [J]. 井冈山大学学报，2016，37（5）：98-103.

附录

附录一　字门伤科推拿研究发展成果

表 1　字门伤科推拿医术课题研究汇总表

序号	课题名称	课题来源	负责人	参与研究人员	科研经费	研究情况
1	宜春字门伤科推拿疗法研究	宜市科字 [2015]35 号 . 编号：JXYC2015KSB043	廖国生	廖仲铭、廖琴、廖茹、张方圆 .	经费自筹	已结题
2	宜春字门伤科特色推拿法挖掘整理研究	江西省卫计委中医课题编号：2015A005.	廖国生	廖仲铭、刘辉、廖琴、廖茹、王大仁、张方圆 .	经费资助 0.3 万元	已结题
3	江西字门伤科推拿转运手法规范化初步研究	宜市科字 [2015]35 号 . 编：JXYC2017KSA031	廖国生	廖仲铭、易善波、杨海涛、李敏峰、黎俊明 .	经费资助 1 万元	已结题
4	字门伤科推拿技术	江西省卫生厅基层卫生适宜技术"星火推广计划"项目 编号：20188030	廖国生	黎俊明、李敏峰、易善波、黄晓明、廖仲铭、龚国星、彭银星、廖卫民、刘秋菊	经费资助 0.4 万元	已结题

表 2　字门伤科推拿医术论文发表汇总表

序号	论文名称	交流或发表刊物	作者	时间或地点
1	浅谈伤科二十四气推拿法在临床中应用	非药物疗法现代研究精要（发表）	廖国生（独撰）	1994.河北.北京
2	八虚弹拨法应用于虚脱急救	宜春医专学报（发表）	廖国生（独撰）	1999.江西.宜春
3	民间伤科《推拿口诀》	宜春医专学报（发表）	廖国生（独撰）	2001.江西.宜春

续表

序号	论文名称	交流或发表刊物	作者	时间或地点
4	略论字门伤科推拿术	中华中医药推拿分会第14次年会论文汇编（交流）	廖国生（独撰）	2013.广东.深圳
5	浅谈江西字门伤科推拿急救术	中华中医药推拿分会第15次年会论文汇编（交流）	廖国生、廖仲铭、钟国英	2014.贵州.贵阳
6	论江西字门伤科推拿术的渊源及其价值	中华中医药学会江西分会2014年学术交流年会论文汇编（交流）	廖国生、廖仲铭、钟国英、李敏峰	2014.江西.南昌
7	论江西字门伤科推拿术的渊源及其价值	宜春学院学报（发表）	廖国生、廖仲铭、钟国英、李敏峰	2015.江西.宜春
8	江西字门派特色推拿术挖掘整理研究	中华中医药学会推拿分会第十六次推拿学术交流年会论文汇编（交流）	廖国生、钟国英、李敏峰、廖仲铭、廖琴、廖茹	2015.湖北.武汉
9	江西字门伤科推拿术概述	宜春学院报（发表）	廖国生，廖仲铭、廖闽铭	2014.江西.宜春
10	宜春"民间推拿"今安在	《赣西晚报》第11版，2014.12.17（发表）	廖国生	2014.江西.宜春
11	字门伤科推拿技术	中华中医药学会外治分会学术交流年会论文汇编（交流）	廖国生、李敏峰、廖仲铭、王大伟、廖琴、廖茹、张方圆	2015.江苏.南通
12	江西字门派特色推拿术规范化初步研究	中华中医推拿分会第17次推拿年会论文汇编（交流）	廖国生、廖仲铭、张方圆、廖嘉懿	2015.北京
13	江西字门推拿术治疗感冒56例疗效观察	中国民族医药学会第二届全国推拿学术交流年会论文汇编（交流）	廖国生，廖仲铭	2016.河南.郑州
14	江西字门伤科特色推拿术挖掘整理研究	井冈山大学学报（发表）	廖国生、廖仲铭、钟国英、李敏峰	2016.江西.吉安
15	江西字门伤科特色推拿术挖掘整理研究	《国医年鉴》（发表）	廖国生（独撰）	2019.北京

表 3　字门伤科推拿医术公益活动汇总表

序号	时间	地点	主题	主办单位	参加项目及代表人
1	2017 年 10 月 13 日～18 日	武汉市会展中心	第二届长江非物质文化遗产大展：义诊	文化和旅游部非遗司、湖北省人民政府文化和旅游厅主办	参加项目：字门伤科推拿医术 参加代表：廖国生
2	2018 年 6 月 1 日	江西省美术馆	多彩非遗 美好生活——江西省非遗展：义诊	江西省文化和旅游厅、江西省非遗中心主办	参加项目：字门伤科推拿医术 参加代表：廖国生
3	2019 年 5 月 11 日	江西省展览馆	《江西省非物质文化遗产丛书》编写启动：义诊	江西省文化厅非遗处、江西科学技术出版社 主办	参加项目：字门伤科推拿医术 参加代表：廖国生
4	2019 年 9 月 11 日	宜春市人民公园	第 13 届中国宜春月亮文化旅游节非遗保护：义诊	中共宜春市委、宜春市人民政府主办	参加项目：字门伤科推拿医术 参加代表：廖国生
5	2020 年 10 月 16 日	樟树市岐黄小镇	樟树第 51 届全国药材药品交易大会：义诊	中国中药协会、樟树市人民政府主办	参加项目：字门伤科推拿医术 参加代表：廖国生
6	2020 年 12 月 31 日	江西省展览馆	非遗过大年 文化进万家：义诊	文化和旅游部非遗司、江西省文化和旅游厅、网信办、江西省非遗中心主办	参加项目：字门伤科推拿医术 参加代表：廖国生
7	2021 年 5 月 28 日	江西省美术馆	百艺庆百年——江西省非物质文化遗产展：义诊	江西省人民政府文化和旅游厅 江西省委网信办主办	参加项目：字门伤科推拿医术 参加代表：廖国生

表 4　字门伤科推拿医术相关证书汇总表

序号	类别	证书名称	颁发单位	注册证号或获奖年度、地方	颁发时间
1	非遗名录	宜春字门伤科推拿医术	宜春市人民政府	宜府字[2015]78号公告	2015年12月6日
2	商标保护	廖氏字门八把半锁推拿术	国家知识产权局	第38306010号	2019年10月7日
3	商标保护	赣西字门八把半锁推拿术	国家知识产权局	第34105819号	2020年8月14日
4	商标保护	上巩彭叟	国家知识产权局	第37822093号	2019年12月7日
5	商标保护	仙巩溪	国家知识产权局	第32348571号	2019年4月7日
6	商标保护	蔺道者	国家知识产权局	第38297038号	2020年2月21日
7	荣誉证书	获全市"优秀科技工作者"称号	中共宜春市委、市政府	1996年宜春市科技工作大会上	1996年7月16日
8	荣誉证书	非药物疗法传播突出贡献奖	《国医年鉴》编委会	《年鉴》总第11卷（2019）	2019年10月
9	论文交流	"二十四"推拿术临床应用	中国科学院世协	中国中医药出版社	2014年8月8日
10	荣誉证书	宜春市优秀科技工作者	宜春市科学技术协会	2017年度	2017年5月10日
11	论文交流	字门推拿术挖掘整理研究	第12届世界中医大会	西班牙巴塞罗那	2015年8月26日
12	荣誉证书	"十一五"市优秀科技工作者	宜春市科学技术协会	2011年度	2011年12月10日
13	荣誉证书	宜春市基层优秀科技工作者	宜春市科学技术协会	2018年度	2018年5月30日

表5　字门伤科推拿医术媒体报道汇总表

序号	标题名称	刊物名称	撰稿记者	刊登时间
1	骨伤新秀——廖国生	《宜春日报》第3版	胡险峰、钟外秀、颜国辉	1994年6月10日
2	"小庙"里的"真神"	《宜春群众艺术报》第3版	胡险峰、钟外秀、颜国辉	1994年7月20日
3	宜春乡村一郎中 自学成才攀高峰	《宜春日报》第3版	该报记者：万里兵	1996年4月4日
4	廖国生——骨伤科文化的"追梦人"	《宜春日报》第4版	该报记者：李韶忠、吴容	2014年8月6日
5	市字门伤科研究所挂牌成立	《宜春日报》第1版	该报记者：熊海军	2014年9月9日
6	他要为民间中医疗伤术"申遗"	《信息日报》第5版	该报记者：陈国菊	2014年10月12日
7	宜春"民间推拿术"今安在	《赣西晚报》第11版	该报记者：李韶忠、国生	2014年12月17日
8	长江非遗展三日接待5万市民，主办方扩容体验名额满足需求	《今日湖北报》	该报记者：袁佳珉、蔡维亮	2017年10月14日
9	他揭开了蔺道人的神秘面纱	《宜春日报》宜春新闻网	该报记者：徐宝金	2020年6月18日
10	走近民间"骨伤圣手"廖国生	《宜春日报》第5版	该报记者：黄鹏杰	2022年3月22日
11	传承创新 让非遗焕发光彩	《江西日报》第5版	该报记者：邵平、罗彩华	2022年4月15日

附录二　字门伤科推拿媒体报道

传承创新　让非遗焕发光彩[1]

[报纸摘取] 字门伤科推拿疗法是一项流传于江西民间的传统中医推拿术，已有 400 余年发展历史，深受百姓欢迎，遗憾的是该疗法目前在传承上出现断代现象。宜春字门伤科推拿医术代表性传承人廖国生认为字门伤科推拿疗法如能继承弘扬，融入民众健康服务，那将是件非常有意义的事。

市字门伤科研究所挂牌成立[2]

本报讯：9 月 5 日上午，全省第一家研究字门伤科医药文化的民间机构宜春市字伤科研究所挂牌成立。字门伤科由字门武术衍生而成，属武当伤科流派，分为跌打封闭术、推拿术和跌打损伤诊治三部分，有自己独特的理论依据和行之有效的诊疗方法，主要流传于宜春全境及萍乡、新余部分地方。该研究所成立后，将致力于挖掘整理字门伤科文化遗产，丰富字门伤科的学术思想临床实践成果，培养优秀字门伤科人才，力争使宜春成为中国字门伤科研究传承基地，为更多的骨伤患者服务。

---

[1] 邵平，罗彩华 . 传承创新　让非遗焕发光彩 [N]. 江西日报，2022-4-15.

[2] 范铁梅，李小平，熊海军 . 市字门伤科研究所挂牌成立 [N]. 宜春日报，2014-9-9.

他要为民间中医疗伤术"申遗"[1]

宜春廖国生传承"字门伤科推拿术"，希望造福更多人

近期，在中国中医药研究院中医药传统知识调查中，宜春市少年体校保健医生廖国生潜心传承与创新的"字门伤科推拿术"被收进了调查信息数据库。这是继 20 世纪 50 年代后，我国进行的第二次专门的中医药传统知识调查。8 日，记者走进该市少年体校，了解到这位 20 余年潜心传承与创新民间伤科医学——字门伤科推拿术的普通医生鲜为人知的"申遗"追梦历程。

从小耳濡目染

在宜春老城区的一条小街上，一个挂着"宜春市字门伤科研究所"的新牌显得格外醒目，这是 9 月 5 日，廖国生创办的全省首家民间伤科研究机构。他与另三名有着致力伤科研究的高校教师依托这个机构，打算对字门伤科推拿术"申遗"，为家乡打造一张中医骨伤传统文化名片。54 岁的廖国生现为宜春市少年体校的运动员保健医生（伤科医师）。说起与中医伤科的结缘，与家人的言传身教密不可分，廖国生的外公和舅舅都是伤科医生，从小耳濡目染，他也就渐渐喜欢上了中医伤科。高中毕业后，他在福州某部队医院当兵，还时常运用伤科推拿术为战士服务。由此，他先后被选送到部队多所医院或医学院学习中医推拿与正骨术。

1986 年秋，廖国生在福建中医学院进修，首次听导师提及我国现存最早的骨伤科专著《仙授理伤续断秘方》，从序言中竟发现书的作者蔺道人晚年隐居在宜春一个叫钟村的乡村。看到这本书后，他发现书中不仅有对骨折、脱位诊断方法及手法治疗原则，还有近 50 个伤科内服外用方剂。从此，他一边钻研书中的正骨手法与秘方，一边研究蔺道人的字门伤科学术思想。

4 年炼"丹"造福患者

廖国生从当医生传承字门伤科推拿术到研究创新的嬗变，整整花了 15 年时间。1989 年，他从部队转业回到家乡宜春市，遗憾的是，当时该市还没有一家专业的骨伤科

---

[1] 陈国菊. 他要为民间中医疗伤术"申遗"[N]. 信息日报，2014-10-12.

医院。于是，他一头钻进伤科研究，后来，经过努力，他将春台卫生院更名为宜春骨伤科医院。

经过 4 年对治伤古方的研究及骨伤药方的试制。1993 年，廖国生主持研制的骨伤新药"黑肿散"问世，深受患者好评，并于次年获得宜春市科技进步奖一等奖。他还撰写了多篇相关论文，其中《黑肿散治疗外伤性肿痛附 301 例》在第二届全国农村医院创伤骨科学术交流大会上荣获三等奖。他在继承蔺道人等前辈的基础上，逐步形成了自己的治伤特色。他总结出的"八步治损法"，即通过正骨、敷贴、缠缚、夹板、搽剂、熏洗、推拿、练功这个八个治疗步骤，让很多骨伤患者缩短治疗期，减少了痛苦。

"医生的天职就是救死扶伤"，这是他反复向记者道出的心境。运动员有个腰、腿等部位肌肉拉损跌伤，经他一推一捏马上能恢复正常。还有一次，一位农民工粉刷外墙时不慎从高处摔下不省人事。伤者家人慕名找来，廖国生一番推拿后，伤者当即苏醒过来。

立志申遗治好更多人

在研究创新字门伤科推拿术的漫长道路中，廖国生始终没放弃对创始者蔺道人的寻找以及对《仙授理伤续断秘方》的钻研。从 1991 年开始，廖国生根据对宜春蔺姓人家及其隐居地"钟村"这两条线，去寻访字门伤推拿术的鼻祖，因年代久远，仅凭他个人之力，很多细节还难以证实。

廖国生告诉记者，字门伤科推拿术这门医术是历代宗师的集体结晶，经过数百年的漫长洗礼，现仍散落在民间的拳师，伤医和本门传人手中，面临着消亡与失传的境地，如何使这门"草根"医学文化融入现代医学为大众服务，涉及一个普及与保护的深层次问题。廖国生说："现在世人对民间中医术懂得少，甚至带有偏见，我打算从建立研究机构和'申遗'这两方面入手，希望将字门伤科推拿术列入官方认可与政府保护的范围，也为宜春打造一张中医骨伤文化新名片。"

今年 9 月 5 日，他创办的宜春市字门伤科研究所正式挂牌。紧接着，他又向有关部门上交了申遗报告，希望能将江西字门伤科推拿术列入"非遗"保护项目，旨在让这一简、便、廉、验的自然疗法、非药物绿色疗法，开发出更大的医疗保健价值，造福于广大百姓。廖国生的申遗引起了中国中医药研究院的关注。在近期的中医药传统知识调查中，他的字门伤科推拿术中的一些研究成果已被收集进入调查信息数据库。同时，他的成果也进入了江西省中医药研究院的数据库，他也是目前字门伤科推拿术"申遗"第一人。

宜春"民间推拿术"今安在?[1]

[核心提示] 宜春"民间推拿术"，学名"字门伤科推拿术"。此乃江西本土最为古老、最具特色、最有影响力、流行分布最为广泛的民间传统推拿术，堪称江西中医推拿技术史上的一朵奇葩。站在现代中西医学发达的维度审视，宜春"民间推拿术"的历史渊源何处？后续传承如何？当今发展又怎样？且听"字门伤科推拿术"主要传承人廖国生为我们一一道来。

武当渊源：张三峰始创内家拳

据《辞源》记载：张三峰，宋代道士、丹士、技击家，精拳法。据传张三峰在武当山修炼时，将少林云手精华糅进武当太极阴阳之法和浮沉消纳之技而创武当内家拳。《道教大辞典》中有云："张三峰所创之拳法，名内家拳，其法有打法、穴法、练手、练步等名目。"张三峰，实乃武当内家拳功法和穴道技击的创始人，也可称为武当伤科的奠基者。张三峰在穴法上创制了七十二穴点按术，在明代甚为流行；因点穴致伤要进行解救，故而产生了点穴疗法。明清之际国学大师黄宗羲的《王征南墓志铭》中则有云："有所谓内家者，以静制动；犯者迎手即仆，故别少林为外家。盖起于宋之张三峰，为武当丹士，微宗召之，道梗不得进；夜梦元帝授之拳法，厥明，以单丁杀贼百余。三峰之术，百年以后，流于陕西，而王宗为是著，温州陈州同，从王宗操之，以此教其乡人；由是流传于温州。"

王征南，又为何许人也？据考，其生于 1617 年，卒于 1669 年，为四明人（今浙江宁波市）。黄宗羲的《王征南墓志铭》中云："嘉靖间张松溪为最著。松溪之徒三四人，而四

---

[1]　李韶忠，国生 . 宜春"民间推拿术"今安在？ [N]. 赣西晚报 . 2014–12–17.

明叶继美近泉为之魁，由是流传于四明。四明得近泉之传者为吴昆山、周云泉、单思南、陈贞石、张继槎，皆各有授受。继槎传柴玄明、姚石门、僧耳、僧尾。而思南之传，则为王征南。"又云："征南为人机警，得传之后，绝不露圭角，非遇甚困则不发。……凡搏人皆以其穴：死穴、晕穴、哑穴、一切如铜人图法。有恶少侮之者，为征南所击，其人数日不溺，踵门谢过，乃得如故。牧童窃学此法，以击伴侣，立死。征南视之曰，此晕穴也，不久当苏。"

而据黄宗羲之子黄百家的《王征南先生传》载："穴法若干：死穴、哑穴、晕穴、咳穴、膀胱、虾蟆、环跳、曲池、镇喉、解颐、合谷、内关、三里等穴。"王征南在点穴与解穴方面造诣很深，特别注重时辰与经络、穴道的关系，这与"血头行走穴道"的武当伤科基本理论相吻合。

传入江西：余克让改称字门拳

余克让（1665—735），号绣谷先生，字克让，与王征南同为四明人。据《袖珍十八法》载："三峰之后，有王姓讳宗者，盖关中人也，得此技而传之温州陈州同焉，皆前明嘉靖间人。顺治时，有王来咸字征南者，以此道最著。有僧耳、尾皆僧。余克让受业于僧耳（1620—1700）、陈翁（陈文显）受业于僧尾焉。"据考证，僧耳、僧尾与王征南为同时代的人。余克让师承内家拳高手僧耳，是武当内家拳法的继承者。而江西东溪人（今高安）吴鹤鸣先生，号松岗者为"余（余克让）、陈（陈文显）首徒也"。余克让、陈文显定居于江西后，遂将内家拳改称字门拳传给硬门拳先师吴鹤鸣等多名宜春人。"吾江右之地，则自此乃大行其数焉"。自此，字门拳术在江西民间得到了很好的传承。如清代末年"赣江三龙"之一的宜春临江字门拳传人郭子龙，其拳技已臻上乘而威震武林。进而，宜春、高安、清江、丰城等地民间更加盛行练字门拳术。临江人为纪念余克让先师的字门功夫将字门拳改称为余家拳。余克让除遗存《袖珍十八法》拳谱外，还有《字门推拿口诀》《擒拿回生推拿还阳十二经络图》《推拿手法》《擒拿封闭口诀》《伤科秘旨》等遗籍传世在民间传抄。余克让一生深谙武当内家拳法精髓，尤以字门拳、轻功和字门伤科医术为最著。经考证，现在流传于宜春的字门拳与张三峰的武当内家拳一脉相承，经过创新后有"新八法"和"老八法"两种。余克让是一位勤于总结、善于传授、思想开明的"大家",其武艺高超、医术精湛、品德高尚,为江西的字门武术与伤科流派的创立与发展作出了杰出贡献。

扎根宜春:家族传承脉络清晰

杨敏斋(1836—1906),宜春清江大桥人,晚清著名十三师之一,著名拳师、跌打伤科医师。其得"赣江三龙"之一郭子龙内门弟子真传,为字门先师余克让嫡系传人。杨敏斋擅长跌打伤科、正骨、针灸、推拿术,晚年常往来于袁州,并将字门武术和伤科医术传给外甥黄双坤等人,从而使字门武术和字门伤科流入宜春民间各地。

据《宜春市志》载:清代有武进士2人,清末民初宜春民间练武者多,尤以南庙乡武术最盛,硬门拳宋朝末年流传于宜春;字门拳则清末民初入宜春,抗日期间宜春人盛行练字门拳。字门拳在宜春又称字门八法,是一种练拳与练气相结合的拳术。字门八法者:残、推、援、夺、牵、捺、逼、吸,后来又在八法的基础上演化出贴、窜、圈、插、抛、托、擦、撒、吞,吐十法合为十八法;讲究以静制动、以柔克刚、以曲压直、贴身即发、酥筋,忌用蛮力与敌搏斗,凭机智与功力克敌制胜。

再说黄双坤(1868—1946),字福祥,民国伤医,祖籍宜春临江。清末民初,黄双坤随母钟氏移居宜春,早年得娘舅杨敏斋字门武术与伤科传承,民初在宜春城五眼井旁开伤科诊所,后迁宜春城西老鼓楼城门墙旁(称公益里)开跌打伤科药铺(外号称"临江打师")。黄双坤不仅精通字门武术和字门伤科,还懂茅山法术;因终生未婚而孤寡一生,遗有《伤科秘旨》手抄本传世,晚年收内侄钟家栋等乡人为徒传于字门武术与伤科推拿。

钟家栋(1888—1951),民国伤医,祖籍萍乡。钟家栋少年聪颖,弱冠之年入制伞磨刀行,在赣西各县窜家走巷谋生,外号称"剪刀佬"。1926年定居在宜春城西黄顾亭李家,(见今袁州区凤凰街黄顾居委会旁),而立之年拜姑父之子(亦称表哥)黄双坤老中医为师,得字门伤科推拿术,在民间接骨疗伤,存有伤科手抄本传世。钟家栋晚年将字门伤科技术传给长子钟国乔(1918—1994)、次女钟国英(1926—)。钟国乔遗有伤科抄本传世,钟国乔晚年再将字门推拿术传于外甥廖国生。

如此推算，廖国生系宜春字门伤科推拿术第五代传人。

当今现状：仍只限草根文化中传承

自古武术与伤科同根同源关系密切。由字门拳术派生出的字门伤科，伴随着字门武术的演变而不断丰富与发展。尤其是字门伤科推拿术流传至今已有数百年的历史，其源远流长，经过了张三峰的萌芽期，王征南的发展期，余克让、杨敏斋的成熟期和现代的隐秘期，各代传承脉络清晰可见。其流行分布从湖北的武当山到陕西，后又过黄河、越长江、入浙江、进江西、住宜春，进而使字门伤科和武术深深地扎根于宜春民间及周边各县市乡间。

可以说，字门伤科推拿疗法是字门伤科中一外治法，已建立自己独特的支撑理论，并创造出一套行之有效的特殊推拿部位与方法。在临床实践中，也已总结出较广的疾病谱，如对内外妇儿科急性病症、外感头痛、头晕、痧症、闭症、心慌、心烦、失眠、胸闷、腹胀、全身乏力、脑梗死、厌食症等，对跌打损伤引起的疼痛、肿胀、慢性骨性关节痛等病症均能获得较好的效果。它不讲究医疗环境、设施，只凭医者的双手在患者肢体特殊部位施以连贯性、规范性、有序性的弹拿、托摩手法，有效调节机体气血循环和病变部位的新陈代谢，使已闭塞的经络、穴道组织细胞得到恢复与再生，将机体无序化的失衡转变为有序化的动态平衡，从而达到治病的目的。因技法仍只隐于民间内门承传，故被冠以"江湖之秘术，推拿之绝学"的美称。

然而，不争的事实是，字门伤科推拿疗法现仍然散落在民间拳师、伤医和本门传承人手中。它生于民众，隐于民间，其推拿方法实为罕见，就是长期从事推拿专业的临床医生也只闻有其术而不知其法，在高速信息化发达的今天也无法检索到字门伤科推拿技法相关文献信息，使得字门伤科推拿术仍处于原始的草根文化传承中，其重要价值还未得到政府有关部门的重视与保护。面对经济全球化、现代化、工业化文明的冲击，字门伤科推拿术这一具有民众性、朴素性、隐蔽性，只在特殊范围内传承的技艺，已濒临失传与消亡的危险。

字门伤科推拿术流传至今，其生命力在于它有较高的治伤疗效和科学文化价值，如能进一步加以挖掘，并科学地进行整理，相信这门古老的推拿术定能得到进一步传承与弘扬，为我国骨伤科的发展作出一定的贡献。

2014 年 9 月，宜春市字门伤科研究所挂牌成立，这或许为字门伤科推拿术走近大众、服务大众推开了一扇门。

第二届长江非遗展三日接待 5 万市民，主办方扩容体验名额满足需求 [1]

与非遗大师面对面，品尝非遗美食，感受非遗文化，到武展深度体验非遗之旅，是上周末不少市民的首选。据统计，第二届长江非遗大展举办三天，共接待 5 万市民，其火爆程度及市民对非遗文化产品的喜爱连主办方也颇感意外，不得不在互动环节扩容名额，最大程度地满足市民需求。

字门推拿　民间瑰宝

在二楼中医中药展区，来自江西宜春市廖国生展区前排起长队，很多上了年纪的市民纷纷慕名而来体验，在廖国生医师大汗淋漓推拿后，没有人不为他点赞。经廖医生介绍后，方知这位 20 余年潜心传承与创新民间伤科医学——字门伤科推拿术的专业医生有鲜为人知的"申遗"追梦历程。

54 岁的廖国生现为宜春市少年体校的运动员保健医生（伤科医师）。说起与中医伤科的结缘，与家人的言传身教密不可分。廖国生的外公和舅舅都是伤科医生，从小耳濡目染，他也就渐渐喜欢上了中医伤科。高中毕业后，他在福州某部队医院当兵，还时常运用伤科推拿术为战士服务。由此，他先后被选送到部队多所医院或医学院学习中医推拿与正骨术。

1986 年秋，廖国生在福建一家中医学院进修，首次听导师提及我国现存最早的骨伤科专著《仙授理伤续断秘方》，从序言中竟发现书的作者蔺道人晚年隐居在宜春一个叫钟村的乡村。买到这本书后，他发现书中不仅有对骨折、脱位诊断方法及手法治疗原则，还

---

[1]　蔡维亮.第二届长江非遗展三日接待 5 万市民，主办方扩容体验名额满足需求 [N].今日湖北，2017-10-14.

有近 50 个伤科内服外用方剂。

廖国生从当医生传承字门伤科推拿术到研究创新的嬗变，整整花了 15 年时间。1989 年，他从部队转业回到家乡宜春市，遗憾的是，当时该市还没有一家专业的骨伤科医院。于是，他一头钻进伤科研究，后来，经过努力，他将春台卫生院更名为宜春骨伤科医院。

经过 4 年对治伤古方的研究及骨伤药方的试制。1993 年，廖国生主持研制的骨伤新药"黑肿散"问世，深受患者好评，并于次年获得宜春市科技进步奖一等奖。他还撰写了多篇相关论文，其中《黑肿散治疗外伤性肿痛附 301 例》在第二届全国农村医院创伤骨科学术交流大会上荣获三等奖。他在继承蔺道人等前辈的基础上，逐步形成了自己的治伤特色。他总结出的"八步治损法"，即通过正骨、敷贴、缠缚、夹板、搽剂、熏洗、推拿、练功这个八个治疗步骤，让很多骨伤患者缩短治疗期，减少了痛苦。字门伤科推拿术这门医术是历代宗师的集体结晶，经过数百年的漫长洗礼，现仍散落在民间的拳师、伤医和本门传承人手中，面临着消亡与失传的境地。如何使这门草根医学文化融入现代医学为大众服务，涉及一个普及与保护的深层次问题。廖国生说："现在世人对民间中医术懂得少，甚至带有偏见。我从建立研究机构和'申遗'这两方面入手，将字门伤科推拿术列入官方认可与政府保护的范围，也为宜春打造一张中医骨伤文化新名片。"

2014 年 9 月 5 日，他创办的宜春市字门伤科研究所正式挂牌。紧接着，他又向有关部门上交了申请报告，希望能将江西字门伤科推拿术列入市级"非遗"代表传承人保护项目名录，能旨在让这一简、便、廉、验的自然疗法、非药物绿色疗法，开发出更大的医疗保健价值，造福于广大百姓。廖国生的申请引起了中国中医研究院的关注。在近期的中医药知识调查中，他的字门伤科推拿术中的一些研究成果被收集进了调查信息数据库。2014 年 12 月，他的成果也进入了江西省中医药研究院的数据库，他也是目前字门伤科推拿术"申遗"第一人。

廖国生：骨伤科文化的"追梦人"[1]

他年轻时因学习中医骨伤科而结缘中国骨伤科鼻祖"蔺道人"，从而，他在刻苦钻研中医骨伤疗法的同时，20余载坚持不懈苦寻蔺道人隐居宜春的踪迹，因为他希望光大宜春骨伤医学文化，为家乡打造一张中医骨伤传统文化名片。

A 年轻时学习骨伤科"结缘"蔺道人

身材结实，皮肤黝黑。由于擅长伤科推拿治疗，今年54岁的廖国生现在宜春市少年体校担任运动员伤科医师。

廖国生自幼酷爱中医学。受家传影响，他小时候就耳闻目睹母亲及外祖父采用字门伤科推拿医治患者。高中毕业后，他入伍在福建某部队医院当兵。服役期间，由于有推拿功底，他先后被组织上选送到解放军第一一〇医院，福建省人民医院，福州市林如高正骨医院学习中医推拿与正骨术。此后，廖国生又被部队派往福建中医学院进修骨伤。这些难得的学习经历，为他此后从事骨伤科工作奠定了扎实的基础。

1986年秋，尚在福建中医学院进修学习的廖国生首次听老师提及我国现存最早的骨伤科专著——《仙授理伤续断秘方》。其作者蔺道人晚年隐居在江西宜春钟村。廖国生顿时对这本书充满好奇，于是跑去书店查阅这本书的内容。发现该书由唐代名医蔺道人所著，详细记载了骨折、脱位诊断方法及手法治疗原则，还有近50个伤科内服外用方剂，可谓汇集了唐以前医家们的骨伤诊疗经验与成就。如获珍宝的廖国生立即将该书买了回来，一边钻研书中的正骨手法与秘方，一边研究蔺道人的骨伤科学术思想，通过研究，廖国生得知，蔺道人不仅是我国第一位采用麻醉术整复和利用杉树皮做小夹板治疗骨折的学者，他还总结出治伤六法和治损七步，成为后世治伤的原则，并形成了我国骨伤科最早的流派——蔺氏骨伤流派。对后世骨伤科学发展影响深远，其中许多宝贵的诊疗经验至今仍在临床被广泛应用，正如中国中医骨伤科学会主任委员，上海中医药大学校长施杞教授在该书重印点校本序言中确认：蔺道人可谓是中国骨伤科乃至世界骨伤科学的鼻祖。

"踏着蔺道人学术思想足迹前进"。在研究过程中，廖国生常与老师和同事探讨中医骨

---

[1] 李韶忠，吴容．廖国生：骨伤科文化的"追梦人"[N].宜春日报，2014-8-6.

伤科学术问题，时任福建中医学院副院长的王和鸣教授对廖国生非常欣赏，他用这句话鼓励廖国生坚持在骨伤医术之路上走下去，廖国生从此牢记老师的教诲，在钻研蔺道人医术之路上越走越远。1989 年年底，廖国生从部队转业回到家乡，感叹偌大的宜春，竟然没有一家专业的骨伤科医院，于是，经过努力，他将春台卫生院更名为宜春骨伤科医院。工作之余，他仍不忘研究蔺道人的"秘方"。

经过 4 年对蔺道人治伤古方的研究及骨伤药方的艰苦试制，1993 年，廖国生主持研制的骨伤新药"黑肿散"问世，并于次年获得宜春市科技进步奖一等奖。撰写了多篇黑肿散治疗外伤性肿痛论文在骨伤科学术大会上交流并获奖。

经过多年的钻研，廖国生继承蔺道人等前辈的学术思经验基础上，逐步形成了自己的治伤特色"八步治损法"，即一正骨（一次手法整复多次调整）、二敷贴（中药黑肿散外敷）、三缠缚（中药海带绷带缠）、四夹板（四季小夹板灵活固定）、五搽剂（中药正茶油外擦）、六熏洗（中药熏洗）、七推拿（字门推拿）、八练功（字门功法），让许多骨伤患者受益。

B 20 年来坚持不懈追寻蔺道人在宜春"仙踪"

在研究《仙授理伤续断秘方》时，廖国生除了对书中的骨伤诊疗法有兴趣外，还不忘书中序言提及的另个重要细节：蔺道人晚年隐居宜春。

书中记载，蔺道人早年在长安，是一位很有学识的道人，精于骨伤理论和医疗技术。他一面修道，一面为贫病者患者诊病治伤。公元 9 世纪中期，唐室日趋衰渺，蔺道人晚年因此怀着悲观厌世的思想，离开长安，云游到了江西宜春钟村，隐名埋术，过着隐居的生活。

当时的宜春钟村到底是哪？中国骨伤科创始人蔺道人究竟隐居在宜春的什么地方呢？如能考证，这将非常有意义。带着这些疑问，从 1986 年开始，廖国生从两条路线开始寻找蔺道人的踪迹。一是寻找宜春的蔺姓人家。经过一番考证，廖国生发现袁州区三阳镇和慈化镇有姓蔺的，其中三阳有一个叫蔺家坊的地方。廖国生来到了蔺家坊，经反复打听和走访，得知那里姓蔺的人家只剩下两户。当问起蔺姓在宜春居住的年代时，蔺姓家人的祖先曾有"先有蔺家坊、后有袁州府"的传说。当廖国生翻阅他们的族谱后发现，他们的祖先在唐代以前就在宜春扎根落户了。二是按照书中序言所说，蔺道人隐居的地方是"钟村"。经过查询《宜春地名志》等有关资料，廖国生发现以"钟村"命名的地名有三处：宜春南庙乡钟村、天台乡钟村及洪江的钟村；以小地方命名的"巩村"只有一个，即宜春温汤乡仙巩村。仙巩的"仙"即当时有仙人在此云游故称"仙巩村"，廖国生推断，"巩村"应该就是现在宜春温汤镇的仙巩村。而后廖国生来到仙巩、南庙一带实地查证。在南庙乡花园村后面有一座高山，山上原有座紫云观，山脚下虽然没有发现"蔺"姓人家，但当地人多为"林""冷""宁""任"等与"蔺"音近的姓氏。当地老人说，自己的祖宗是从三阳蔺家坊那边迁移过来的，可能是当时的祖宗没什么文化，不会写笔画复杂的字，且方言读音不精准，便取了读音相似，笔画简单的姓氏。为此，后来当地这几姓祖先遗训有"三代不读书、蠢如一头猪"传说。

1995 年，在经过前四次的艰辛探路后，廖国生终于在第五次顺利登上了紫云观。在山顶，廖国生只看到杂草丛生中有一块平地，平地上有一些大石块搭建的石台，可能是观的遗址。站在遗址上眺望，印证了当地"站在紫云观就可遥望源仙台"的说法。但此次之行让他了解到一些其他重要的信息，据紫云观一带村民说，紫云观又有邓登峰、邓尖峰、邓紫云、蔺老峰、小仰山等多个称谓；紫云观的"东面为南庙乡花园村、北面和西面为温汤镇仙巩村和谢家坪、南面为洪江乡古庙村"。据史料记载，"东晋宜春白马道人邓表曾立坛修炼于此"，这位邓真人是一位药师、医师，在此炼丹修仙。廖国生立刻联想到，《仙授理伤续断秘方》的序言中提到过，蔺道人与一名邓先生交往甚密，"道人悬一椰瓢壁间，邓至则取瓢更酌，彭或遇之亦酌。二人皆谈笑竟晷，醉则高歌"。廖国生大胆猜测，邓先生能够和精通医术的蔺道人对酒高歌，两人应该志趣相投、或许这位邓先生正是邓真人的后代。经走访，廖国生发现南庙乡钟村前埠头有大批邓氏后代。

《仙授理伤续断秘方》中还记载，钟村的一位彭姓老汉名叫彭叟，经常帮蔺道人耕种田地。有一天，彭叟儿子上山砍柴时由于不慎从树上跌落，导致全身多处骨折，伤势严重，彭叟将情况告诉了蔺道人。蔺道人用自己高明的整骨技术，为其治愈了伤痛，数日后痊愈如初由此，蔺道人精湛的医术广为人知，登门求医者络绎不绝。因厌其烦，而后蔺道人"乃取方书授彭、由始言治损者宗彭氏"，自己隐而不出。彭叟得到蔺道人秘传后，依方治病，也成为远近闻名的骨科医生。彭叟称蔺道人为仙人，故将所得之书《理伤续断秘方》称为《仙授理伤续断秘方》。现宜春南路一带治跌打损伤彭姓人中仍然有高手。

此外，廖国生在紫云观山脚下的温汤镇仙巩村获知，当地现在仍有邓姓和彭姓村民。他们的祖先在此居住，早于唐会昌年间，这在很大程度上证明了书中序言所说非虚。于是他又猜测，或许是因为蔺道人医术高明，犹如神仙在世，所以后来就把钟村改为仙巩村。

一步步推敲，一步步考证，虽然作了大量的努力，但由于年代久远，仅凭个人之力很多细节还是难以证实。但廖国生对蔺道人及他学术思想的探寻一直不曾停歇。

在寻找蔺道人踪迹的过程中，各种线索显示：蔺道人祖籍可能是宜春人，而且晚年定居宜春。

廖国生说，他希望将宜春打造成中医骨伤文化名片。2013年5月，廖国生组织成立了宜春市蔺道人骨伤科学术研究会，并得到了全国骨伤界赞誉。该学术研究会紧紧围绕"挖掘祖国医学，振兴宜春骨伤"这个中心，积极展开学术探讨、科普宣传和科技服务等活动，挖掘整理宜春市骨伤科文化遗产，进一步丰富蔺道人骨伤科学术思想和临床实践经验。

为了弘扬宜春中医骨伤科文化，今年廖国生计向有关部门申报蔺道人骨伤科和字门伤科两项非物质文化遗产。他表示，将争取有关部门支持，继续深入仙巩村进行考证，进一步追寻蔺道人在宜春的仙踪，为宜春的骨伤科文化开辟或探寻振兴之路。

走近民间"骨伤圣手"廖国生^[1]

在人类发展的长河中，时间冲刷了历史的河床，变迁了时代的河道，而非物质文化遗产却如蚌中珍珠，历经无数的磨难，以一种血脉相通的关系存活到现代。日前，记者走近我市一位非遗传承人和他擅长的民间字门伤科推拿技术，近距离接触了原汁原味的传统骨伤科瑰宝。

廖国生是字门伤科第五代传承人。"字门伤科是我国武当伤科流派中独具特色的一支流派"。2月8日，记者在宜春中心城区一户普通民宅里见到了六十多岁的廖国生。得知记者来意后，他兴致益然地谈了起来："字门伤科推拿医术，是我省最古老、最具特色、流传最为广泛的民间传统推拿术，它伴随字门武术发展而形成，始初的雏形是练武者受伤，进行本能性原始抚摸来缓解疼痛，后经历代宗师不断积累而逐渐形成为一种疗伤保健方法，数百年来得到了很好的传承，其脉络清晰可见。现主要流传于江西赣西区域，即宜春全境，含萍乡、新余。"

据廖国生介绍，字门伤科推拿医术机理是以中医学的气血、经络、穴道学说为基本理论，以经络、穴道、部位、手法为辨证论治方法。它通过医者双手在患者体表经络、穴道、部位上行规范性、程序化的手技，使患者闭塞的经络、穴道及伤损部位的组织细胞得到恢复与再生，而达到调其脏、和其腑、开其穴、通其气、消其瘀、顺其筋、续其骨、润其肤、荣其肌的防病治伤的目的。它不受环境、设备、时间、形式的限制，老幼皆宜、疗效可靠，具有消除疲劳和防病治病的功效。

"医生的天职就是救死扶伤"，这是廖国生反复向记者道出的心境。早些年间，市体校有个运动员因腰腿扭伤疼痛，经他一推一拿马上就能恢复正常训练。还有一次，一位农民工粉刷外墙时不慎从高处跌下不省人事，伤者家人慕名找来，经廖国生一番推拿后，伤者当即苏醒过来。廖国生将这套受家传所得的奇术，经常用于急救、疾病治疗与养生保健等，深受当地百姓欢迎，被亲切地称为"骨伤圣手"。"我祖上第一代是杨敏斋，一个很有名的镖师，第二代叫黄双坤，是我外公的表哥，黄双坤再传给我

---

[1]　黄鹏杰.走近民间"骨伤圣手"廖国生[N].宜春日报，2022-3-22.

外公钟家栋，钟家栋再传给我舅舅钟国桥和母亲钟国英，再传到第五代我。"廖国生说。此技术在民间早已失传。由于该推拿术的推拿部位、名称、手法、手势、治法极为特殊，而隐于民间内门"口授心传"，已面临不被发现的消亡与失传。廖国生立志打破"传男不传女、传内不传外"家规，决定将这一优秀民间传统中医绝技对外解密，造福更多百姓。廖国生通过各种形式整理和抢救此绝技，并以学术交流、研讨会、科研立项等形式进行传承。

几年来，廖国生已实现了"字门伤科推拿医术"从"口传进入文传"、从"民间进入官方"、从"宜春走出江西进入北京"、从"零散进入系统"的传承之路，得到了同行赞誉，也得到了有关部门的认可。2015年，"宜春字门伤科推拿医术"被列入宜春市市级第四批非遗保护名录，廖国生被评选此项目非物质文化遗产代表性传承人，从而填补此项挖掘、抢救、保护空白。2016年，"宜春字门伤科推拿医术"入选国家级中医药传统知识保护库。2022年2月，字门伤科推拿术入选省级非物质文化遗产代表性项目推荐名单。

附录三　字门伤科推拿传承推广精彩影像

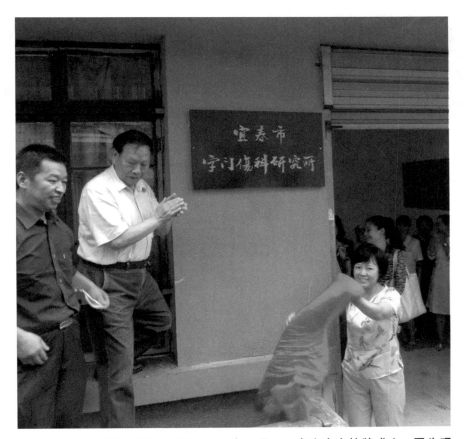

　　江西省首家字门伤科研究所 2014 年 9 月 5 日在宜春市挂牌成立。图为现宜春市副市长、原宜春市科学技术协会主席兰亚青（左3）、宜春学院著名医学家彭庆星教授（左2）、研究所创办人廖国生（左1）等30多人参加揭牌仪式。（2014 年 9 月 5 日摄于原江西省 012 宜春中转站）

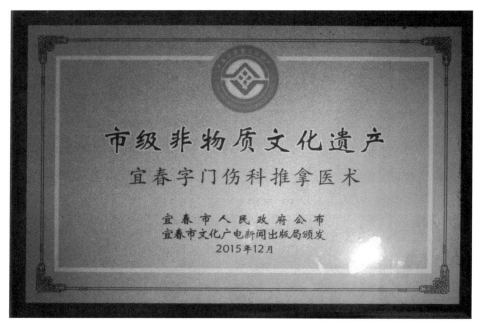

宜春字门伤科推拿医术－市级非物质文化遗产牌匾

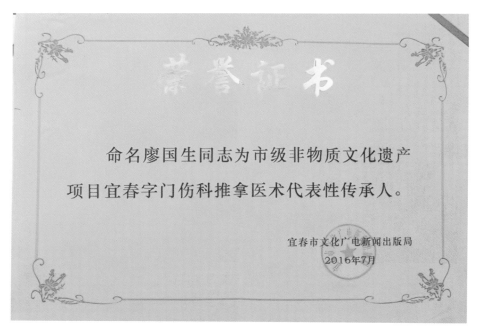

廖国生市级非物质文化遗产项目宜春字门伤科推拿医术代表性传承人荣誉证书

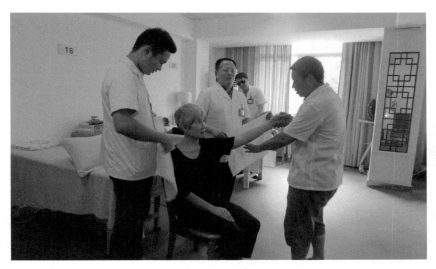

　　市级非遗传承人廖国生医师（右1）与宜春市中西医结合医院推拿科主任、中华中医药学会推拿分会常委、宜春市中医药学会推拿分会主委，副主任中医师李敏峰、推拿医师李珠海进行学术交流。（2016年6月13日摄于宜春市中西医结合医院推拿科）

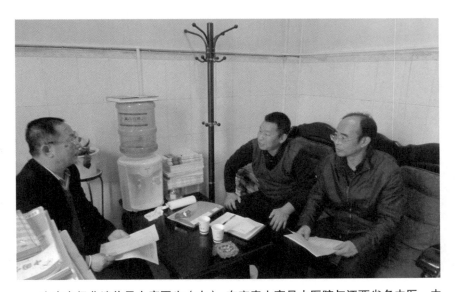

　　宜春市级非遗传承人廖国生（中），在宜春上高县中医院与江西省名中医、中医院副院长黄海根主任医师（左），江西省名中医、万载县中医院骨伤科主任陈代友主任医师（右）共商探讨宜春中医骨伤推拿发展前景。（2016年11月15日摄上高县中医院骨科。）

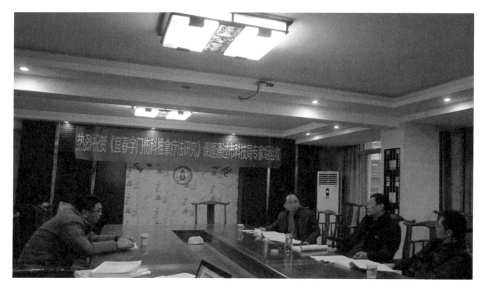

宜春市市级非遗传承人廖国生医师主持承担的市级重点课题非遗保护项目《宜春字门伤科推拿疗法研究》，通过宜春市科技局组织的专家组验收。（2017 年 1 月 5 日摄于宜春市中西医结合医院会议室）

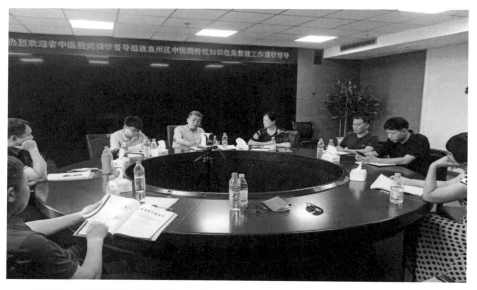

江西省中医药研究院副院长余炅主任中医师，带领江西省中医药传统知识督导组成员来到宜春市袁州区进行中医药传统知识收集整理工作督导调研，其间对字门伤科推拿医术进行了讲评和肯定。图中间：余炅副院长，图右边：袁州区卫健委孙文燕副主任。（2021 年 7 月 10 日摄于宜春市袁州区卫生健康委员会会议室）

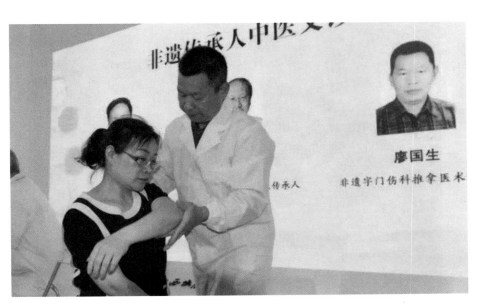

　　字门伤科推拿医术非遗传承人廖国生医师（右1）应邀参加江西省文化和旅游厅和江西科学技术出版社在南昌举行的《江西省非物质文化遗产丛书》编写启动暨中医非遗义诊活动。（2019年5月10日摄于南昌会展中心）

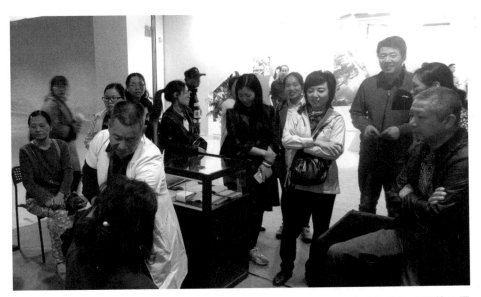

　　宜春市市级非遗传承人廖国生医师代表江西非遗代表队到湖北武汉参加全国第二届长江非物质文化遗产大展。图为廖国生医师采用非遗医术为远道而来的就诊患者治疗。（2017年10月14日摄于湖北武汉会展中心）

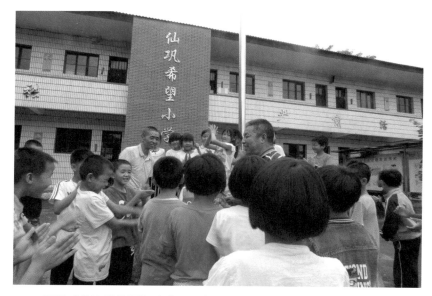

开展"非遗进校园"活动，宜春市市级非遗传承人廖国生医师在明月山景区温汤镇仙巩小学，给四年级小学生讲传统中医药非遗故事。（2018年6月10日摄于宜春市明月山景区温汤镇仙巩小学）

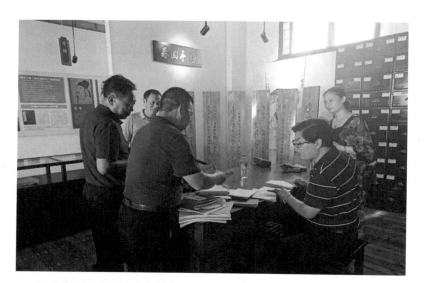

图为江西省非遗研究保护中心副主任傅安平研究员（右1），市非遗研究保护中心主任、研究员吴晓云（右2），副主任、副研究员孙卫华（左3），仙巩村支部书记杨军圣（左2），传承人廖国生（左1）在国医堂研讨非遗保护传承工作。（2020年8月1日摄于仙巩国医堂）

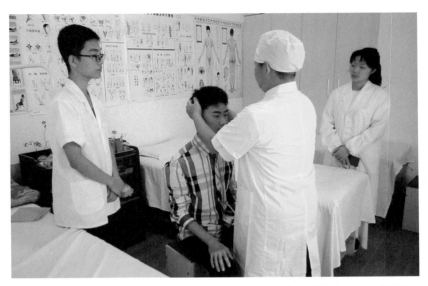

非遗传承人廖国生医师，向廖仲铭、廖丰林、廖嘉懿等弟子悉心传授非遗技艺字门伤科推拿医术。（2016年7月6日摄于廖国中医诊所字门伤科推拿研究室）

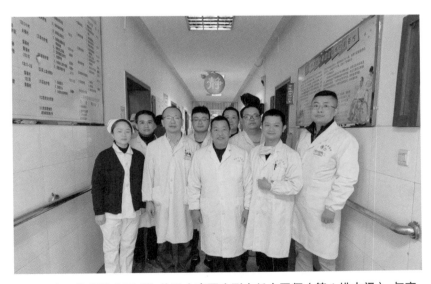

"字门伤科推拿医术"传承人廖国生副主任中医师（第1排中间），与宜春市中医院（副院长京芳华副主任医师（第1排右1）、骨伤科主任苏川涛副主任中医师（第1排左2）等医护人员进行学术研讨。（2021年11月6日摄于宜春市中医院骨伤科）